教育部人文社会科学研究规划基金项目
『心理健康教育的价值承载研究』(12YJA710052)

潘柳燕　著

心理健康教育的价值承载研究

The Value Laden of Mental Health Education

科学出版社

北京

内 容 简 介

　　教育的最终目的是培养人，这种源自生命本身的教育理念，要求必须从人的生命存在和生命成长的生命本体角度给予教育对象最人性化的关照。基于此，心理健康教育的目的就是培养心智健全和人格统整的健康人。心理健康教育的价值承载是实现心理健康教育目的的前提条件。

　　本书对心理健康教育的价值承载进行了系统研究。首先从理论和实证两个视角，论述了心理健康教育价值承载的客观性和展现了心理健康教育价值承载的现实性，然后在人性论、价值论和教育论的基础上，提出了心理健康教育的价值理念与价值目标，探讨了心理健康教育各种具体形式中的价值引导以及心理咨询中价值承载的处理办法。

　　本书对心理健康教育工作者和管理者有较大的参考价值，同时也适合对心理健康教育感兴趣的读者阅读。

图书在版编目(CIP)数据

　　心理健康教育的价值承载研究/潘柳燕著.—北京：科学出版社，2016.9

　　ISBN 978-7-03-049771-0

　　I. ①心… II. ①潘… III. ①心理健康-健康教育-研究 IV. ①R395.6

　　中国版本图书馆 CIP 数据核字(2016)第 210180 号

责任编辑：王　珂　付　艳　高丽丽／责任校对：何艳萍
责任印制：张　伟／封面设计：楠竹文化
编辑部电话：010-64033934
E-mail: edu-psy@mail.sciencep.com

科　学　出　版　社 出版
北京东黄城根北街 16 号
邮政编码：100717
http://www.sciencep.com

北京凌奇印刷有限责任公司 印刷
科学出版社发行　各地新华书店经销
*
2016 年 9 月第 一 版　开本：720×1000 B5
2016 年 9 月第一次印刷　印张：21 3/8
字数：421000
POD定价：99.00元
(如有印装质量问题，我社负责调换)

序

　　在心理咨询与心理健康教育中，价值问题是一个十分复杂而又非常敏感的话题。不同学科、学派、研究领域乃至不同的人，对价值问题有着不同的看法；在心理咨询与心理健康教育的不同环节和不同发展阶段，也存在着不同的处理价值问题的态度和方法，这些都使价值问题在心理咨询与心理健康教育中变得十分复杂。同时，由于不同的学科、学派、研究领域及不同的个体对价值问题存在不同理解，因此，关于价值问题的处理又成为各学科划界、学派纷争、领域分化以至于个人的价值理念冲突与对抗的根源，这些都使得价值问题成为心理咨询与心理健康教育中的一个敏感问题。

　　价值问题在心理咨询与心理健康教育中十分复杂与非常敏感，但价值问题又是心理咨询与心理健康教育中不能回避、必须面对的问题。潘柳燕同志在攻读博士学位期间勇敢地选择了这个难题，明确提出心理健康教育的价值承载问题，并从理论上探讨了心理健康教育中价值问题的客观性，价值承载的必要性和可能性，以及如何在心理咨询与心理健康教育过程中进行价值承载的问题。博士论文答辩结束以后，她又借助于申请获批的教育部人文社会科学规划基金项目"心理健康教育的价值承载研究"的研究机会，针对高校心理健康教育教师和有关专家，对心理健康教育中的价值问题进行了较大范围的问卷调查和个案访谈研究，经几易其稿形成该书，实属不易。由于该书建立在长期理论研究和实践积淀、专题深入探讨和广泛征求专家意见的基础上，历经多年打磨而成，因此提出的理论观点和实践方法虽属一家之言，但具有坚实的理论和现实基础，是成熟且可以成立的，对心理健康教育理论工作者和实务工作者，都具有重要的启示意义和指导价值。

该书在以下几个方面的特点特别值得肯定。

一是高扬了心理健康教育中价值引导的旗帜。心理健康教育作为一种教育活动，本身蕴含着把教育者认为有价值的心理健康观念向青年一代传输的问题，在心理健康教育活动中，价值承载问题不仅客观存在，也是十分合理的。事实上，正是由于人们在成长过程中存在着关于心理健康不合理的价值观念，影响或阻碍了其健康发展，甚至使个体陷入心理危机的困境中，而心理健康教育过程就是用积极健康的价值观念对人进行教育引导的过程。心理健康教育过程中的价值问题的存在，凸显了心理健康教育过程价值承载的必要性。既然不同价值观念对个体发展和社会发展的作用是不一样的，很自然，用更高等级的价值观念来代替那些较低水平的价值观念，用先进的文化和科学的思想来充实教育过程，用正确、积极、合理的价值观对青年一代施加教育影响，就成为心理健康教育工作者应有的使命。然而，在我国心理健康教育实践过程中，由于受到种种因素的影响，特别是为了把心理健康教育与思想政治教育作适当区分，竟把心理健康教育与思想政治教育作人为的分割，认为心理健康教育是"价值中立"的，是"价值无涉"的，不能进行"价值教育"，只有思想政治教育才是"价值教育"，才需要价值承载。作者在该书中，对心理健康教育与价值教育、思想政治教育的关系作了细致的区分。心理健康教育作为一种教育活动，既具有与一切教育活动相一致的价值导向本性，也具有与一般教育活动不同的价值承载个性，更存在着与思想政治教育活动相同的价值教育共性，当然也存在着与思想政治教育不同的价值承载的特性。心理健康教育与思想政治教育既存在着内在的关联，存在着教育目标和内容的一致性，存在着教育功能的相互促进性，也存在着实践过程领域的共通性，把心理健康教育作为思想政治教育的有机组成部分，正是改革开放以后心理健康教育在中国高校扎根，形成中国本土化的心理健康教育的特色和优势。把心理健康教育纳入思想政治教育领域，并不排斥心理健康教育作为一个相对独立的专业领域而存在，但也不能因其相对独立而使其成为心理健康教育中拒绝价值教育的借口。正是从这个意义上，作者提出心理健康教育的价值承载问题，本身具有纠偏和使心理健康教育回归到其本身内在所蕴含的教育功能上的意蕴。不仅如此，作者还通过中国古代、西方，以及马克思主义关于人性、价值和教育的思想资源的挖掘，明确提出心理健康教育应该彰显的人本、积极、发展、健康的价值理念，关爱生命、提倡积极、促进发展、引导适应、主动预防、及时矫正等价值追求，以及增进以心理和谐为核心的整体健康，提高以人格完善为根本的心理素质，促进个人与社会共同发展，创造富有意义的生命的价值目标，高扬了心理健康中价值引导的旗帜，体现了在心理健康教育中处理价值问题的主动、积极的态度。

二是分析了心理健康教育中价值承载的特殊性。心理健康教育作为一种教育活动具有价值引导的本性，其在本质上是一种价值的活动。但这并不意味着在心理健康教育活动中采取简单直接的方式将价值观念直接传输给教育对象，进行直接的价值教育活动，心理健康教育活动的价值承载具有特殊性。在该书中，作者细致区分了心理健康教育中与价值承载相关的概念，比如，价值中立和价值无涉，价值干预和价值干涉，价值澄清和价值灌输，价值导向和价值引导等，探讨了其在不同形式的心理健康教育中价值介入的程度和方式。根据不同概念在心理咨询与心理健康教育中的介入程度和使用范围，作者把价值无涉→价值中立→价值澄清→价值干预→价值引导→价值导向→价值干涉等置于心理健康教育中价值干预过程的同一链条上，说明其在不同阶段作用的特点和机制，指出其在具体的心理健康教育中的运用空间。作者用价值干预来描述心理健康教育中进行价值承载的全过程和具体环节的运用，把价值干预过程理解为在价值中立之下进行价值澄清，在价值澄清之后根据需要进行价值引导等过程，而价值干涉作为价值干预的对立面，无论在任何阶段都是应该尽量避免的。这样作者从不同层面、不同发展阶段及不同场景角度，对心理健康教育过程中价值承载的特殊性进行了细致分析，并从整体上描述了价值承载在心理咨询实践中的运用过程。由于价值问题如此深刻地影响着心理健康教育过程，在心理健康教育过程中遵循价值承载的特殊性，谨慎对待和处理价值问题，就成为每一位心理健康教育工作者必须严肃对待的事情。从这个意义上，作者对心理健康教育过程中价值承载的分析，提升了心理健康教育的专业性地位，增强了人们对心理健康教育职业的尊重和敬畏感。

三是探究了心理健康教育中价值承载的现状。作者对心理健康教育价值承载的研究，并不是停留在一般的理论分析上，而是通过广泛的实证调查，了解高校心理健康教育中价值承载的现状。作者在调查研究部分，不仅采取问卷调查的方法对高校心理健康教育教师对价值承载问题的认识和评价进行了客观描述，而且在此基础上对国内一些高校知名心理健康教育专家进行了深入的长访谈研究。在问卷调查部分，作者不仅对教师关于心理健康教育中的价值问题的看法从总体上进行了描述，而且具体探讨了对心理健康教育课程教学中的价值承载问题、心理健康教育活动中的价值承载问题、心理咨询中的价值承载问题等的认识；不仅从整体上描述了教师对心理健康教育中价值问题的看法，而且从不同年龄和从事心理健康教育的时间角度，对不同群体教师对心理健康教育中的价值承载问题进行了对比，细致分析了年长或工作时间长的教师与年轻或工作时间短的教师对待心理健康教育中价值承载问题的差异。与问卷调查相比，更值得关注的是，作者对高校心理健康教育专家的长访谈研究，长访谈研究对每一位专家在心理健康教育中价值承载问题的观点进行了深入讨论。作者采取的问卷调查与个案访谈相结合的混合研究方法，以量的研究为基础，以质性访谈为深化和补充，弥补了量化研究和质性研究单独使用的不足，从综合多元的角度对心理健康教育中的价值承载问题进行多元透视，具有研究方法论的领先意义，更便于读者全面深刻地认识心理健康教育中价值承载问题的现状、实质和复杂敏感性。同时，对心理健康教育专家的访谈，也提供了专家在心理健康教育中处理价值问题的有益经验。这些都是弥足珍贵的一手资料，为研究心理健康教育中的价值承载问题留下了宝贵的材料。

四是提出了心理健康教育中价值承载的方法。如何具体处理心理健康教育中的价值承载问题，是该书的落脚点。作者不仅提出了处理价值问题的一些基本原则，而且从心理健康教育的直接课程与间接课程、学校开展的心理健康教育活动和以学生为主体开展的心理健康教育等多个角度，具体分析了下列问题：在直接心理健康教育课程中如何实现价值引导问题；在间接课程中如何通过隐性渗透方式进行价值引导；如何在学校的心理健康教育活动中开展多元丰富的活动，把心理健康教育价值理念融入各个活动的全过程；如何加强活动过程中的整体设计、具体实施；如何通过网络等新型媒体进行心理健康教育价值引导，以及开展网上心理咨询进行价值引导；如何透过学生朋辈群体进行心理健康教育价值引导……这些心理健康教育的路径涵盖了高校心理健康教育的主要领域，为在高校心理健康教育过程中实现价值引导提供了有益的方法。特别值得关注的是，作者还专辟一章，专门针对心理咨询过程中的价值问题进行了深入讨论。关于心理咨询过程中的价值问题，是心理健康教育价值问题中技术含量最高的一个特殊领域，如果说在心理健康教育活动中开展价值引导存在着对一般教育活动的共识性认识，那么，在心理咨询过程中是否存在价值引导问题，则并不存在着共识性看法，不同心理咨询流派对这个问题的看法各不相同。作者具体分析了精神分析、行为主义、认知主义、人本主义和积极心理学等不同流派在心理咨询过程中对价值问题的看法，从支持性价值干预、教育性价值干预和分析性价值干预等方法论角度，对不同学派的价值干预方法进行了说明，并且从关系建立、咨询实施和咨询结束等三个阶段价值处理的不同特点，具体说明了不同阶段处理价值问题的特殊性。这些都是该研究领域没有系统梳理的研究论题，该书对心理咨询价值处理方法的研究，从理论到实践，从一般到特殊，从表象到实质，从抽象到具体，从静态过程到动态过程，体现了整体的实践逻辑，也深具理论的创新性。

当然，由于研究论题的复杂性与敏感性，该书也存在着一些不足和可以提升的空间。比如，由于"价值承载"是一个内涵丰富的术语，虽然作者尽力把心理健康教育中的价值承载问题通过细分梳理清晰，但对价值承载在各种语境和场合下的特殊复杂和多样性还是存在照顾不够的问题；再如，作者对价值承载的理念和内容的分析和探讨，虽然作出了明确总结和归纳，但考虑价值承载的多样性和丰富性，还是显得有些单薄；特别是作者尝试探讨的心理健康教育的价值承载问题，与我国主流价值观、社会主义核心价值观等特定价值内容之间的关系等问题，虽然作了初步说明，但还有很大的探索空间。这些问题的论述并没有明确答案，但探讨本身是有益的，也会逐渐清晰、明确化，这些都为作者进一步探索留下了足够的空间。

该书是潘柳燕同志在博士论文基础上深化完成的，作为她博士论文的指导教师，我十分高兴该书能够正式出版。潘柳燕同志在攻读博士学位期间克服家庭、工作、学业、身体，以及往返于南宁和武汉的长途劳顿等困难，以强烈的求知探求欲望和不断精进的韧性，与她学生辈的同学一道坚守在武大校园，顺利完成博士阶段的学习并获得博士学位。博士论文答辩以后，她又不断深化、反复修改完善，终成正稿。我相信该书的出版会对心理健康教育研究领域作出积极贡献。潘柳燕同志在求学和成书过程中体现出的不畏艰难、不断学习、精益求精的精神和乐观正向、积极上进、平等开放的态度，值得我们所有的人学习和尊敬。期待她在今后的学习和工作中取得更进一步的研究成果。

是为序！

佘双好

2016 年 5 月 1 日

前　言

我进入心理健康教育领域几乎纯属偶然。1991 年，我所任教的广西大学成立了心理咨询室，作为思想品德修养课教师的我，在经过短期的心理学知识培训后，成为心理咨询室的一名兼职教师。毕业于北京师范大学的刘惠珍老师是心理咨询室主任，正是她把我引入了心理科学的殿堂。在刘老师的引领下，我开始了从事心理健康教育与咨询的生涯。值得欣慰的是，虽然在学校里也经历过工作的变动，但我却始终未曾远离心理健康教育与心理咨询，无怨无悔地工作到今天。更可喜的是，我也找到了自己所钟爱的事业。然而，这条路并非一开始就那么顺畅，在当时，我唯一的心理学基础是在本科阶段学过的普通心理学，其余知识几乎全靠自学，不可避免地会有一定的局限。尽管专业知识有限，但对心理咨询的基本原则，如保密原则、价值中立原则、平等尊重原则等却是牢记于心。当时的心理咨询也没有现在这么多的技术要求与训练，主要运用的是一般会谈法，最后都会给学生一些积极的建议。因此，虽然心理咨询来访者不多，但却也有一定效果，这给了我莫大的鼓舞。

2002 年，学校根据《教育部关于加强普通高等学校大学生心理健康教育工作的意见》（教社政〔2001〕1 号）的精神，面向学生开出了心理健康教育的专门课程，虽然属于校选课，但当时选课的学生最多时高达新生的 95% 以上。学校对心理健康教育课程高度重视，推动了"大学生心理健康教育"课程作为广西壮族自治区精品课程进行全面建设和改革，并两度推荐申报国家精品课程。与此同时，风靡全国的"5·25——我爱我"心理健康教育的主题活动在广西大学也开展得如火如荼，广受学生欢迎。

在进行心理健康教育和心理咨询的过程中，我也开展了对心理健康教育的研究工作，写过系列论文，对心理健康教育的课程体系、教育模式、发展趋向、队伍建设、心理咨询专业化等都进行过探讨与求索。在工作和研究的过程中，我关注心理健康教育与思想政治教育的关系，以及心理健康教育中的价值导向与价值观的引导问题，但并未进行系统思考。2010 年，在导师佘双好教授的启发与指导下，我毫不犹豫地把心理健康教育中的价值问题作为博士论文的选题，从此开始了对心理健康教育价值承载问题的全面思考和系统探讨。

在思考心理健康教育价值承载问题的同时，我也在考虑另外一些问题：心理健康教育与思想政治教育到底应该属于什么样的关系才是适合的？把这两者联系起来是不是会牵强？心理健康教育真的需要成为完全独立的学科吗？在学习与研究的基础上，我在本书中对心理健康教育与思想政治教育的关系作了详细的论述，也对心理健康教育的学科定位进行了阐述。然而，总是觉得还有一个关键点没有说破，也就是为什么要把心理健康教育纳入思想政治教育大学科之中，书中探讨的仅仅是心理健康教育与思想政治教育的内在联系，当我们跳出两者关系，站在人才培养的视角重新审视心理健康教育与思想政治教育时，终于发现，最为根本的是，心理健康教育与思想政治教育在培养人的方面起到了互补的作用。它们是造就完善人格，促进社会发展不可缺少的两翼，发挥着不同的功能，而这正是本书的最大价值所在。

传统的或狭义的思想政治教育主要是从社会本体出发，教育人们以集体、国家为重，在价值观上重在引导个体服从集体利益和国家大业，关注的是个体如何更好地为集体和国家作贡献，如何更好地为社会服务。这种教育从文化渊源上是源于我国传统儒学文化的集群主义思想，从理论来源上则是秉持马克思主义理论的思想信念和价值取向，具体体现为爱国主义和集体主义精神及相应的道德原则与社会规范。心理健康教育则主要是从个人本体出发，关注的是个体人的存在、尊严与价值，也就是从最本体的生命观照出发，通过对生命本身的珍爱与生命意义的追寻，关注个体人自身的健康、成长与发展。过去，我们强调社会取向的思想政治教育，只关心个人如何服务于社会和国家，缺乏对个体的重视与关照，这是不全面的。现在，我们可以通过心理健康教育，从最基础的生命存在与生命意义出发，强调对生命的尊重与成全，通过关注个人的心理成长与人格发展，促进个体的身心健康与幸福快乐，来保证社会的安宁与稳定。因此，心理健康教育正是弥补了传统思想政治教育的不足，把心理健康教育纳入到思想政治教育中，使其成为思想政治教育大学科中的一部分，就可以从个人与社会两个维度上，促进人的全面发展与生命价值的实现。而心理健康教育价值承载的研究，就是对这一功能的深入探讨与系统阐释。

由于种种原因，我国高校的心理健康教育的发生发展是在非常特殊的背景下开始的，30多年过去了，学界对心理健康教育的探索从来没有停止过，从而促使心理健康教育走过了从自发到自觉的历程。然而，从其学科的建设与发展来说，这还仅仅是起步。站在今天的视角，回眸过去，我们倍感欣慰，因为心理健康教育是在几乎为零的基础上发展和成长起来的，到现在已经有了巨大的发展；展望未来，我们满怀憧憬，已经有更多的人和更多的力量投入到这一领域的工作中来，美好的前景就在前方。我为自己是其中的一员并为其付出过努力而感到自豪和欣慰！

感谢导师佘双好教授在百忙之中抽空为本书作序，不仅从更高的视野对本书进行了梳理性的解读，也提升了本书的学术价值。本书作为自己多年从事心理健康教育工作的成果总结，定有许多不足之处，恳请各位同行与读者指正！

潘柳燕

2016 年 5 月 6 日

目　录

第一章

导　论

进入 21 世纪以来，科技的进步、经济的全球化、互联网的飞速发展和国际交流的迅速扩大，不仅促进了国家、地区和民族的经济、政治、文化的沟通与交流，同时也带来了更多的文化冲突与价值碰撞。综观全球，文化与价值的多元并存、共生共荣和协同发展的时代已经到来。在多元文化与价值观念交融与冲突的背景下，学校教育的价值承载问题，前所未有地凸显在每一位教育者面前。

一、研究课题的缘起

（一）问题的提出

在我国，心理健康教育兴起于 20 世纪 80 年代中期为大学生提供的心理咨询服务和心理知识普及的工作。最早的心理咨询由于缺乏专业人才，在严格意义上并非是由受过专业训练的人员实施，相反更多的是由从事思想政治教育工作的教师兼任。因此，价值导向与价值观引导自然秉承了思想政治教育的做法，并被当作是理所当然的事情。

到了 20 世纪 90 年代，随着西方心理咨询和心理治疗理论的逐步传入，特别是人本主义以来访者为中心的心理咨询与治疗理论的传播，他们在心理咨询和治疗中提倡的价值中立原则与观念开始受到关注。于是，高校的心理咨询是应该价值中立还是应该价值干预，便成为 20 世纪 90 年代中期学术界讨论的一个热点问题。许多学者认为，在心理咨询中，绝对的价值中立是不可能存在的，但价值中立仍然是必要的。

随着大学生心理问题的凸显，大学生的心理健康教育开始受到重视。1994年，《中共中央关于进一步加强和改进学校德育工作的若干意见》指出："要积极开展青春期卫生教育，通过各种形式对不同年龄层次的学生进行心理健康教育和指导，帮助学生提高心理素质，健全人格，增强承受挫折、适应环境的能力。"①
这是我国教育行政部门第一次以文件的形式，在德育工作中提到心理健康教育。
为了贯彻上述文件精神，1995 年颁布的《中国普通高等学校德育大纲（试行）》也
提出，要使大学生"具备良好的个性心理品质和自尊、自爱、自律、自强的优良
品格，具有较强的心理调适能力"②。这两个文件，都把学生的心理健康和心理素
质的提高作为德育的目标之一。正因为如此，也就奠定了心理健康教育在德育
（或思想政治教育）中的地位，即心理健康教育不仅是一种素质教育，而且是思想
政治教育工作的重要组成部分。进入 21 世纪，教育部出台了多个不同类别学校加
强心理健康教育的文件，要求各级各类学校重视学生的心理健康问题，加强学校
的心理健康教育工作。2011 年，教育部在《普通高等学校学生心理健康教育工作
基本建设标准（试行）》中，再次强调把心理健康教育纳入到思想政治教育工作体
系，以及学校的人才培养体系之中，要求把心理健康教育课程作为必修课或必选
课开设，进一步凸显了高校心理健康教育的重要性，也加强了心理健康教育在国
家人才培养中的地位。

正是由于教育部的系列文件的出台，使心理健康教育在各级各类学校越来越
广泛地开展起来，从此对心理健康教育及有关问题的研究也发展起来。随着心理
健康教育工作的广泛和深入开展，在心理健康教育领域有没有价值导向，要不要
进行，以及如何进行价值观引导，也开始成为教育工作者和研究者关心并迫切需
要回答的问题。因此，对心理健康教育中的价值承载问题的研究，并把它与思想
政治教育的价值观教育区别开来，既是时代提出的要求，也完全符合高校心理健
康教育发展的需要。

（二）学科的存疑

尽管教育部一再强调心理健康教育，各高校也都在开展心理健康教育工作，
但人们对如何定位心理健康教育还是有许多疑问，心理健康教育应该属于独立的
学科还是应该从属于思想政治教育学科？高校的心理健康教育归属何处？对此仍
然有许多争论。

在现实中，一些高校的领导对心理健康教育缺乏正确的认识，在如何实施心
理健康教育，怎样规范对心理健康教育的管理等方面，也深感迷茫，并各有不
同，有的学校仅仅是为了贯彻文件精神而不得不关注心理健康教育，经费、师资
和设备并没有很好地得到落实；教师也对心理健康教育归属的认识不一，特别是
非思想政治教育背景的教师，对心理健康教育归属于思想政治教育并不理解和认

---

① 中华人民共和国教育部. 中共中央关于进一步加强和改进学校德育工作的若干意见. http://wenku.baidu.
com/view/e5ec473987c24028915fc368.html?re=view [2011-09-28]
② 中华人民共和国国家教育委员会. 中国普通高等学校德育大纲：教政〔1995〕11 号. http://wenku.baidu.
com/view/822d7c3043323968011c92d8.html[2011-03-15]

同，在实际的教育教学活动中也缺乏清晰的价值引导的理念和目标。

这里涉及两个颇有争议的问题：一是思想政治教育是价值观教育的显性学科，如果心理健康教育从属于思想政治教育，也成为价值观教育的显性学科，那与思想政治教育有何区别，其独立性是否必要？二是心理健康教育要成为独立学科，就必须与思想政治教育划清界限，建立自己的学科范式和内容体系，不宜介入明显的价值观教育。这些对心理健康教育学科归属的疑虑，在高校部分领导和相关教师中都是存在的。有学者认为，把心理健康教育放在思想政治教育之中是不可取的，因为思想政治教育是一种具有强烈价值导向性的教育活动，二者没有共通之处，不能用思想政治教育的方法进行心理健康教育，因此，主张二者的相互独立，提出要建立专门的心理健康教育的组织机构和专职教师队伍。在具体实践中，心理健康教育也曾存在过"医学模式""学科模式"和"发展/成长模式"。但更多的学者看到了心理健康教育与思想政治教育之间的共通性，认为心理健康教育与思想政治教育的截然分开，无论对思想政治教育还是对心理健康教育都是有害而无益的，在中国的政治文化背景下也是不可能的。他们还对此进行了深入的探讨与论证。

经过 20 多年的理论辨析与实践探索，人们越来越接受把心理健康教育作为思想政治教育的重要组成部分，主张在思想政治教育的框架下坚持心理健康教育的相对独立性，建立富有中国特色的、具有本土化特点的心理健康教育范式。由此而来，关注价值与价值观问题便是心理健康教育责无旁贷的责任。事实上，随着心理健康教育的深入和发展，人们也越来越发现，价值观引导问题不仅无法回避，而且必须面对和澄清。因为价值观无处不在，而价值观问题的困扰，甚至是相当一部分人出现心理冲突的原因和症结所在。因此，研究心理健康教育的价值承载问题，是心理健康教育发展过程中提出的必然要求。

在这种背景下，全面深入地探讨心理健康教育的价值承载问题，有利于明确在心理健康教育中应不应该涉及价值与价值观问题，如何把握好价值导向和做好价值观的引导工作；有利于明确心理健康教育在思想政治教育中的地位与角色，找到心理健康教育与思想政治教育之间内在关联的理论依据和实践依托；同时，对更好地开展心理健康教育，发挥心理健康教育在思想政治教育系统中的应有作用，具有重要意义。

（三）现实的难题

任何教育活动都是有价值承载的，心理健康教育也不例外。在现实的心理健康教育中，价值承载已经是客观事实。人们越来越认识到，在心理健康教育的各种形态中，价值引导（指价值导向与价值观的引导，下同）都是不可避免的。而在心理健康教育活动中，人们感到最为困难的工作也是对价值问题的处理。首先，心理健康教育不能等同于价值观教育，但又不能回避价值观问题；价值观问题无时不出现于心理健康教育中，但又不适宜直接进行价值观的说教或灌输。因此，如何在心理健康教育过程中融入价值引导，是许多教育工作者都深感困难和疑惑的事情。其次，价值观是人的观念中最内层的核心部分，因此价值观问题也是人的观念最深层的问题，不易为人们所觉察，它往往是以认知、看法、态度等方式呈现于人的观念的表层，并直接影响人的行为。因此，对价值观问题的洞察不是一件容易的事情，要转变一个人的价值观，更是困难。虽然价值观往往会通过态度来表现，但即使改变了态度也未必就能改变一个人的价值观。在心理咨询中，价值干预甚至还会遇到来访者的强烈阻抗。在人的观念中，价值观的改变是最为困难的，它需要教育对象自身的觉悟和积极的行动。正是因为价值问题处理的困难，使得一些心理健康教育者不想面对价值问题的处理，而是简单地把它交给了思想政治教育学科，主张把心理健康教育从思想政治教育中独立出来，并把心理健康教育看作是与思想政治教育有本质区别的一种"价值中立"的教育活动。

基于以上的分析，我们以高校心理健康教育为切入点，对心理健康教育的价值承载问题进行全面系统的研究，并试图回答如下问题：高校的心理健康教育到底应该如何对待价值和价值观问题？如何在心理健康教育中融入价值导向和进行价值观引导？心理健康教育中的价值引导有哪些具体途径和方法？在不同形式的心理健康教育中，应如何看待和处理价值中立、价值澄清和价值干预？等等。

二、相关概念的界定

（一）心理健康教育

尽管学术界论述心理健康教育的文章很多，但专门探讨心理健康教育的由来、定义和内涵的却很少。到目前为止，对心理健康教育的定义在表述上也还没有完全统一。

1. 心理健康教育概念的提出

在我国，"心理健康教育"一词出现在 20 世纪 90 年代初，但这一概念的提出和最终达成共识却有一个过程。20 世纪 80 年代，针对心理健康问题提出的最初概念是"心理卫生教育"或"心理教育"。进入 20 世纪 90 年代才有人提出了"心理健康教育"概念。最初，这三个概念在意思上可以互通共用，在内容和方法也基本一致。20 世纪 90 年代中后期，随着心理健康教育概念出现于教育部文件中，就越来越为人们所熟悉。进入 21 世纪，心理健康教育的研究成果大量增加，相反，心理教育、心理卫生教育的提法便越来越少。随着心理健康教育越来越具有特定的含义，

"心理卫生教育"和"心理教育"概念有逐步被"心理健康教育"取代的趋势。

其实,"心理卫生教育"和"心理健康教育"各有其侧重点,使用"心理健康教育"概念,更能体现出对人的心理成长性和发展性的关注,使用"心理卫生教育"概念,则更能体现出医学模式的心理健康教育,即它更关注"问题"而不是"发展"。而"心理教育"的概念,广义上的理解应该是与心理学科有关的所有教育,这太过宽泛,缺乏明确指向;狭义上理解则更具有知识性的特点,即心理学知识的教育,从这一意义上看,它更适合于作为心理健康教育的下位概念来使用,即基本上可等同于心理健康教育的课程教学,主要包括心理健康知识及与心理健康相关的心理学理论和方法的教育教学。

对心理健康教育概念的理解,有狭义、中义与广义之分。狭义上的心理健康教育,主要是指学校开设的心理健康教育课程,既特指"心理健康教育"这一门课程,也可以包括为心理健康而开设的一系列课程、讲座、专题报告等,或叫课程群;中义的心理健康教育,包括课程教学与课外的教育活动等,基本上属于教育活动范畴,有时也简称为心理活动;广义的心理健康教育,则包括心理健康教育课程(属于课程教学性质,也包含学科教学中的心理健康教育)、心理健康教育活动(属于校园文化性质,也含部分校园环境优化)、个体心理咨询与团体心理辅导(属于服务工作性质,统称心理咨询)等。[1]本书中关于心理健康教育的概念属于广义上的理解。

2. 心理健康教育的内涵发展

心理健康教育的内涵,从理解上有一个逐步丰富和不断完善的过程,由最初侧重于关注心理问题的防治发展到越来越重视人的潜能开发与心理成长。早在1993 年,郑日昌教授就针对学生中出现的众多心理问题,提出"要高度重视儿童、青少年的心理健康教育,在抓好德育、智育、体育的同时,注意培养学生开朗坚强的性格、稳定乐观的情绪,使他们德、智、体、性、情全面发展"[2]。1994年,姚本先教授也明确提出,学校的心理健康教育就是运用心理学、教育学等有关学科的理论和技术手段,通过专业人员对青少年学生进行心理健康知识的教育和训练,培养学生良好的心理素质,提高其身心健康水平,促进其全面和谐发展。他认为学校心理健康教育的任务有两个方面:其一,通过教育、指导和训练,使学生的心理健康地发展,提高心理素质,得到真正的全面发展。其二,预防学生的心理健康问题发生,矫正和治疗不健康心理,恢复和改善心理健康状况。[3]1997年,樊富珉教授也指出,心理健康教育包括良好心理素质的培养和心理

---

① 潘柳燕. 心理健康教育中的价值问题探究. 学校党建与思想教育,2011(10):17
② 郑日昌. 不可忽视对学生的心理健康教育. 人民教育,1993(10):27
③ 姚本先. 简论青少年学生的心理健康教育. 中国教育学刊,1994(4):17

疾病的防治。①在这一阶段，学者主要是从心理问题预防和心理素质提升来认识心理健康教育的。

进入 21 世纪，人们对心理健康教育的理解更突出了其"教育性"。2003 年，林崇德教授提出，心理健康教育的目的在于提高学生的心理素质，因此，心理健康教育应该是教育模式而不是医学模式。②佘双好教授等从思想政治教育视角认为，心理健康教育是指促进人们身心和谐与人格完善的一种教育活动。③虽然从严格意义上说，他们并没有给心理健康教育下一个完整的定义，但从对心理健康教育的理解上却体现了从防治到教育的过渡，体现了对其教育功能的重视。张佩珍对心理健康教育作了一个比较完整的表述，即"心理健康教育是指运用心理学理论与方法，有目的地培养受教育者，使其学会自主调节心理状态、开发心理潜能、完善个性发展、保持心理健康和形成良好心理素质的一种教育过程"④。这一定义强调的也是其教育特性，重在维护心理健康、提高心理素质和促进个人发展。卢爱新在其专著中曾对学术界关于心理健康教育的概念，从活动论、过程论、系统论和功能论 4 个方面进行了归纳总结，反映了人们对心理健康教育的多维度理解。她把心理健康教育概括为 3 个方面的内容：一是对心理疾病、心理障碍层面的咨询、调适与治疗；二是对一般心理冲突、心理困惑的咨询和辅导；三是培养良好的心理素养，开发人们的心理潜能，促进人健康且全面地发展。她强调心理健康教育应该是对正常人的心理健康的维护和提高，健全人格和良好个性的培养和完善，对生活质量的关注与追求，以及个人与社会的全面自由发展的支持和促进。⑤在此基础上，她对大学生心理健康教育给出了一个比较全面而完整的定义。

3. 心理健康教育的基本含义

基于以上的研究成果，高校大学生心理健康教育可以定义为：根据青年大学生的心理发展特点和活动规律，运用心理学等学科的理论与方法，帮助大学生正确认识自我，学会自主调节心理，保持心理健康，预防心理疾患，开发心理潜能，促进个性发展和人格完善，形成良好的心理素质和获得生命成长的一种教育活动和过程。根据这一定义，对高校心理健康教育的内涵作如下归纳：

1) 心理健康教育是向大学生传播基本心理健康知识的教育。尽管目前在中小学也有不同程度的心理健康教育，但基本上都是活动性质居多，在知识层面涉及较少。大学阶段对大学生进行比较系统的心理健康的知识性教育是必要的，它有

---

① 樊富珉. 青少年的心理健康教育与社会主义精神文明建设. 青年研究，1997（10）：28
② 林崇德. 积极而科学地开展心理健康教育. 北京师范大学学报（社会科学版），2003（1）：31
③ 佘双好，卢爱新. 探索基于思想政治教育的大学生心理健康教育模式. 学校党建与思想教育，2008（5）：14
④ 张佩珍. 转化与泛化：心理健康教育与价值观教育的关联性. 教育发展研究，2001（3）：59
⑤ 卢爱新. 新时期大学生心理健康教育发展研究. 北京：中国社会科学出版社，2008：7，28

利于大学生比较系统地了解心理健康的知识和方法，自觉维护心理健康。

2）心理健康教育是帮助大学生掌握自主心理调适能力的教育。心理健康教育重在激发学生的主体性和心理健康的自我教育意识，促使他们重视自己的心理状态，认识不良情绪表现，主动排除心理困扰，促进心理健康。

3）心理健康教育是帮助大学生开发心理潜能的教育。心理健康教育不仅仅关注学生的心理问题及其防治，更重在教会学生正确认识自我，了解自身优势，使其心理潜能得到充分开发和发挥，促进大学生创造能力的发展。

4）心理健康教育是帮助大学生完善人格的教育。人格完善是大学生心理成长的目标，心理健康的标志之一就是人格的健全，心理健康教育的最主要目的就是促进大学生的人格不断趋于完善，达到人格的内在和谐与统整。

5）心理健康教育是帮助大学生全面提高心理素质的教育。心理健康教育作为素质教育的组成部分和培养人的教育活动，不仅关心人的智力因素，同时也关心人的非智力因素，使人的知、情、意、行和谐均衡地发展，从而全面提升大学生的心理素质。

总之，心理健康教育是一种帮助大学生全面维护心理健康、促进个体生命成长的教育。心理健康教育最重要的目的是通过教育和自我教育，使大学生从各方面、多角度自觉地维护心理健康，预防心理疾患，开发心理潜能，追求自我实现，达到人格统整。同时，以心理健康为切入点，从自然生命、社会生命和精神生命对人予以全面的关注与帮助，最终促进个人与社会相统一的人的自由全面发展，实现体现生命意义与生活幸福的全部生命价值。

（二）价值与价值观

1. 价值

价值既是一个日常生活普遍使用的概念，也是一个抽象的哲学范畴。价值是一个古老的概念，早在人类文明社会的开始，就有对价值的理解和探寻；价值也是一个时新的范畴，价值作为独立的学科——价值哲学，是在哲学的母体中最后分化的学科，至今仍属热点。在价值哲学中，对价值的定义有许多不同看法，既有一元论观点，包括主观说、属性说、劳动价值论等诸多学说；也有二元论观点，包括满足说、效应说、关系说和负熵说等。[①]这些不同观点都是从不同视角和层面对价值进行界定和阐述，各有其合理性，反映了价值本身的复杂性和人们对其认识的多面性。马克思主义强调从关系和积极影响的角度看待价值问题，因此，把关系说和效应说结合起来并相互补充，可以使人们对价值的认识更加完善。关系说和效应说的结合，才是心理健康教育中要坚持的价值论。据此，价值的定义可以表述为：价值是体现于主客体关系中的积极效用。对于物来说，它们只是客体，体现的也只是客体的价值；对于人来说，则既是主体也是客体，人既

---

① 刘泉水. 价值本质研究综述. 社会科学研究动态，2000（9）：6-8

有作为客体的价值，即对社会的贡献及对他人的益处；也有作为主体的价值，即体现为社会、他人及客体自我对主体人的尊重与满足。此时，人的价值表现为个人获得了自我需要的满足和源于生命本体的意义感与内在幸福感。

在心理健康教育中，重视客体对主体的积极效应是必要的，但主体需要或主体的判断也有重要意义。因为人的心理体验是主观的，客体是否具有价值，首先还是要取决于主体的感觉与判断，只有主体认为有价值的东西，才会对其产生正向、积极的影响。如果主体认为没价值，就可能对其没有影响；如果主体认为是负价值，则会产生负面影响或者伤害性影响。另外，如果要进行价值评价的话，也不能只凭一时或当下的效应，因为教育对象对教育内容的领悟是有滞后性的，也许当教育对象遇到具体问题时，这种积极效应才会发生。因此，心理健康教育既要重视当下的价值和意义，又要避免短期效应的功利目光。

2. 价值观

与价值紧密相连的是价值观，当我们谈论价值或表达某事物是否有价值或是否有用、有意义时，也在表明我们的价值观或价值观念。因此，所谓价值观，从一般意义上而言，是指人们对价值问题的根本看法，以及人们在处理价值关系时所持的立场、观点和态度的总和。从具体意义上说，价值观是指人们对具体的人和事物的意义、效用和重要性等的评价和看法。它渗透在社会的政治、经济、道德和文化领域及个人生活的方方面面。[①]现实生活中，每个人对客体事物的价值判断都可能不同，而一个人对不同事物的价值判断也是不一样的。因此，不同的人会有不同的价值观念和不同的价值体系。价值观作为价值的意识与判断，它是决定人的行为的心理基础，是人们行为活动的取舍标准，是主导和影响人们行为方式的重要参照系，并具体地影响着人们做事的方式、手段及其对结果的选择。因此，人的思想和行为总是不自觉地、或多或少地体现出他们的价值观和价值取向。虽然说价值观一经形成，便具有相对的稳定性和持久性，但在一个急剧变化的社会里，价值观因面临多元文化与各种思想观念的冲击，也表现出多变性和多样性的特征，各种价值观的碰撞与纠结便构成了当今社会复杂多样而又混乱冲突的价值观组合体。在这种背景下，价值观的冲突是每个人都可能遇到的问题，也可能是引发心理问题的重要根源。

（三）价值承载

价值承载（value laden）中的"承载"原意是"承受装载"或"承受支撑物体"，即"托着物体，承受它的重量"。英文中的"laden"也是"负载、负荷、装载、使担负"等意思，进一步可引申为蕴含、包容、携带、接受、继承等。由此

---

① 陈章龙，周莉. 价值观研究. 南京：南京师范大学出版社，2004：3-6

推论，价值承载可以理解为在某一事物或载体中所蕴含的价值意涵、所携带的价值属性及所具有的价值观倾向。

关于价值承载的研究涉及的领域很广，包括文学、文化、法学、制度、网络（游戏）及自然等领域。各领域所承载的价值涉及人类、经济、政治、文化、审美、道德等。虽然没有发现"心理健康教育"与"价值承载"相关的论文，但在思想政治教育领域，价值承载的研究已经开始出现，主要集中在思想政治工作和思想政治教育对社会主义核心价值体系的承载和思想政治教育载体的价值维度等方面的研究，这些成果对研究心理健康教育的价值承载有启发与借鉴意义。

心理健康教育的价值承载其实就是价值观的承载，具体表现为心理健康教育过程中的价值导向和价值观引导。心理健康教育中的价值导向，是指心理健康教育本身应该有什么样的价值理念和价值目标，心理健康教育中的价值观引导，是指在心理健康教育过程中，教育者带给受教育者什么样的价值观，以及如何对受教育者进行价值观引导。本书中，价值观引导通常简称为价值引导，而为了表述的简练与方便，有时也把价值导向和价值观引导统称为价值引导。

（四）其他相关概念

在对心理健康教育价值承载问题的研究中，还有一些与价值承载密切相关的概念需要厘清和界定，以避免在具体论述中产生歧义。这些概念主要有以下几个。

1. 价值中立和价值无涉

心理健康教育中的"价值中立"来自于人本主义心理咨询的原则——"value neutrality"。但英文中的"价值中立"有两个词，即"value neutrality"和"value free"，二者之间是有差别的。"value neutrality"中的"neutrality"的意思是"中立、中性、中立立场"，"value neutrality"即指对是非、好坏不作评判；"value free"中的"free"的意思是"自由的、不受约束的"，故"value free"是指不涉及价值，或不受价值观的约束，可称为价值无涉。两者虽都有价值中立的意思，但表达的意思是不一样的。由于心理健康教育不可能不涉及价值与价值观问题，因此，本书所提的"价值中立"主要是指"不作评判"这一层面的意思，即"value neutrality"，而不是指"value free"，它与"value intervention"（价值干预）相对应；而价值无涉"value free"，是与价值承载"value laden"相对应。

2. 价值干预和价值干涉

"价值干预"和"价值干涉"在英文中是指同一个词，叫"value intervention"。"intervention"的意思是"介入，调停，妨碍，干涉，干预"，即英文中的干预与干涉是同一个词语，因此，价值干预与价值干涉的意思是相同的。但我国有人把价值干预称为价值介入（桑志芹）或价值参与，不认同将其称为"价值干涉"。因为在中文中，"干预"和"干涉"的词意是不一样的。根据《辞海》和"百度百科"的解释，"干预"，一是指参与别人的事；二是关涉、关联、关系，总的释义就是"过问或参与"。"干涉"，一是过问或制止，多指不应该管的硬管；二是关涉、关联、关系，总的释义就是"强行过问别人的事或制止别人的行动"。可见"干预"和"干涉"有相近的词义，但在程度上是有差别的，"干预"只是过问和参与，故价值干预也可叫价值参与，而"干涉"则是带有强制性的一种干预。因此，在心理健康教育中，价值干预与价值干涉的含义是不同的。价值干预只是对人们的价值观进行影响，更多地带有规劝和说服之意，目的是引起对方的思考，自觉自愿地认同规劝者，并最终改变自己；价值干涉则是强求他人改变自己的价值观以服从于自己的价值观，或者说是把自己的价值观强行灌输给对方并要求其接受，往往带有外力的强制。还需要注意的是，对中国人来说，价值干预与价值参与也是有细微区别的，至少价值参与在程度上让人觉得更温和、更中立一些。故有人主张使用"价值参与"代替"价值干预"一词。本书采用的是"价值干预"一词，以强调干预者的主动性。

在西方的心理咨询中，通常把价值干预看作是与价值中立相对应的概念。但在我国的心理咨询中，则主张把价值中立看作是广义的价值干预的一个阶段，是程度最轻的价值干预。这是因为在心理咨询实践中，人们已经看到绝对的价值中立是不可能的，咨询师可以把价值干预降到最低限度，但却不能没有任何干预。因此，价值中立更体现为是心理咨询的价值干预过程中的一种态度、立场和方法。

3. 价值澄清和价值灌输

价值澄清的英文是"value clarification"。"clarification"的词义是"澄清，说明，净化"。在中文释义中，"澄清"的意思，一是清亮、清澈，二是使浑浊变清明，三是弄清楚，消除混乱或模糊，它们的意思基本是一致的。西方的"价值澄清"主要来自于拉斯的价值澄清德育理论，它是道德教育的一种方法，意即不把某种价值观直接灌输给学生，而是引导学生进行价值选择，重在提高学生的价值选择能力，让他们学会自主选择适合于自己的价值观。价值澄清被运用于心理咨询之中，主要是指帮助学生进行价值辨析，引导学生进行价值选择，提高学生的价值判断与选择能力。

价值灌输的英文是"value infusion"，"infusion"的词义是"灌输、浸泡、注入、激励"等。中文的"灌输"就是"输送、注入"的意思。"灌输"曾被当作是思想政治教育的一种基本方法。灌输理论最早由普列汉诺夫提出，后经列宁的创新性解读并进一步系统化、理论化后，形成了完整的思想观点和理论体系。时至今日，完全否定灌输理论恐怕不妥，但在现实的思想政治教育中，由于人们越来越难以接受直接灌输的方法，因而代之以更能让人接受的说理方法，并引入了源于心理咨询的心理疏导方法。因此，价值灌输不仅在思想政治教育中需要弱化，而且在心理健康教育中更应避免。

价值澄清作为价值观探索的一种方法，既可以运用于心理健康教育的课程教学中，也可以运用于心理咨询之中。具体地说，作为心理咨询的方法，它主要是指在不作价值判断的前提下，帮助来访者梳理和辨别自己混乱、模糊的价值观，清醒地了解自己的价值取向和态度，弄清自己的问题所在。价值澄清常常是在价值中立的情况下进行的，此时，价值中立更多的是表现为一种态度，而价值澄清和价值干预则主要是一种具体方法和技术。

4. 价值导向和价值引导

价值导向的英文是"value orientation"，"orientation"的词义有"方向、定向、适应"等。"导向"的中文意思，一是指"引导的方向"，二是指"使事情向某个方面发展"，二者的词义具有一致性。价值导向的意思就是指在众多的具体价值取向中，将其中的某种价值取向确定为主导的价值追求方向，即为人们的价值追求设定一个具体方向。因此，价值导向具有指向性、方向性、一般性与概括性等特点，通常比较宏观，既反映一定社会和组织对个人的要求，也代表着社会发展的前进方向。

价值引导的英文是"value guidance"，"guidance"的词义有"指导、引导、领导"等。"引导"的中文意思，一是指"带领、使跟随"，二是指"启发、领导"，三是指"带着人向某个目标行动"等。因此，价值引导的意思就是引领、启发人们使其接受和认同某种价值观的活动和过程。价值引导常常会落实到具体的价值观念层面，更多的是指引人们对某种具体的价值观和思想观念的理解和认同。因此，价值引导的狭义意思就是价值观引导。

总体而言，价值导向和价值引导都是教育者有意识、主动地引导教育对象，使其向着一定的价值目标发展，或使其认同和接受一定的价值观。价值导向体现了教育主体的目的性、主导性和正面性，价值引导则是价值导向的具体化。

以上概念在心理健康教育中都会不同程度地遇到，但在不同形式的心理健康教育中会有不同的表现。或者说，在不同形式的心理健康教育中，价值介入的程度与方式是不一样的，如果根据介入程度的不同，在心理健康教育中把这些概念进行排序，则依次为：价值无涉→价值中立→价值澄清→价值干预→价值引导→价值导向→价值干涉。这也可以看作是心理健康教育中价值干预过程不同阶段的特点。在心理健康教育中，价值中立、价值澄清、价值干预是经常使用的，价值引导和价值导向是必然存在的，而处于两个极端位置的价值无涉是不可能的，价值干涉则是不可行的。在具体的心理咨询中，使用最多的是价值中立、价值澄清、价值干预或价值引导。价值干预可理解为是心理咨询中进行价值问题处理的全过程，也可以看作是过程中间的某个环节。即通常是，在价值中立之下进行价值澄清，在价值澄清之后根据需要进行价值干预或价值引导。在西方社会，虽然比较强调价值中立，但也必然会有价值干预；在我国，由于文化背景的不同，价值干预和价值引导通常会获得较好的咨询效果。

三、国内外研究现状

关于高校心理健康教育中的价值承载问题的研究，无论是国内还是国外，都不是很多，也缺乏系统性和完整性的成果，但与此相关的成果并不少。

（一）国内研究现状

根据对中国知网全文数据库文献检索的结果，总体上看，我国有关"价值与价值观""价值观教育""心理健康""心理健康教育"等课题的单独研究很多，但涉及心理健康教育中的价值问题的研究则很少。可以说，对心理健康教育价值承载问题的研究还处于起步阶段。其他相关研究的观点概述如下。

1. 心理健康教育与思想政治教育的价值关系问题

心理健康教育在我国被定位于思想政治教育范畴，但它在思想政治教育体系中的地位与角色如何，与价值观教育有何不同，一些研究者作出了如下回答。

1）心理健康教育对思想政治教育学科有促进发展的价值。佘双好教授提出了"心理健康教育何以成为思想政治教育的研究领域"的问题，并对心理健康教育作为思想政治教育研究领域的价值进行了全面论述，包括心理健康教育学科化发展对思想政治教育学科发展的价值，心理健康教育的建设模式对思想政治教育模式转变的价值，心理健康教育方法对思想政治教育方法的价值，心理健康教育对思想政治教育职业发展的价值。[①]张旭刚也专门讨论了心理健康教育在高校思想政治教育中的价值，认为心理健康教育可以有效地增强思想政治教育的科学性、预见性和针对性。[②]这不仅说明了心理健康教育对思想政治教育有直接促进作用，还说明它们在价值目标的追求上是殊途同归的。

2）心理健康教育与思想道德教育在价值观教育上相互补充。张佩珍论述了心理健康教育与价值观教育的关联性问题，她指出，思想道德教育实质上就是价值观教育，而青年学生中的价值观失衡更多地表现为心理失衡。因此，解决学生的

① 佘双好. 心理健康教育何以成为思想政治教育的研究领域. 马克思主义研究，2007（3）：89-93
② 张旭刚. 浅心理健康教育在高校思想政治教育中的价值. 科教文汇，2008（3）：24

心理问题，也就是解决学生的价值观问题。但她认为，日益受到重视的心理健康教育虽然是思想政治教育的重要组成部分，可它不能代替传统的思想道德教育，否则就会导致新的失衡，并消解思想道德教育的整体能量。在价值观教育上，心理健康教育与思想道德教育是相互补充、相互渗透的关系。[①]

2. 心理健康教育是否有价值观教育的问题

许多学者把心理健康教育（仅包括课程教学与教育活动部分）与心理咨询区别看待，认为心理健康教育重在教育，不能像心理咨询那样讲究价值中立，心理健康教育不能没有价值观的教育或价值干预。具体观点如下。

1）培养正确的价值观有利于促进大学生的心理健康和人格完善。丁立平认为，在高校心理健康教育过程中进行价值观干预，是由高校的教育目的和大学生的实际需要所决定的。大学生心理健康水平的提高和健全人格的塑造，必须要有正确的价值观引导，但也认为进行价值观干预要有恰当的策略和科学的方法，在心理健康教育中进行价值观干预与德育的价值观教育有明显区别，二者不能混淆。[②]谢维营在对大学生的价值观和心理问题的调查中发现，培养和树立正确的价值观有利于促进大学生的心理健康。因此，其认为，找准价值观教育与心理健康教育的结合点，把培养、树立正确的价值观作为大学生心理健康教育的先导，用科学的心理健康测评检验价值观教育的成败，是大学生思想政治工作实现科学化、人性化、经常化的重要一环。[③]

2）在心理健康教育中进行价值干预不仅必要而且必然，但要适度。霍克林认为，许多学生心理出现问题是由于价值观存在问题，因此，心理健康教育的价值干预是必要的。价值干预的方法有：第一，要尊重学生的价值观，与学生建立信任关系；第二，采用价值澄清的模式，明确价值取向；第三，引导学生积极地进行选择，增进心理健康。但在价值干预中要注意保持价值中立、明确干预底线和引导学生进行自我探索。[④]张忠、陈家麟认为，心理健康教育无法拒绝价值干预，但有其适用范围。他们指出，原则上价值干预应适用于心理健康教育中的所有领域，但具体采用时要具有一定的灵活性，并要遵守间接性、尊重性和主体性三个原则。[⑤]白丽丽和余林针对高校心理健康教育中由于价值观多元化而导致价值观失衡等现象，提出要注意社会主义核心价值观对高校心理健康教育的指导意义，并对实施心理健康教育过程中如何渗透社会主义核心价值观提出了建议。[⑥]

① 张佩珍. 转化与泛化：心理健康教育与价值观教育的关联性. 教育发展研究，2001（3）：59-61
② 丁立平. 论心理健康教育的价值观干预. 现代大学教育，2004（1）：89-93
③ 谢维营. 正确价值观的培养与大学生心理健康教育. 广州广播电视大学学报，2005（1）：32-35
④ 霍克林. 价值观念与心理健康教育. 天津教育，2008（4）：21-22
⑤ 张忠，陈家麟. 心理健康教育中价值干预问题的再认识. 山东省团校学报，2009（3）：20-22
⑥ 白丽丽，余林. 试论社会主义核心价值观在高校心理健康教育中的作用. 中国电力教育，2010（21）：139-140

总之，较普遍认同的观点是，教师不应该把自己的价值观强加给学生，但要引导学生选择积极的价值观，以保持心理健康，促进自身的成长。

3. 心理健康教育的价值目标与价值实现问题

在心理健康教育的价值目标与价值实现上，学者的观点主要有以下方面。

1）心理健康教育的价值追求是心理和谐。余益兵、戴霞认为，促进心理和谐是心理健康教育的价值追求。他们指出，当前心理健康教育中存在价值扭曲现象，如将心理健康教育学科化和知识化，过于强调心理健康状况测查，没有划清心理健康教育与心理咨询和心理治疗的界限等，这其实是使心理健康教育承载了太多的期望和功能。他们强调，心理健康教育仅仅是心理健康教育，是素质教育的重要组成部分，应该以培养青少年的和谐心理为价值取向。[①]杨小琼认为，我国心理健康教育取得了长足发展，但在价值取向上存在一些偏差，如心理健康教育的万能化、学科化、医学化和德育化等，并提出心理和谐应成为心理健康教育的价值取向，为此，要树立以人为本的教育理念，立足于学生的和谐全面发展，营造和谐积极的心育环境。[②]周东明则认为，心理健康教育的根本目的是培养心理和谐的人，心理健康教育要彰显出对人的生命的尊重与关怀，并指出，一方面要使心理健康教育实现目标、内容和策略的统一，另一方面应充分发挥学校在心理健康教育实施中的主导作用。[③]

2）心理健康教育强调个体价值。个体价值体现为既对人关心和尊重，又促进人全面发展，是与社会价值相统一的。如刘咏认为，心理健康教育的个体价值表现在：一是个体价值与社会价值是辩证统一的；二是个体价值的核心是提高人的综合素质和促进人的全面发展；三是个体价值的根本是将个人的心境发展为最佳状态；四是个体价值体现在社会适应能力的提高上等。他提出要树立以人为本的心理健康教育理念，努力实现心理健康教育的个体价值回归。[④]江立成、汪淼则认为，心理健康教育的个体价值体现在，心理健康教育能有效地提高大学生的身心素质和生活质量；能开发大学生的潜能并增强其创造性；能促进大学生道德的内外统一与智力发展，最终实现大学生的全面发展。[⑤]王旭东认为，心理健康教育是人的全面发展教育的重要组成部分和强大动力，心理健康教育在大学生的全面发展中的价值，体现在教育价值、导向价值、塑造价值、控制价值、和谐价值等方面。[⑥]而严都岂论述了心理健康教育的个体价值与社会价值、内在价值与外在价

① 余益兵，戴霞. 心理和谐：心理健康教育的价值追求. 中国老师，2007（6）：4-6
② 杨小琼. 试论心理健康教育的价值取向. 柳州师专学报，2008（4）：107-108
③ 周东明. 论心理健康教育的价值追求与实践趋向. 青岛大学师范学院学报，2009（3）：51-56
④ 刘咏. 大学生心理健康教育的个体价值回归. 中国成人教育，2007（11）：75-76
⑤ 江立成，汪淼. 大学生心理健康教育的个体价值. 西南交通大学学报（社会科学版），2009（2）：1-5
⑥ 王旭东. 试论心理健康教育在大学生全面发展中的价值. 福建行政学院福建经济管理干部学院学报，2005（S1）：93-94

值、目的价值与工具价值，认为高校心理健康教育价值是一个多层次、全方位的价值系统，是以其自身独特的功能全面地促进人和社会健康有序地发展。但其同时强调，人文关怀是心理健康教育最根本的任务和价值。①此外，一些学者进一步探讨了心理健康教育对人的全面发展的促进作用的具体表现，即表现在对学生的道德品质发展、人格发展、智能发展、潜能开发，以及创造能力与人文精神的培养等之上。还有的学者论述了心理健康教育的人本价值②和生命价值③，都是从不同的视角把心理健康教育的价值目标投向人本身。

4. 心理咨询中的价值中立与价值干预问题

我国对心理咨询中的价值问题讨论得最多的，就是心理咨询应该价值中立还是应该价值干预？对此，学术界有着不同的理解和看法。但学者们更倾向于认为心理咨询应该有价值干预。具体观点如下。

1）心理咨询的本质就是价值干预，可区分为功能干预和内容干预。最早讨论心理咨询中的价值问题的是在 20 世纪 90 年代初。1992 年，江光荣通过对西方心理咨询中关于价值问题的观点和处理的讨论，提出了心理咨询与价值有关的两个问题：一是对来访者来说，什么是健全、富有意义的生活；二是如何在来访者的价值选择与社会价值规范之间作出取舍，并介绍了西方人本主义以来访者为中心疗法的价值中立观点和行为主义对价值问题的处理，以及对价值中立的质疑。④江光荣进一步指出，心理咨询的本质问题就是价值干预问题。他把价值干预归纳为三个基本问题，即价值干预的合法性、必要性和必然性，并认为心理咨询要发生效力必须得有价值干预。但他又认为，价值干预应侧重价值的功能干预，避免价值内容上的干预。⑤江光荣等还论述了功能干预和内容干预的区别。⑥对此，何光耀认为，对于学生价值观的干预不应该仅仅停留在功能干预上，而应该突破心理学的传统限定，也要进行内容干预。如当学生的价值观明显违背具有普遍意义的社会主流价值观的时候，当学生作出一个可能会给社会、他人或其本人造成严重损失和危害的价值选择的时候，咨询人员就有责任和义务理直气壮地进行干预。只有进行这种内容干预，才能引导来访学生作出恰当的价值选择，促进其心理的健康发展，同时也能保证高校育人目标的实现和国家教育方针的落实。⑦

2）心理咨询中完全价值中立是不可能的，而价值干预是分层次或等级的。

---

① 严都岿. 高校心理健康教育应以人文关怀为价值核心 [J]. 黑龙江科技信息, 2010 (25)：184-185
② 马春鹏, 刘毅. 论心理健康教育的人本价值 [J]. 武警学院学报, 2007 (3)：47-49
③ 齐春丽. 心理健康教育与大学生生命价值提升 [J]. 辽宁医学院学报（社会科学版）, 2007 (2)：42-45
④ 江光荣. 析西方心理咨询中对价值问题的处理 [J]. 教育研究与实验, 1992 (3)：45-48
⑤ 江光荣. 心理咨询中的价值干预 [J]. 心理学动态, 2001 (3)：248
⑥ 江光荣, 朱建军, 林万贵, 等. 关于价值干预与价值中立的讨论（Ⅱ）[J]. 中国心理卫生杂志, 2004 (4)：363
⑦ 何光耀. 在高校学生心理咨询中进行价值干预应注意的几个问题 [J]. 教育探索, 2007 (10)：131-132

2004 年，中国心理卫生杂志专门开辟了一个专栏，讨论心理咨询中的价值干预问题。一些高校心理咨询中心的负责人及学者提出了自己的看法。桑志芹等认为，不能简单地说咨询过程中要"价值中立"还是"价值介入"，当价值观不一致时，要保持对来访者无条件地接纳与尊重，不让咨询师自己的价值体系干扰咨询关系的建立，这实际上是体现咨询师功力的地方。丁立平认为，学校的心理咨询有进行价值干预的必要性，并提出了心理咨询中价值干预的几种方法和策略，即症状→元认知→价值观追因法，个体→社会互动比较法和行为→情境反馈→认知→价值观回归法。韩辉认为，价值中立只是一种理想，在理论上和现实中是讲不通和行不通的，在文化层面更是不可取的。心理咨询中"价值参与"是有可能的，其方式主要是"价值澄清"与"价值引导"。[①]朱建军认为，价值中立就是不作价值评价，但实践中很难做到。他认为，心理咨询中价值问题的处理，有几个不同等级的原则：一是"价值导向的非强迫性"原则；二是"价值选择上的相互尊重"原则；三是"必要时搁置价值"原则和"价值中立"原则。心理咨询师可以根据自己的实际和咨询时的具体情况选择不同的原则，前提是既不伤害来访者，又不对自己造成困扰。[②]付玉提出了以价值参与代替价值干预，并认为有"价值澄清""价值导向"和"价值灌输"三种参与形式。如果以参与程度高低作为测量标准，从低到高依次为：价值中立—价值澄清—价值导向—价值灌输。其中，处于两极的"价值中立"和"价值灌输"具有质的区别，因过于极端而不足取。其他处理方式只是在这两极区间内的程度变化，只有量的区别。[③]张冬梅对高校心理咨询中的价值中立问题进行了论述。她认为，价值中立既不符合我国大学生对咨询师的角色期待和当代大学生心理发展的特点，也不符合高校心理咨询的教育功能，强调"价值中立"会弱化高校心理咨询的教育功能和教育导向作用，因此，咨询师要科学有效地使用"价值中立"的原则，如运用相对的价值标准，处理好与来访者的价值冲突，在尊重多元价值取向的基础上进行价值干预等。[④]

（二）国外研究现状

根据对美国 APA 数据库的文献查询结果，关于价值与价值观、心理健康、心理咨询的研究在 19 世纪末 20 世纪初就已经出现，但直到 20 世纪 50 年代后才真正发展起来，特别是 70 年代后，相关论著增长速度加快，进入 21 世纪，更是出现迅速升温的态势，研究成果很多，但其中讨论心理健康、心理健康教育、心理

① 桑志芹，丁立平，韩辉. 关于价值干预与价值中立的讨论（Ⅰ）. 中国心理卫生杂志，2004（4）：284-286
② 江光荣，朱建军，林万贵，等. 关于价值干预与价值中立的讨论（Ⅱ）. 中国心理卫生杂志，2004（4）：364-366
③ 付玉. 关于价值中立与价值参与的思考. 成都大学学报（教育科学版），2008（8）：26-27
④ 张冬梅. 关于"价值中立"在高校心理咨询运用中的思考. 江苏技术师范学院学报，2010（2）：39-41

咨询与价值或价值观问题的研究成果很少。这说明，虽然已经出现了对心理健康、心理健康教育、心理咨询中的价值或价值观问题的专门探讨，但还未引起足够重视，相关研究成果不多，系统研究更少。相比而言，学者对心理咨询中的价值观问题的探讨要比在心理健康教育（课程与活动）方面的价值问题的探讨多一些。纵览所查阅到的文献，相关的研究成果表现在如下方面。

1. 对价值观与心理健康的关系等问题的研究

Menninger 和 Pruyser 在其《道德、价值观与心理健康》（1963）一文中，系统地探讨了什么是价值观？它们的目的是什么？价值观是如何被传递的？什么是价值层次，它是如何习得的？如何使价值观改变？什么是宗教价值观，它们是如何与其他价值观联系的？在促进或维持心理健康方面，价值观起到了什么作用？等等。①这是比较早的对价值观与心理健康关系的研究。

2. 对心理健康价值观的跨文化研究

进入 21 世纪，对心理健康的跨文化研究开始受到关注，如文化因素在心理健康中的作用，文化对形成价值观的作用及对心理健康的影响，对非洲和亚裔人口心理健康问题的关注等，而这正是价值观与人的心理健康关系、价值观与心理健康教育关系研究的一个切入点。文献表明，学者对不同人群，特别是心理咨询与治疗从业人员的心理健康价值观进行了研究，如精神治疗医师的心理健康价值观、美国土著大学生心理健康价值观的研究等。论文《精神治疗医师的个人价值观和心理健康价值观——根据他们的理论/专业方向》，通过问卷调查的方法，对美国和阿根廷两国的心理治疗师的个人价值观和心理健康价值观进行了比较研究。作者认为，最近以来心理治疗的发展通过对实践中的价值观的探索，对精神治疗医师的中立立场和"价值中立心理疗法"提出了挑战，然而，关于不同的理论取向都充满了独特性的和隐含的价值体系的假设，虽然已经从理论角度讨论过，但却很少从经验主义角度进行讨论。因此，作者通过在美国和阿根廷测量心理治疗师个人价值观和心理健康价值观，调查在不同的心理治疗模式中起关键作用的价值观。结果发现，不同的心理治疗方法具有不同的价值观，如存在主义方法具有一致性、传统性、精神性、虔诚和宽恕的价值观特点；系统认知方法表现出个性化的、有应对能力、能自我控制、理性和有力量的价值观特点；精神分析方法最突出的特点是表现出人际关系、情感表达、自我意识的价值观。②

① Menninger K A, Pruyser P W. A Morals, values, and mental health. The encyclopedia of mental health, Ⅳ. US: Franklin Watts, 1963：382

② Consoli, Andres, Jose. Psychotherapists' personal and mental health values according to their theoretical/professional orientation. Dissertation Abstracts International：Section B：The Sciences and Engineering, 1995, 56（3）：1695

3. 心理健康服务人员的心理健康价值观差异性研究

1983 年，Tyler 和 John 编制了心理健康价值观问卷（Mental Health Values Questionnaire，MHVQ），该问卷的 8 个分量表包括自我悦纳（接受）、负面特质、成就、情感稳定性、良好的人际关系、不能信赖、宗教和非传统经验。1994 年，Langston 等使用该量表对神职人员的心理健康价值观与其所接受的咨询服务教育的关系进行了实证调查，发现随着所接受的咨询服务教育的增加，神职人员的心理健康价值观与精神治疗医师的心理健康价值观变得更为一致。[①]而另一项关于"心理学家和神职人员之间心理健康价值的差异"的研究发现，浸信会、天主教徒、卫理公会派教徒等神职人员的心理健康价值观与心理学家的心理健康价值观相比较，在 8 个价值维度中只有 3 个维度存在小的差异，他们的心理健康价值观表现出更多的相似性。[②]2002 年，Dugan 和 Patrick 对咨询师职业联盟与咨询师价值观的关系进行了调查研究，结果并没有发现各种流派的心理咨询群体的心理健康价值观在自治或自我成长方面的任何差异，但却发现基督徒辅导员报告了更高水平的宗教虔诚承诺的心理健康价值观；多元文化顾问报告了更高水平的多元文化咨询能力，特别是多元文化的咨询意识和多元文化咨询知识。这些发现支持这一观念，即基于咨询师职业联盟的咨询师存在不同的价值观。因此，作者建议未来的研究要继续努力调查咨询师所属专业顾问联盟对咨询师价值观的影响，还应研究咨询师价值观对当事人价值观的影响过程，鼓励咨询师在治疗实践中要意识到他们有效的价值体系，并作为知情同意的一部分与当事人分享他们的价值体系。[③]

4. 心理健康服务人员的价值观对心理健康教育工作的影响研究

1984 年，Tjeltveit 探讨了治疗师对当事人道德价值观和心理健康价值观的影响问题，结果发现，在心理咨询和治疗过程中，存在咨询师或治疗师的价值观对当事人的影响。[④]1988 年，Jensen 和 Bergin 认为，人们已经越来越认识到，价值中立是不可能的。于是开始了一项面对全国的临床心理学家、家庭与婚姻治疗师、社会工作者、精神病学家的调查，以评估他们与心理健康和心理治疗相关的价值观问题。调查显示，心理健康专业人员在这个特定的价值领域有相当大程度的一致性，治疗师的特性差异与治疗师的价值观差异是相关的，而他们拥有积极健康的生活方式和价值观的重要性，与其指导心理治疗的作用之间也存在很强的关

---

① Langston M G，Privette G，Vodanovich S. Mental health values of clergy: Effects of open-mindedness，religious affiliation，and education in counseling. Psychological Reports，1994，75（1）：499-506

② Newberry D E，Tyler J D. Mental health value differences between psychologists and clergy. Counseling & Value，1997，41（2）：160

③ Dugan，Patrick K. Relationship of counselor professional affiliation and counselor values. Dissertation Abstracts International: Section B: The Sciences and Engineering，2002，63（2）：1020

④ Tjeltveit A C. Value conversion in psychotherapy: Therapist influence on client moral values and mental health values. Dissertation Abstracts International，1984，45（3-B）：1033

系。研究者还发现了专业团体之间价值差异的有关因素等。① 由此他们得出结论，在心理治疗的理论和实践中，强调明确的价值观是必要的。因此，心理治疗师要更加明确在心理治疗过程中对价值观的运用。而 Jennings 等通过对 10 个优秀治疗师的访谈，得出与他们的临床实践密切相关的"九个伦理价值观念"，这些价值观念也是优秀治疗师的人格特质的组成部分。Moultrie 和 Wayne 的《个人价值观和咨询技术的选择：心理服务实践与营销的启示》一文，也揭示了心理服务的从业人员的个人价值观对其咨询技术选择的影响。②

5. 物质主义价值观与幸福感之间关系的研究

2002 年，Burroughs 对物质主义价值观与幸福感之间的关系进行了新的研究。作者指出，在过去的十年中，物质主义已成为一个重要的研究课题，物质主义常常被视为获得物质对象的价值观。研究发现，高水平的物质价值观与主观幸福感呈负相关。然而，在个体的价值体系更大的范畴内，物质主义和幸福感之间的关系少为人知。在这篇文章中，作者考察了物质主义价值观和其他重要的人生价值观之间的关系，并借鉴价值理论检验了"为什么物质主义和幸福感是对立的"这一新型的概念化的观念。作者特别指出，个体的物质价值取向与集体价值取向的冲突，如家庭价值观和宗教观念相冲突等，这种状态的价值冲突会造成心理上的紧张，进而降低幸福感。作者发现有相当多的人支持这种观点。

6. 对心理咨询和治疗的研究与实践领域中的价值问题的述评

2008 年，美国佛罗里达州大西洋大学咨询教育系的 Sperry 对心理咨询的研究与实践中的价值观问题的争论进行了综述。他通过重点介绍四篇主要文章，回顾和总结了自 20 世纪 80 年代以来有关价值观问题在心理咨询领域中的冲突与争议，并预测了它未来可能引发的碰撞与冲突。他指出，早在 20 世纪 60 年代后期，一些咨询人员和研究者就致力于探究心理咨询与治疗研究和实践中的价值承载问题，但直到著名的心理疗法研究者 Bergin（1980）撰文论述心理疗法和价值观的关系问题，临床医生和研究者才有勇气直面他们专业工作中所蕴含的假设和价值观。Bergin 认为，我们通过自己的专业工作实施我们自己的价值观体系，并且在尊重他人价值观体系的同时，对我们的信仰更加明确，承认这一点是诚实和道德的。Sperry 指出，从很多方面来说，这篇文章是心理学研究的一个转折点，1000 多位

① Jensen J P, Bergin A E. Mental health values of professional therapists: A national interdisciplinary survey. Professional Psychology: Research and Practice, 1988, 19（3）：290-297

② Moultrie, Wayne E. Implications for the practice and marketing of psychological services. Dissertation Abstracts International: Section B: The Sciences and Engineering, 1994, 54（11-B）：5928

专业人员对这篇文章作出了回应，许多著名人士虽然并不一定认同其中的每一个具体的价值观念，但是对文章的整个主题是赞同的。还有一些人坚持认为，咨询服务和心理治疗是价值中立的，因为心理学在本质上是一门基础科学，与物理学、化学、生物一样。最后，Sperry 总结说，在过去的几十年里，咨询服务和心理治疗的研究和实践中关于价值观问题上的立场是摇摆不定的。心理学、咨询服务和心理治疗仿效物理和生物学等基础科学，对理论、实践和研究持价值中立的立场。在 20 世纪 80 年代后出现了某种形式的改变，至少有一些研究者持价值承载的观点，但价值承载研究还是没有成为研究者的热点问题。然而，心理咨询的研究和实践领域已经有了从价值中立到价值承载的缓慢变化，这是一个值得进一步深入探讨的问题。①Sperry 的这篇文章可以看作是西方关于心理健康教育的价值承载问题的总结性论述，它提示了西方社会心理健康教育的价值承载的事实，以及他们的矛盾与回避态度。

综述以上研究成果，首先，从国内的研究现状来看，我国学术界对心理健康教育中的价值问题的研究有一定成果，主要集中在心理健康教育的价值取向、价值目标、价值实现及心理咨询的价值中立与价值干预的讨论等方面，认为高校心理健康教育的价值追求是心理和谐；高校心理健康教育应该有利于体现个体价值与社会价值辩证统一的个体价值的实现；高校心理健康教育的价值表现在，它是以其自身独特的功能，全面地促进人和社会健康有序地发展等。在对心理咨询中价值中立与价值干预问题的探讨上，强调价值干预的必要性、必然性、可行性和积极性，认为价值中立只是价值干预的一种方法或一个阶段。但总体上，关于心理健康教育的价值承载问题的研究成果还比较分散，缺乏全面系统的探讨和整合性的研究。其次，从国外的研究现状来看，美国心理学界很早就关注到了价值观对心理健康的作用，以及对心理健康教育的影响，并从理论和实证调查的角度研究了心理健康从业人员的价值观及其在心理咨询与治疗中的影响与运用。他们认为，不同的从业人员具有不同的价值观，这些价值观对咨询对象或治疗对象是有影响的，甚至主张要积极利用这一价值观的影响帮助咨询或治疗对象。进入 21 世纪，国外对心理健康教育中的价值观问题的研究有升温的趋势，这表明，他们已经越来越认识到价值观问题在心理健康教育中的重要性和不可回避性。但就所查阅到的资料来看，同样是缺乏对心理健康教育和心理咨询中的价值问题进行深入与系统的研究。由此可见，对心理健康教育的价值承载问题的探讨还有待进一步深化和拓展，需要进行全面系统的研究，而这就是我们研究工作的起点。

---

① Sperry L. The place of values in counseiing research: An introduction. Counseling and Values, 2008，53：5

四、研究构想与内容

21世纪是文化融合与冲突十分激烈的时代，价值观问题格外凸显。高校大学生心理健康教育作为面对全体学生的普及性教育，其价值承载问题的研究不仅必要而且紧迫。基于此，我们开展了对心理健康教育价值承载的全面系统的研究。

（一）研究的基本构想

心理健康教育与狭义的思想政治教育构成了广义的思想政治教育，它们都发挥着价值观教育的功能。二者的区别是：狭义的思想政治教育是从社会本体的视角出发，对学生进行社会主义核心价值观和社会主流价值观的显性教育，而心理健康教育则是从个人本体的视角出发，促进学生的身心健康与人际和谐，同时对学生进行社会主义核心价值观和社会主流价值观的隐性教育。因此，本书的核心主要是探讨心理健康教育过程中应该有什么样的价值导向，以及如何进行价值观引导（或价值观教育）的问题。心理健康教育中的价值导向，是指心理健康教育本身应该有什么样的价值理念和价值目标，心理健康教育中的价值观引导是指在心理健康教育过程中，教育者给予受教育者什么样的价值观引导，以及如何对受教育者进行价值干预。本书的研究包括理论与实证两个部分。在理论方面，以逻辑推理和理论思辨的方法，探讨心理健康教育价值承载的客观性和理论基础，论述心理健康教育的价值理念和价值目标及价值问题处理的基本原则，探讨心理健康教育中进行价值引导的具体路径和心理咨询中价值干预的基本方法和过程等；在实证方面，把访谈法与问卷法结合起来，通过对心理健康教育资深专家的访谈和在全国范围内对高校心理健康教育的价值承载问题进行合理抽样的问卷调查，广泛而深入地了解我国高校心理健康教育中的价值导向与价值观引导的现实状况。

（二）研究的具体内容

本书共分八章：第一章主要是对基本概念进行解读，阐述本课题的研究现状，提出本书的研究构想；第二章主要通过逻辑思辨和内涵分析等方法，从教育的本质特征出发，阐述心理健康教育中价值承载的客观性，梳理心理健康教育与思想政治教育的关系，阐明心理健康教育与思想政治教育价值承载的共性与个性，以及心理健康教育价值承载的独特性；第三章主要通过对心理健康教育一线教师的问卷调查和资深专家的访谈调查，从量化和质性两方面了解和分析我国心理健康教育中是否存在价值导向，以及如何进行价值引导等，为本书的立意、观点与论述提供实证依据；第四章主要是阐述心理健康教育价值承载的理论基础，包括人性论、价值论和教育论的基础，为心理健康教育的价值承载提供理论依据；第五章主要阐述心理健康教育的基本价值理念及由此延伸出来的具体价值追求，为心理健康教育价值承载指明方向；第六章主要阐述心理健康教育的价值目标及其具体实现，为心理健康教育价值承载提供具体目标和内容；第七章在提出心理健康教育中价值引导基本原则的基础上，深入探讨心理健康教育中价值引导的具体路径，并概括出不同的心理健康教育路径下价值引导的特点，从而把心理健康教育的价值承载落到实处；第八章主要探讨心理咨询中价值干预的具体方法和基本过程，首先是对心理咨询中价值承载问题的提出进行追根溯源的探讨，然后总结和提炼出具有普遍意义和操作性的价值干预方法，最后对心理咨询中不同阶段的价值干预进行具体论述，从而为心理咨询中的价值引导提供具有操作性的思路。

总之，本书旨在通过对心理健康教育价值承载问题的全面、系统、深入的研究探讨，凸显心理健康教育的科学性和价值性，使心理健康教育从经验形态走向理论形态，促使心理健康教育向学科化和科学化方向发展，也为我国高校建立具有中国特色的心理健康教育模式，走出一条心理健康教育本土化道路，提供一些理性思考与实证依据。

第二章

—— 心理健康教育价值承载的客观性 ——

在绵延几千年的人类历史长河中，教育的价值承载在相当长的历史发展阶段是不容置疑的。然而，自从人文社会科学的研究极力向自然科学的探索靠拢，想寻找不变的规律与真理时，价值中立就开始出现于人文社会科学的研究领域。心理健康教育因其与被视为自然科学范畴的心理学学科的密切关系，其价值承载问题也遭到了质疑。其实，人文学科向科学靠拢并没有否认人文学科本身的价值性，而是使其价值承载变得更加复杂多样和更具客观性。因此，本章重点探讨心理健康教育价值承载的学理依据及其客观实在性。

一、心理健康教育具有价值导向的本性

从教育的本质及其根本目标来看，心理健康教育具有价值导向的本质属性。

（一）教育的根本目标是价值观的完整建构

从近几年来我国关于教育本质讨论的新进展看，教育越来越强调以人为目的，强调对人的身心发展的关照，强调对真善美的全面追求。这种教育观纠正了教育自现代科学主义发展以来价值取向的偏差，使教育由"工具"教育回归到"人"的教育，并彰显出教育对人的尊重与人的价值实现的成全。

首先，教育的这种回归，突出了人在教育中的价值和地位。它把教育与人的尊严、权利、自由、发展和幸福联系起来，使教育真正成为人的教育，成为不断地解放人、发展人、完善人的事业。[1] 这就是教育的价值所在，以及教育作为导向性活动的表现。其次，教育的这种回归，重拾了教育对价值的追求与导向。这不仅突出了教育的为人性，也彰显了教育的价值性，使得教育的导向是具有价值性的导向，教育是导向性与价值性的统一。教育的价值性是其导向性的前提和载体，没有价值性，教育的导向性就无从体现，导向也就失去了正确的方向；而没

---

[1] 冯建军. 向着人的解放迈进——改革开放 30 年我国教育价值取向的回顾. 高等教育研究，2009（1）：17-25

有正确的导向性，价值就失去了判断的标准，教育的价值性也无法实现。因此，教育的导向就是价值的导向，而且是正确的价值导向。

正是教育的价值性和导向性，使教育真正成为一种带有积极价值取向的教育，通过这样的教育，使受教育者逐步建构起适应社会和完善自身的价值观体系。首先，通过教育活动，引导学生建构起完整而富于人性化的价值观。也就是引导学生追求真善美，在个人自由和全面发展的过程中，积极认同社会主导和主流价值观，在适应社会发展进步的同时，使自己成为真正获得作为人的尊严和体现生命意义与价值的人。其次，通过教育活动，对学生进行积极和正确的价值引导。学生在成长的过程中，由于环境的复杂性，使其面临着众多的、多元的价值观念，这些观念鱼龙混杂，有积极的、正面的，也有消极的、负面的。甚至面对同一事物，由于视角不同，可能会得出截然相反的结论，而学生辨别能力的发展水平和经验阅历，还不足以能使其对这些混乱的价值观念进行正确的分辨和选择，因此，需要教育者的帮助，进行价值澄清，才能使他们明辨是非、正邪与好坏，在正确理解社会各种价值体系和价值观念的前提下，作出理性的判断和符合人类发展进步方向的选择。由此可见，教育本身也就是作为完整的人的价值观体系的逐步建构的过程。

（二）心理健康教育具有明确的价值导向性

心理健康教育作为一种促进人的身心健康与自我发展的教育活动，自然也具有教育的本质特征，即心理健康教育也是价值性和导向性相统一的教育活动。正是教育的本质使得心理健康教育不仅仅只是一种科学知识的传递，而且更是成为一种具有明确的价值导向的活动。心理健康教育的价值导向性表现在：心理健康教育一定是体现人类的真善美特性，并指向积极健康和向上发展的，它能够引导学生变得更加健康完满，更加鲜活而有创造力，更加积极向上且充满自信，更加自我和谐并与人友好相处，更加充实与快乐幸福。

二、心理健康教育具有价值承载的个性

从学科性质看，心理健康教育既具有人文属性，也具有科学属性，因此，心理健康教育的价值承载也具有不同于思想政治教育的个性特征。

（一）心理健康教育具有人文属性

心理健康教育的人文属性，是由其对象和任务决定的。第一，心理健康教育的对象是人自身。心理健康教育的对象是社会生活中的人，是有着鲜活生命力的每一个个体。具体地说，心理健康教育的对象是学生。高校的心理健康教育就是

通过对大学生群体的心理生活与心理现象的研究，探寻如何优化大学生的个体心理，提高每一个大学生的心理健康水平和心理素质，促进他们的健康成长与良好发展。由此可见，心理健康教育具有人文性，属于人文科学。第二，心理健康教育的任务是为了人。根据教育部《关于加强普通高等学校大学生心理健康教育工作的意见》（教社政〔2011〕1 号），心理健康教育的目标与任务，就是为了使学生增强自我调适能力，拥有健康的心理状态，具有良好的人格品质，获得个人的成长发展。这体现了心理健康教育的人文关怀的特性。第三，心理健康教育的目的是成全人。心理健康教育在根本上是从生命本体出发关心人的尊严和价值，着眼于提高学生的整体心理素质，使学生能在复杂的社会中有足够的心理资本与心理能力去应对面临的各种困难、挫折与危机，并保持健康积极的心态和良好的自我效能，得到充分而全面的发展。一句话，心理健康教育的目的就是为了人和成全人。这就要求在心理健康教育中，必须强化人文属性，体现人文特点，弘扬人文精神。由此可见，心理健康教育的学科性质从本质上应属于人文科学，或者说心理健康教育的本质特性是它的人文性。正是这种人文性，决定了心理健康教育是具有价值承载的教育活动。

（二）心理健康教育具有科学属性

心理健康教育不仅具有人文属性，还具有科学属性。这是由心理学的学科性质决定的。心理健康教育具有多学科交叉综合的学科性质，但其主要的学科依托是心理学，因此必然会受到心理学的学科性质的影响。在心理学的研究与发展中曾有过两种传统，即科学主义和人文主义。科学主义主张心理学应坚持自然科学观，遵循自然科学的研究原则和方法，即遵循自然性、实体性和因果性原则的实证的和量化的研究方法；人文主义则主张心理学应坚持人文科学观，遵循历史性、具体性和无方法性原则等人文科学研究原则。[①]在心理学作为独立学科发展的初期，由于受当时处于强势的经典自然科学观与方法论的影响，也把心理学看作是纯粹的自然科学，完全采取了客观的、实证的和量化的研究方法，抛弃了其原有的人文性，从而导致了主流心理学研究中出现科学与人文分裂、脱离现实生活及排斥精神领域等趋向。人本主义心理学的兴起，是心理学中反对科学主义取向的一种最强烈的声音，也是对心理学人文性的回归。人本主义心理学家马斯洛和罗杰斯等强调，不能以研究物的方式研究人，心理学的研究必须以尊重人的价值与尊严为前提。这实际上也是向主流的科学心理学敲响了警钟。但这种心理学科的变革，并不意味着心理学要完全抛弃自然科学的世界观和方法论，而只是说心理学要回归对活生生的人的经验世界的研究，并据此建立起新的研究程序与模

---

① 杜彩芹，吴晓兵，夏玮. 心理健康教育的学科性质与价值导向. 教育与职业，2003（11）：40

式。简单地说，就是心理学科要做到科学主义与人文主义相结合，客观的、量化的研究与描述的、质性的研究相补充，共同去揭示心理现象和心理生活的各个侧面，并形成对整个心理现象和心理世界的整体图像和全面叙述。①

随着心理学科的深入发展与不断分化，人类对人自身的认识也进一步深化，对人的心理现象的揭示也越来越深入和明晰，心理健康教育关注的是人的心理层面的健康与成长，因此，也必须以心理学的科学理论为依据。当心理健康教育面对学生的心理现象时，也需要遵循心理学对其客观的心理过程和心理活动规律的揭示，要考虑大学生所处年龄阶段的心理特征，考虑到个体的心理特点与个性差异等。从这个意义上而言，心理健康教育又不是完全纯粹的人文学科，而应该具有科学的取向。这种科学性实质上是对心理健康教育价值性的提升。

（三）心理健康教育价值承载的人文科学性

从心理健康教育的学科性质看，心理健康教育是一门人文学科，但在具体的研究中又需要科学的态度与方法，因此科学取向也是它的重要特征。心理健康教育的这种人文属性和科学属性决定了心理健康教育是一门人文教育与科学教育并重、相融和相通的综合交叉学科。这种交叉性的学科特征，提示我们在坚持心理健康教育人文性的同时，也不能忽视科学性。

首先，心理健康教育的价值承载是由其人文性决定的。心理健康教育虽然也有科学取向，但科学只是它要遵循的原理和研究的工具。从其本质上而言，心理健康教育属于人文学科。心理健康教育的目的永远指向人，是为了人自身的健康成长，是为了促进人的良好发展。正是心理健康教育本质上的人文性，决定了心理健康教育必然具有价值承载的特性，决定了在心理健康教育中必须重点关注并处理好人的价值观问题。

其次，心理健康教育的价值承载具有人文科学性。心理健康教育的人文属性和科学属性决定了心理健康教育应该具有一种人文与科学相交融的教育理念，也决定了心理健康教育的价值承载具有人文性与科学性相统一的特征，即心理健康教育的价值承载具有人文科学性。从人文教育视角看，心理健康教育要着眼于广大学生整体心理素质的提高，健全人格的塑造，人文精神的培养与人的全面发展的促进，这体现了心理健康教育价值承载的内涵特征；从科学教育的视角看，心理健康教育也要注重科学精神培育和科学心理学知识能力的培养，使心理健康教育的内涵特质具有科学的支撑，这体现了心理健康教育价值承载的外在保障。因此，从心理健康教育的学科性质看，它的人文性与科学性相结合的特性，不仅使心理健康教育具有价值承载的基本特征，同时也使心理健康教育的价值承载具有

---

① 任俊. 积极心理学. 上海：上海教育出版社，2006：1-14

人文科学性。这就是心理健康教育价值承载的学理依据。

三、心理健康教育具有价值教育的共性

从学科归属和目标内涵上看，我国高校的心理健康教育与思想政治教育紧密相连。心理健康教育自产生以来，就被看作是广义的思想政治教育（即思想政治教育大学科或大德育）的重要组成部分，因此也具有与狭义的思想政治教育（即不包括心理健康教育在内的思想政治教育）相一致的价值教育的共性。

（一）心理健康教育是思想政治教育的重要组成部分

在与心理健康教育的关系上，思想政治教育有广义与狭义的区分。广义的思想政治教育包含了政治教育、思想教育、道德教育和心理健康教育等，也正是从这个意义上说，心理健康教育是思想政治教育的重要组成部分。狭义的思想政治教育主要是包含政治教育、思想教育、道德教育等在内，并以思想政治理论课为主渠道的思想政治教育。

基于对心理健康教育价值导向的否定，有学者主张心理健康教育学科独立，反对心理健康教育归属于思想政治教育范畴。这实际上是没有看到心理健康教育与思想政治教育的内在联系，无视心理健康教育在我国的实际情况。心理健康教育是广义的思想政治教育的重要组成部分，不仅是我国教育方略的基本要求，也是学者探索的共同结论。心理健康教育的这种学科定位，既是由我国人才培养目标所决定的，也是由心理健康教育的内涵特征及其与狭义的思想政治教育的密切关系所决定的。正是心理健康教育的这种学科定位和学科关系，使心理健康教育必然具有思想政治教育的本质特征，价值引导成为心理健康教育不容回避的任务。

1. 从教育目标看，心理健康教育是思想政治教育的必要组成部分

1995年，我国通过了《中华人民共和国教育法》，这就从法律层面上规定了国家的教育方针，即"教育必须为社会主义现代化建设服务，必须与生产劳动相结合，培养德、智、体等方面全面发展的社会主义事业的建设者和接班人"。从我国的教育方针看，教育的培养目标应该是"德、智、体等方面全面发展的社会主义事业的建设者和接班人"。而思想政治教育肩负"德"方面的培养任务（故又称德育），开展思想政治教育就是为了从"德"的方面使学生成为全面发展的人。依据《中华人民共和国教育法》制定的《中国普通高等学校德育大纲》，规定了德育的10 个方面的内容：马克思列宁主义、毛泽东思想和邓小平建设有中国特色社会主义理论教育、爱国主义教育、党的路线方针政策和形势教育、民主法制教育、人

生观教育、道德品质教育、学风教育、劳动教育、审美教育和心理健康教育。①因此，这里的"德"实际上包括了所有思想意识和精神层面的内涵，概括起来，主要包含了人的思想、政治、道德和心理等综合素质。由此，广义的思想政治教育（或德育），不仅包括思想、政治与道德的教育，也包括心理健康教育，既要提高人的思想、政治、道德素质，又要提高人的心理素质。从思想政治道德素质提高的角度来看，德育要进行以马克思列宁主义、毛泽东思想和中国特色社会主义理论、党的路线方针政策和政治形势等为主要内容的政治教育，以爱国主义、民主法制、人生观、价值观等为主要内容的思想教育，以中华民族优良道德传统、社会主义道德、社会公德和职业道德为内涵的道德教育等，这是思想政治教育的核心内容，也是狭义的思想政治教育，它们之间的关系更为密切，主要由马克思主义理论课和思想道德修养课（曾简称"两课"，现在统称为思想政治理论课）来完成，因此，它们也是对学生系统地进行思想政治教育的主渠道和基本环节。从心理素质提高的角度来看，就是要进行维护心理健康和预防心理问题的心理健康教育，这是思想政治教育的基础和保证，因为人的思想水平的提高是必须建立在正常和健康的心理基础之上的。从广义上说，高校思想政治教育的目的是：通过思想教育，提高大学生的思想素质；通过政治教育，提高大学生的政治素质；通过道德教育，提高大学生的道德素质；通过心理健康教育，提高大学生的心理素质。多方面的融合就能更好地发挥思想政治教育的全面育人功能，提高大学生的综合素质，促进大学生的全面发展。因此，心理健康教育也是广义的思想政治教育不可缺少的组成部分。

2. 从教育方略看，心理健康教育是思想政治教育的重要组成部分

正是基于教育方针和培养目标的要求，我国一贯主张心理健康教育与思想政治教育相结合，把促进学生的心理健康作为德育目标之一，从心理健康教育的起始时期，就要求把心理健康教育融入到思想政治教育之中，并把心理健康教育作为思想政治教育的重要组成部分，构成整个思想政治教育内容的完整体系。②

1994 年的《中共中央关于进一步加强和改进学校德育工作的若干意见》和1995 年的《中国普通高等学校德育大纲（试行）》，都把提高学生的心理素质作为德育工作的主要任务，把完善健全人格，提高学生心理素质和优良心理品质，增强学生的承受挫折和适应环境的能力，作为具体的德育目标。《中共中央关于进一步加强和改进学校德育工作的若干意见》首次从国家层面把心理健康教育作为德育的内容，它指出："要积极开展青春期卫生教育，通过多种方式对不同年龄层次

① 国家教委. 国家教委关于颁布试行《中国普通高等学校德育大纲》的通知（教政〔1995〕11 号）. http://www.hinalawedu.com/falvfagui/fg22598/19422.shtml［1995-11-23］

② 骆郁廷. 思想政治教育原理与方法. 北京：高等教育出版社，2010：138

的学生进行心理健康教育和指导，帮助学生提高心理素质，健全人格，增强承受挫折、适应环境的能力。"《中国普通高等学校德育大纲（试行）》进一步规定了心理健康教育的内容，包括心理健康知识教育、个性心理品质教育和心理调适能力培养等。正是这两个文件，奠定了心理健康教育在德育（或广义的思想政治教育）中的地位，即把心理健康教育作为广义的思想政治教育的重要组成部分。2001 年，教育部颁发的《关于加强高等学校大学生心理健康教育工作意见》也明确指出，大学生心理健康教育是高校德育工作的重要组成部分，并要求各地教育工作部门和高等学校将心理健康教育的有关内容纳入德育工作计划，在思想道德修养课中，科学地安排有关心理健康教育的内容。各高等学校应创造条件，开设大学生心理健康教育的选修课程或专题讲座、报告等。2011 年，教育部在《普通高等学校学生心理健康教育工作基本建设标准（试行）》中，再次强调把心理健康教育纳入到思想政治教育工作体系及学校的人才培养体系之中，并把心理健康教育提升到必修课的位置上，这进一步加强了心理健康教育在国家人才培养中的重要地位。因此，心理健康教育是思想政治教育的重要组成部分，是我国一贯以来的教育理念和指导方针。

3. 从事实归属看，心理健康教育是思想政治教育的有机组成部分

从我国心理健康教育的管理机制看，高校的心理健康教育的管理机制有如下几种情况：一是归属于学工部门，把它作为学生管理与思想政治教育工作的一个部分，这种设置有利于全面开展心理健康教育的各项工作，如心理档案建立、心理普查和组织各种主题性的心理健康教育活动，发挥心理健康教育的普及性效应；二是归属于思想政治教育教学单位（如马克思主义学院、社科部等），并成立相对独立的心理健康教育教研单位，这有利于进行心理健康教育课程教学，系统性地普及心理健康知识与技能，提升心理健康教育的学科地位；三是作为学工部门下属的独立单位，与学工处仅仅是工作挂靠的关系，这种设置有利于独立地开展专业性的心理健康教育活动和心理咨询及相关的科研工作。但不管是何种设置，都与思想政治教育（工作）有密切的关系，都是从不同视角对学生健康成长的关注与全面发展的促进，也都是从属于思想政治教育的大框架。从这个意义上而言，同样可以把心理健康教育看作是广义思想政治教育的重要组成部分。

（二）心理健康教育与思想政治教育的内涵密切关联

心理健康教育与狭义的思想政治教育（即不包括心理健康教育在内的思想政治教育）的密切联系，还表现在它们在内涵上的密切关联性。这种关联性更多地表现在与心理比较接近的思想教育、道德教育、人生观教育等内容的联系上。从具体的内涵上看，它们联系密切，并相互影响、相互制约和相互促进，从而也决

定了它们具有价值教育的共性特征。

1. 从心理与思想的关系看，二者相互影响和制约

严格地说，心理与思想是有区别的。心理是对客观事物反映的过程，是知、情、意共同作用的表现。心理是人的精神世界的表层次，心理问题具有自然性、自发性、情境性、易变性等特点；思想是对客观事物反映的结果，是理性认识的产物。思想是人的精神世界的深层次，思想问题具有社会性、观念性、价值性、稳定性等特点，反映的是一个人心灵深处对现实的看法和观念，也是世界观、人生观、价值观的外在表现，一旦形成并稳固下来就难以改变。

但思想问题和心理问题之间有着密切的联系，它们相互影响、相互制约，甚至会相互转化。首先，人的思想与心理在本质上是一致的，它们产生的源泉都是客观现实，都是人的一种精神活动，即人脑机能活动的产物。其次，它们是相互影响和制约的，心理活动是思想形成的基础，人们只能在正常的心理活动下才能形成正常的思想，心理活动的质量影响着思想水平的高低；思想是心理活动的结果，思想是在知、情、意的协同作用过程中产生的，思想一旦形成又会对心理活动起调控作用，制约着心理活动的走向。最后，尽管心理问题与思想问题产生的机理与表现不同，但思想与心理的联通性会导致两者经常是相互纠缠和干扰，从而使得思想问题可以加重心理问题，心理问题可能发展为思想问题。①

因此，在一定程度上，解决了思想问题，会有利于解决心理问题，而解决了心理问题，也有利于促进思想问题的解决。心理与思想的这种密切关系也为许多心理学家所认识，如美国心理学家贝克就认为，心理障碍的产生并不是激发事件或不良刺激的直接后果，而是通过了认知加工，在歪曲或错误的思维影响下促成的。认知有三个层次，由外及里依次是自动思维→中间信念→核心信念。自动思维是指大脑中自动产生的对某一事件的想法，具有即时性和可意识性；中间信念指来访者的态度、规则和假设；核心信念则是来访者对自己、他人和社会的认识。歪曲或错误的思维常常以"自动思维"的形式出现，但认知歪曲的根子却在于核心信念，要想彻底纠正错误，就要从具体入手，首先纠正自动思维，然后再纠正中间信念和核心信念。②贝克看到了可以从心理层面入手解决人的思想问题，这也说明思想政治教育在处理个体思想政治层面的问题时，不能超越对个体心理层面问题的处理。思想政治教育应该把心理健康教育作为解决思想问题的基础，从个体的心理层面的问题处理开始，进而解决思想问题，并把心理问题的处理看成是进行良好思想政治素质培养的起点和切入点。③

---

① 许家祥. 把握思想问题与心理问题的区别. 解放军报，2000-10-19，第 006 版
② 余双好. 心理咨询与心理健康教育. 北京：中国人民大学出版社，2007：242
③ 余双好. 心理健康教育何以成为思想政治教育的研究领域. 马克思主义研究，2007（3）：90

2. 从心理健康本质看，具有道德性的内容

对此我们可以从心理健康的定义和标准入手进行分析。1946年，世界心理卫生联合会在第三届国际心理卫生大会上将心理健康定义为："所谓心理健康，是指在身体智能以及感情上与其他人的心理健康不相矛盾的范围内，将个人心境发展成最佳的状态。"并认定心理健康的标志是："身体、智力、情绪十分协调；适应环境，人际关系中彼此能谦让；有幸福感；在职业工作中，能充分发挥自己的能力，过着有效率的生活。"我国的王登峰在研究的基础上，提出了本土化的心理健康标准：了解自我，悦纳自我；接受他人，善与人处；热爱生活，乐于工作；面对现实，接受现实，适应现实，改变现实；能协调与控制情绪，心境良好；人格和谐完整；智力正常；心理行为符合年龄特征。[1]尽管心理学家对心理健康的定义与心理健康标准的探讨，观点众多，难以一致，但对心理健康的理解基本上都包括了心理协调、关系和谐与人格完整等内容，而这些方面实际上都会涉及人的道德品质与素养。

对心理健康与道德的密切关系，早有学者进行过论述。如吴波认为，"心理健康与个人品德之间是不可分割的。一个心理健康的人，首先是一个具有社会责任感和历史使命感的人，应该是能把潜能实现与民族的、人类的福利事业和文化进步联系起来的人，应该是一个品德高尚的人，应该是一个利用自己的聪明才智改造环境，在发展文化中发展自己的人"[2]。张海钟也提出，"心理健康标准的制定应充分考虑一个人的道德品质，同时强调在适应社会的同时要改造社会。如果单纯地以一个人是否适应社会作为标准，则当社会心理系统发生失范时，那些心理有问题的反而会成为正常的人，那些心理健康、品德高尚的人则会被认为是心理变态的人"[3]。这些观点说明，心理健康包含道德健康是不容置疑的。

由此可见，心理健康与思想品德密切关联。首先，心理健康包含有道德的内容。道德是调节人与人、人与社会和人与自然关系的社会规范，有良好道德品质，自觉遵守社会道德规范的人，能够较好地处理各种关系，从而保持心理的和谐与稳定；而当因品行不良导致人与他人、社会的关系出现不和谐，或与他人产生冲突，或出现人格偏执时，则会表现为心理的困扰与不安。从这个意义上而言，具有良好道德品质的人心理更健康。其次，道德健康对心理健康有引领作用。道德属于最深的价值信念层面，人的心理、态度、行为都与之有关，并受其支配。因此，无论是弗洛伊德的道德性焦虑和贝克的核心信念，还是弗兰克尔的

---

① 广西壮族自治区高等学校工作委员会，广西壮族自治区教育厅. 大学生心理健康教程. 桂林：广西师范大学出版社，2011：7
② 吴波. 心理健康标准的质疑. 河北大学学报（哲学社会科学版），2001（2）：36
③ 张海钟. 心理健康标准研究的争鸣综述及其进一步的思辨. 心理学探新. 2001（3）：42

生命意义和积极心理学的积极品质，都从不同层面证明了深层的道德价值观对人的心理健康的决定作用，只有解决好内在的道德性矛盾与冲突，才能恢复心理和谐，获得心理健康。

3. 从心理问题成因看，存在着价值观层面的认知偏差

从心理问题产生的原因看，有相当部分是来自于思想层面或价值观层面的。在现实中，我们可以看到，一些心理问题的产生可以直接追溯到其道德的冲突与人际的矛盾，其背后则是价值观的冲突与认知偏差。弗兰克尔也认为，一些精神神经症可能是由价值和意识冲突及发现生命意义的终极挫折造成的，可以通过意义分析的方法，帮助来访者找到应投入的事业、应建立的关系和应实现的价值来医治，也就是要帮助来访者分析其存在的意义，使人的精神因素复苏，从而全面地认识自己及其所承担的责任。[①]佘双好教授也认为，个体之所以陷入心理健康的问题之中，从认知方面来看，主要是因为其所持的价值观念滞后于正常合理的价值观念，开展心理健康教育活动，就是用科学合理的观念来引导心理发展水平较低的个体。因此，心理健康教育离不开对价值观的澄清与引导，而要解决心理健康问题，更是离不开对价值层面问题的分析与解决。

以上说明，心理健康问题与价值观及思想信念层面的问题密切相关。从西方心理咨询与心理健康教育的发展来看，他们的心理咨询与心理健康教育的关注重点，也逐渐由低层次的心理活动转入人们的精神生活领域，越来越关注人生意义、价值观、理想信念等精神因素对个体心理健康的影响，注重对人的积极精神资源的开发，以及对人的积极思想道德情感和积极的人格品质的培养。[②]因此，关注价值观与思想道德的健康，也是心理健康教育发展的必然趋势。

（三）心理健康教育与思想政治教育的目标内容一致

从心理健康教育与狭义的思想政治教育的关系看，它们在目标和内容上具有一致性，并且相互影响和促进，这种一致性决定着心理健康教育与思想政治教育具有价值教育的共性。

1. 在目标上，心理健康教育和思想政治教育具有一致性

心理健康教育和思想政治教育都是以人为研究对象和服务对象的，高校的思想政治教育和心理健康教育的对象都是大学生，其目标都是促进学生的全面发展

---

① 杨雅琴. 追寻生命的意义——弗兰克尔意义疗法述评. 黑龙江教育学院学报，2008（1）：78
② 佘双好. 心理健康教育何以成为思想政治教育的研究领域. 马克思主义研究，2007（3）：90，92

和社会的和谐进步。只是心理健康教育更多是从关注个体的角度，通过促进人的身心和谐与健康发展来达到个体和他人的友好相处，以及整个社会的和谐安宁；而思想政治教育则从社会的视角，通过转变和提升人的思想水平与精神境界，维护整个社会的安定有序，来促进个体发展和社会进步，最终目的都是为了个人的幸福快乐与社会的和谐稳定。

2. 在内容上，心理健康教育和思想政治教育具有统一性

心理健康教育是以心理学揭示的心理活动的特点和规律为前提来帮助人的，也就是说，人的心理健康体现于知、情、意、行的协调一致与人格的和谐统一之中；而思想品德的形成也离不开心理的基础，体现在和谐有效的知、情、意、行的活动过程中。因此，虽然它们研究的视角和重点不同，但都要以需要、动机、理想、信念、品德、意志等为主要内容。共同的基础和相近的内容，使得思想政治教育在价值观层面引导人的心理健康上成为可能，崇高的理想抱负、坚定笃实的信念、优良的道德品质、坚强的意志精神、豁达包容的品格、乐观进取的人生态度等，既是人的良好思想品质的表现，同时也是良好心理素质的体现。

3. 在功能上，心理健康教育和思想政治教育相互促进

一方面，良好的思想道德素质对心理健康具有导引作用。思想政治教育的目的是提高人的思想道德素质，通过培养人的理想、信念、品德、意志、修养，以及世界观、人生观、价值观等，把人的心理引向积极进取、乐观有为、豁达包容，从而为心理健康教育奠定了坚实的基础。另一方面，健康的心理对良好的思想道德素质起着巩固和促进作用。心理健康教育通过培养人具有乐观的个性、宽广的胸怀、美好的心灵、高尚的情操，不仅为思想政治教育提供良好的心理资本和开放包容的心理环境，同时也直接激发人们形成积极向上、乐观进取的人生价值观，从而增强思想政治教育的实效性。[①]

总之，心理健康教育与狭义思想政治教育的这种密切关系，为心理健康教育成为广义的思想政治教育的重要组成部分提供了理论依据。而且也只有将心理健康教育融入到思想政治教育学科中来，才能更好地发挥思想政治教育与心理健康教育相互驱动的教育合力作用，使大学生思想道德培养与健康身心、完善人格相互促进，共同发展。同时，心理健康教育的这种学科属性也决定了它必然具有思想政治的价值教育特点，即具有价值教育的共性。因此，心理健康教育也是一种具有十分明显的价值导向的教育活动，心理健康教育中的价值承载不仅客观存在，而且不容回避，更不能放弃。

---

① 李建明，石伟，尹秋月. 思想政治教育与心理健康教育的关系. 鞍山科技大学学报，2006（1）：85-86

四、心理健康教育具有价值承载的特性

尽管心理健康教育与狭义的思想政治教育联系密切，有价值教育的共性，但两者也有区别。准确地说，心理健康教育是思想政治教育大学科下相对独立的学科，这就使得心理健康教育在价值承载上与狭义的思想政治教育也有诸多不同之处。

（一）心理健康教育与思想政治教育的区别

心理健康教育与狭义的思想政治教育属于并列关系，它们之间有密切联系，但也有很大区别。具体而言，心理健康教育与狭义的思想政治教育的区别表现在以下方面。

1. 任务内容不同

中共中央、国务院颁布的《关于进一步加强和改进大学生思想政治教育的意见》（中发〔2004〕16 号，2004 年 8 月）明确规定，大学生思想政治教育的主要任务是：以理想信念教育为核心，深入进行树立正确的世界观、人生观和价值观教育；以爱国主义教育为重点，深入进行弘扬和培育民族精神教育；以基本道德规范为基础，深入进行公民道德教育；以大学生全面发展为目标，深入进行素质教育。[①]而《教育部关于加强普通高等学校大学生心理健康教育工作的意见》（教社政〔2001〕1 号）中则明确指出，"高等学校大学生心理健康教育工作的主要任务是：根据大学生的心理特点，有针对性地讲授心理健康知识，开展辅导或咨询活动，帮助大学生树立心理健康意识，优化心理品质，增强心理调适能力和社会生活的适应能力，预防和缓解心理问题。帮助他们处理好环境适应、自我管理、学习成才、人际交往、交友恋爱、求职择业、人格发展和情绪调节等方面的困惑，提高健康水平，促进德智体美等全面发展"[②]。由此可见，它们的交汇点是"促进学生的全面发展"，但在具体的任务内容上却有很大区别，分属于不同学科。

2. 政治性质不同

思想政治教育有较强的政治性和意识形态的特征，它必须要坚持以马克思列

---

① 中共中央，国务院. 中共中央国务院关于进一步加强和改进大学生思想政治教育的意见（中发〔2004〕16 号文）. http://graduate.cqnu.edu.cn/students/ShowArticle.asp?ArticleID=381&id=mn〔2004-10-15〕
② 教育部. 教育部关于加强普通高等学校大学生心理健康教育工作的意见（教社政〔2001〕1 号）. 教育部门户网站_MOE.GOV.CN.http：//www.moe.edu.cn/publicfiles/business/htmlfiles/moe/moe_946/200407/1134.html〔2001-03-16〕

宁主义、毛泽东思想、邓小平理论和"三个代表"重要思想为指导，并旗帜鲜明地为党和国家的崇高目标和大众利益服务。《意见》中明确指出，"加强和改进大学生思想政治教育，提高他们的思想政治素质，把他们培养成中国特色社会主义事业的建设者和接班人，对于全面实施科教兴国和人才强国战略，确保我国在激烈的国际竞争中始终立于不败之地，确保实现全面建设小康社会、加快推进社会主义现代化的宏伟目标，确保中国特色社会主义事业兴旺发达、后继有人，具有重大而深远的战略意义"。由此可见，思想政治教育具有强烈的社会本位的价值取向，它服务于党和国家的繁荣昌盛和长治久安。心理健康教育虽然也服从以上目的，但就其本身而言，更关注个体，是个人层面的身心健康和人格健全，它体现的反而是党和国家对个人的人文关怀，而且其内容本身更多的属于心理学科的知识，基本上不具有政治性和意识形态的特征。

3. 目标群体不同

虽然高校的心理健康教育和思想政治教育的对象都是大学生，但具体而言，两者的目标群体还是有区别的。心理健康教育面向的是全体学生，关注的也是全体学生的身心健康，因此，其目标群体是全体学生，也要求对每个学生都一视同仁。在心理咨询中，更是强调平等而中立地对待每一个来访者。换句话说，身心健康是每一个学生都需要的，因此，心理健康教育也就服务每一个学生。而思想政治教育虽然面向的也是全体学生，但由于思想政治教育具有鲜明的政治倾向性和思想的先进性，这就使得其目标群体是有区别的。总体上，思想政治教育的目标就是培养和造就新一代的社会主义事业的建设者和接班人，但并不是每一个大学生都能接受并达到这一思想高度的。因此，在基础层面上，思想政治教育是面向全体学生，并强调对每一个学生的教育。但是在更高的层面上，则更多地关注相信并愿意接受党和国家所倡导的思想信念和价值体系的先进青年。在具体工作中，学校会通过发挥党团组织的政治优势和组织优势，吸收优秀学生，发展党团积极分子，培养可靠的接班人，同时也能充分发挥他们在大学生思想政治教育中的骨干带头作用和先锋模范作用。

（二）心理健康教育与思想政治教育价值承载的不同

心理健康教育与狭义的思想政治教育之间的区别，决定了它们在价值承载上也有不同。

1. 价值观教育的显著程度不同

心理健康教育与思想政治教育最大的区别在于，思想政治教育由于其鲜明的政治性，因此它的价值观教育必然是显性的，不仅旗帜鲜明地倡导国家的核心价值观和社会主流价值观，进行积极向上的价值导向和价值观引导，同时也旗帜鲜明地对错误的价值观进行批驳与抵制；心理健康教育也具有价值教育的特性，但更多的是隐性的价值引导，是通过学生接受心理健康的理念、目标、内容和从促进其心理健康的角度来实现的，它并不一定直接告诉学生完整系统的国家核心价值观或社会主流价值观的具体内容，它所做的更多的是引导学生认同和向往正面和积极的价值取向，但一般不会强求学生接受自己认同的价值观，而是尊重学生的价值选择，不进行强制性价值干预。

2. 价值观教育的内容路径不同

思想政治教育具有更多的意识形态的特点，是进行社会主义核心价值观和社会主流价值观教育的主渠道，是从社会本位出发进行明确而完整价值体系教育和核心价值观的培育，使用的多是主动灌输和理性说服的方法；心理健康教育也会引导学生接纳国家的核心价值观和社会主流价值观，转变消极、不良的价值观和不合理信念，但不是直接进行社会主义核心价值观与主流价值观教育，而是从有益于个体身心健康的视角，在帮助学生厘清自己的价值体系和处理价值观冲突时，间接引导其接纳具有积极意义和具有正能量的核心与主流价值观，澄清和转变消极的、不良的，甚至有害于社会、他人或自己的价值观，是让学生在辨析不同价值观的基础上，自觉内化有益于自己和他人的价值观，并实现自己价值观体系的内在统一。

3. 促进人发展完善的视角不同

思想政治教育突出强调一个人的社会性，把学生看作是一个社会人，提倡以社会为本，要求个人服务社会，强调人的社会价值的实现，主张通过创造社会价值来彰显个人价值，提倡在为社会服务中获得自己的幸福人生；心理健康教育更着眼于个体的自然性，强调生命本体，维护个体的尊严与自由，尊重人的个体价值，主张通过满足个人需要，帮助化解内心冲突，来促进个体的健康成长、全面发展和获得幸福。具体来说，心理健康教育在价值引导上，首先要帮助学生澄清自我价值体系中的矛盾与冲突，提高学生的价值判断和选择能力，然后帮助学生在价值澄清后作出正确的价值选择。

总之，心理健康教育与思想政治教育在具体的价值承载上是有区别的。但这种区别并不否定心理健康教育的价值承载的属性，而是更有力的说明。心理健康教育作为思想政治教育的重要组成部分，丰富了思想政治教育的价值观教育的内涵，拓宽了思想政治教育价值引导的范围和场域，也是从另一个视角加强了价值观教育。从根本上说，心理健康教育恰好弥补了狭义思想政治教育的局限性，从而使思想政治教育圆满地解决了人与社会的和谐问题。

（三）心理健康教育价值承载的具体表现

心理健康教育的价值承载具有丰富的内涵，概括地说，主要表现在以下视角和维度，这些视角和维度在本书后续中会有详细的论述。

1. 心理健康教育要有自己的价值理念

心理健康教育的价值理念既要体现心理健康教育的合目的性和心理健康教育以人为目的的终极追求，也要反映社会客观要求与个体主观需要的统一。心理健康教育的价值理念是从事心理健康教育的出发点和理论依据，也是心理健康教育得以生存与发展的前提条件。

2. 心理健康教育要有自己的价值目标

任何教育都不可能是无目的、无指向的行为，教育是有意识、有计划、有预设的活动。因此，心理健康教育也必然要有自己的价值目标，并体现心理健康教育作为人文性的本质特征。价值目标是心理健康教育的方向标和指南针，也是心理健康教育的最终目的与归宿。

3. 心理健康教育要有明确的价值引导

心理健康教育是面对全体学生的教育活动，在价值多元化的当今社会，学生在成长过程中总是会受到各种价值观的影响，不可避免地会带来价值观的混乱、矛盾和冲突，严重的还会导致心理障碍或心理疾病。因此，价值观的困惑，需要在心理健康教育中得以澄清、明确和辨别，价值观的确立也需要教育者的正面引导与支持和鼓励。心理健康教育的价值引导是必要的，但方式可以是多样的。

4. 心理健康教育要有适当的价值干预

心理健康教育除了进行主动的价值引导外，也不可避免地存在一定的价值干预，这种价值干预表现在：首先，在心理健康教育的课程与各种活动中，有针对性地对学生明显错误的价值观念进行充分讨论和必要的辩驳；其次，在心理咨询中，在坚持价值中立的前提下进行适度的价值干预。通常是通过价值中立与来访者建立良好的咨询关系，在得到来访者的充分信任后，进行价值澄清，在来访者有一定的感悟之后再进行价值干预。

总之，心理健康教育需要有价值理念和价值目标来奠定基础和指明方向，需要用价值引导来保证学生有明确导向和正确选择，需要用价值干预来发展学生的价值判断和实现能力，需要借价值内化来促进学生心理机能的发展与完善，需要有价值行动帮助学生获得生命价值与人生境界的提升。

综上所述，心理健康教育的价值承载是无可争议的。心理健康教育价值承载的客观性不仅具有学理依据，更具有普遍的现实性，这可以从下一章的实证研究中得以证明。

第三章

心理健康教育价值承载的基本现状

心理健康教育的价值承载具有客观必然性已不容置疑，但在现实中，这种价值承载是如何体现和实现的，或者说心理健康教育中价值引导的具体状况如何，学界和业界都缺乏系统了解和自觉认识。为了全面和深入地了解我国高校心理健康教育价值承载的具体情况，了解教育者的真实态度、观点，以及他们在具体工作中如何对待和处理价值和价值观的问题，我们在全国范围内进行了问卷调查和访谈调查，以把握高校心理健康教育价值承载的最真实状况。本章呈现的是整个问卷调查和访谈的情况和结论。

一、心理健康教育价值承载的调查设计

（一）调查问题的设计

在广泛阅读相关文献资料的基础上，结合自身对心理健康教育的研究与实践，进行访谈问题的设计。访谈问题为开放性问题，设计分为四个部分：心理健康教育课程教学中的价值承载问题、心理健康教育活动中的价值承载问题、心理咨询中的价值承载问题和心理健康教育总体上的价值承载问题。每个部分的第一个问题和最后一个问题开放程度最高，目的是以最开放的形式让访谈对象表达自己的观点；其余问题比较有针对性，有利于从不同侧面在深度上展开对问题的思考与探讨。第一个问题属于导入性质，是想捕捉访谈对象对这一问题的最初感觉和认识；最后一个问题属于补充性质，是让访谈对象谈及一些没有提问但自己又想说的观点和看法。访谈提纲内容见附录一。

在对多位长期从事心理健康教育工作的专家进行深度访谈后，在访谈问卷的基础上，按照目的性、全面性、计划性等原则设计完成"高校心理健康教育价值问题的调查问卷"。选择了20位从事心理健康教育课程教学或心理咨询工作的高校教师进行第一次预测试，并听取意见，在此基础上进行再次修改，使问题、选项和题目都更清晰明确，形成"高校心理健康教育价值导向与价值观引导的调查问

卷"。本问卷包括结构性问题和非结构性问题两部分，共 12 个结构性题目，84 个选项，1 个非结构性题目。本问卷形成后，采取统一发放问卷的方法，以某自治区各高校从事心理健康教育的教师为调查对象进行了第二次预测试。总计发放问卷 70 份，收回有效问卷 59 份，占总数的 84.3%。预测对象与后续的调查对象具有较大的同质性。预测调查中没有教师对非结构性题目进行回答。故第二次预测试后对问卷进行再次修订时，取消了非结构性题目，对结构性的题目和选项也进行了理顺和调整，最后形成正式的"高校大学生心理健康教育价值承载问卷表"，问卷表保留了 12 个结构性题目，选项增加到 97 个。在所有题目中，除 1 和 2 是单选题外，其他题目均为多选题。问卷内容见附录一。

（二）调查对象与方法

1. 问卷的调查对象与方法

（1）调查范围

本研究以全国各高校心理健康教育教师为调查对象，采用方便与机会相结合的抽样方式进行问卷调查。调查高校遍布北京、天津、上海、重庆、湖北、湖南、江苏、浙江、安徽、陕西、内蒙古、辽宁、山东、河南、浙江、广东、广西、海南等省份，涉及高校有"985 高校""211 高校"、普通本科和高专高职院校等，调查范围宽，覆盖面广，较有代表性。

（2）调查对象

总调查人数为174人，有效人数为166人，有效率为95.4%。在有效人数中，性别结构如下：男性39人，占23.5%，女性127人，占76.5%，女性明显多于男性，是这支队伍的一大特点；年龄结构如下：35 岁及 35 岁以下的教师 104 人，占62.7%，35 岁以上的教师62 人，占37.3%，教师年轻化是这支队伍的第二个特点；学历结构如下：本科学历的有61人，占36.7%，硕士及硕士以上学历的有102人，占61.5%，学历信息缺失3人，占1.8%；从事心理健康教育（指参与课程教学和活动）年限如下：5 年及 5 年以下的有 72 人，占43.4%，5 年以上的有89 人，占53.6%，只做心理咨询但未从事心理健康教育课程教学或活动的有5人，占3%；从事心理咨询年限如下：5 年及 5 年以下的有76人，占45.8%，5 年以上的有84人，占50.6%，因参加工作不久未从事心理咨询工作的有6人，占3.6%。

（3）调查方法

采取两种形式发放问卷：第一，通过各种会议现场发放问卷，共发放问卷约100 份，收回问卷96 份，回收率为96%；第二，通过网络（邮箱或QQ），一是向学校心理健康教育负责人发放电子问卷，由其转发给学校有关老师填写后，集中反馈回来；二是直接向有关学校的心理健康教育教师发放电子版问卷，共收回电子问卷 78 份。两种方式共收回问卷 174 份，其中有效问卷 166 份，有效率为 95.4%。

2. 访谈的对象与方法

（1）访谈对象

采取目的抽样和机遇抽样相结合的方法，选取能提供丰富信息的对象进行深入访谈。共选取访谈对象 11 人，遍及北京、东北、中部、沿海和西部高校，其中"985"高校 2 所，"211"高校 4 所，普通本科院校 1 所，著名师范院校 1 所，省级教育行政部门 1 个。这些高校对心理健康教育都非常重视，心理健康教育工作卓有成效。

本次访谈的 11 人中，教授 4 人，副教授 6 人，副处长 1 人；博士 4 人，硕士 6 人，本科 1 人；60 岁以上的 2 人，40～59 岁的 7 人，40 岁以下的 2 人；男性 3 人，女性 8 人；思想政治教育背景的 4 人，心理学专业背景的 6 人，其他背景的 1 人。所选访谈对象结构合理，具有代表性。除一位为比较年轻的心理健康教育与咨询中心负责人，一位为有 5 年以上心理健康教育管理经验的教育行政管理领导外，其余均为有 10 年以上从事心理健康教育和心理咨询工作的资深专家，有 9 位教师曾出任过或现任高校心理健康教育研究所所长或高校心理健康教育与咨询中心主任一职，主持过全校心理健康教育的全面工作，长期从事心理健康教育的课程教学，组织和参与心理健康教育的各种活动，并有长期的心理咨询经历，因此，他们对心理健康教育工作有充分的发言权，不仅有学术的深度，也有实践的感悟，能为本研究提供有说服力和代表性的观点。

（2）访谈方法

访谈通过预约确定时间和地点，采取面对面交谈的方式进行，并预先向专家提供访谈提纲，在征得访谈对象的同意后全程录音。访谈时间约为 1 小时。所有访谈均由笔者一人完成，从而保证了访谈内容与风格的一致性。访谈过程是按访谈提纲逐个提问不断推进的半结构性正式访谈，个别专家在顺序上稍有变化。访谈结束后，及时对录音进行整理。整理要求是非常详细且不加任何修饰。整理后对原始资料进行初步阅读，以及时了解访谈内容，把握关键观点，提示下一个访谈的注意事项等。访谈进行到第 10 个对象时，发现主题和观点已基本达到饱和，观点相异性甚少，只是程度和侧重点有所不同，后面访谈到第 11 位专家时，印证了这一判断，至此圆满地完成访谈工作。

（3）资料整理

全部访谈结束后，对访谈资料按质性研究的规范要求，进行了资料编码与登录。采取样本组织类型，以访谈提纲设计的主题作为制作编码表的样本，并综合采用了开放性、主轴性和选择性的编码登录方法，按访谈顺序对访谈资料逐一进行编码登录。首先，按访谈顺序为每位访谈者进行编号，编号为 N1～N11，然后对每一位访谈对象的原始资料进行反复阅读，以访谈提纲作为第一层编码（A，B，C，D，…），在此基础上进行第二层编码（A1，B1，C1，D1，…），主要是对原始资料的相应观点进行提炼，得出主要观点，加上编码标签。其次，根据主轴性编码登录，寻找原始资料与主题观点的关联性，对相关联的观点与论断进行标记。最后，选择性编码登录，也就是对资料与先前的编码进行扫描式浏览，找出重点访谈对象的典型观点与诊断，适当调整主题和观点、论断之间的关联性。

结合本研究的目的和资料的特点，选择质性研究中的类属分析进行归类与分析。在对访谈资料进行编码登录时，已经对资料进行了初步归类，在本阶段，主要是进一步根据类属分析要求，检查并确定归类是否合适，把同一属性的资料归于同一类别，并在每一个观点或论断注上资料编号与页码。对于一些两可的观点，还可能会进行两次归类或转移归类，并重新进行编码标记；对一些比较散乱的资料则进行归纳式的整理，并将其归到相应的类别中。

最后，在归类整理的基础上整理成文。在写作过程中，再一次对访谈资料进行全面阅读和深入分析，为提炼的观点寻找翔实的资料支撑。在资料提取和归类全部完成后，对相关资料的口述语言进行文字梳理，在不改变表达意思的前提下，使其更接近书面表述习惯。在访谈资料全部解读整理完成后，再一次对观点作进一步的提炼，形成具体观点和综合结论。

二、心理健康教育价值承载的问卷调查

问卷调查是从宏观层面了解心理健康教育价值承载的现实情况。根据调查目的，选择 3 个维度对问卷调查数据进行数据整理与分析。一是总体看法。即从总体上了解心理健康教育教师在心理健康教育价值承载问题上的基本看法和观点。二是年龄维度。以 35 岁为界限，划分为 35 岁以下（含 35 岁）和 35 岁以上两个等级，目的是了解1980年后与 1980 年前出生的教师，在心理健康教育价值承载问题上的看法和观念有何区别。三是工作年限维度。以5年为界限，划分为 5 年以下（含 5 年）和 5 年以上两个等级，目的是了解从事工作年限是否会影响教师对心理健康教育价值承载的看法。3 个维度在每个部分均用两个表格呈现数据，总体看法与年龄统计在同一表格中。为了描述的统一和理解的方便，在数据分析中，本研究确定如下规范：相差 5 个百分点以上才算有意义，相差不足 5 个百分点为差别不大；相差 5～10 个（不含 10）百分点为有一定差别（稍高或稍低）；相差 10～20 个（不含20）百分点为有较大差别（较高或较低）；相差 20 个百分点为有很大差别（或明显差别）。

（一）心理健康教育价值承载的调查结果

1. 关于心理健康教育中的价值导向和价值观引导的观点

1）调查数据表明，有 90%以上的教师对心理健康教育的课程教学和活动中的价值导向作出了肯定回答。对于心理健康教育课程教学中"有价值导向"，35 岁以上人员的选择比例达到 96.5%，工作年限 5 年以下（含 5 年，下同）人员的选择比例也高达 94.4%。但对心理咨询中的价值导向问题，只有 59.1%的人认为"有价值导向"，有 37.7%的人认为心理咨询中"没有价值导向"。年龄与工作年限对在选择比例上的差异性不大（表 3-1，表 3-2）。

表 3-1　心理健康教育中的价值导向问题：总体与年龄（n=159，102/57）

内容	题干	选项	总选择人数	百分比	35 岁以下选择人数	百分比	35 岁以上选择人数	百分比
您认为心理健康教育中是否应该有价值导向？	心理健康教育课程教学中的价值导向	A. 有	148	93.1	93	91.2	55	96.5
		B. 无	7	4.4	5	4.9	2	3.5
		C. 不清楚	4	2.5	4	3.9	0	0.0
	心理健康教育活动中的价值导向	A. 有	144	90.6	91	89.2	53	93.0
		B. 无	12	7.5	8	7.8	4	7.0
		C. 不清楚	3	1.9	3	2.9	0	0.0
	心理咨询中的价值导向	A. 有	94	59.1	60	58.8	34	59.6
		B. 无	60	37.7	39	38.2	21	36.8
		C. 不清楚	5	3.1	3	2.9	2	3.5

表 3-2　心理健康教育中的价值导向问题：工作年限（n=154，72/82）

内容	题干	选项	总选择人数	百分比	5 年以下选择人数	百分比	5 年以上选择人数	百分比
您认为心理健康教育中是否应该有价值导向？	心理健康教育课程教学中的价值导向	A. 有	143	92.9	68	94.4	75	91.5
		B. 无	7	4.5	2	2.8	5	6.1
		C. 不清楚	4	2.6	2	2.8	2	2.4
	心理健康教育活动中的价值导向	A. 有	139	90.3	66	91.6	73	89.0
		B. 无	12	7.8	4	5.6	8	9.8
		C. 不清楚	3	1.9	2	2.8	1	1.2
	心理咨询中的价值导向	A. 有	91	59.1	41	56.9	50	61.0
		B. 无	58	37.7	28	38.9	30	36.6
		C. 不清楚	5	3.2	3	4.2	2	2.4

2）调查数据表明，总体上，教师对心理健康教育的课程教学和活动中的价值观引导所持意见与价值导向的观点基本一致，有 90%左右的教师作出了肯定回答，年龄和工作年限不同，其差异性不大；对心理咨询中的价值观引导，在年龄维度上，不同年龄之间的差异不大；在工作年限维度上，工作年限为 5 年以上教师的选择比例比 5 年以下的教师高出近 10 个百分点（表 3-3，表 3-4）。

表 3-3 心理健康教育的价值观引导问题：总体与年龄

（n_1=166，104/62；n_2=159，101/58；n_3=158，100/58）

内容	题干	选项	总选择人数	百分比	35 岁以下选择人数	百分比	35 岁以上选择人数	百分比
您认为心理健康教育中是否应该有价值观引导？	心理健康教育课程教学中的价值观引导	A. 有	148	89.2	91	87.5	57	91.9
		B. 无	10	6.0	5	4.8	5	8.1
		C. 不清楚	8	4.8	8	7.7	0	0.0
	心理健康教育活动中的价值观引导	A. 有	146	91.8	92	91.1	54	93.1
		B. 无	10	6.3	6	5.9	4	6.9
		C. 不清楚	3	1.9	3	3.0	0	0.0
	心理咨询中的价值观引导	A. 有	81	51.3	50	50.0	31	53.4
		B. 无	68	43.0	45	45.0	23	39.7
		C. 不清楚	9	5.7	5	5.0	4	6.9

表 3-4 心理健康教育的价值观引导问题：工作年限

（n_1=161，72/89；n_2=154，70/84；n_3=153，70/83）

内容	题干	选项	总选择人数	百分比	5 年以下选择人数	百分比	5 年以上选择人数	百分比
您认为心理健康教育中是否应该有价值导向？	心理健康教育课程教学中的价值观引导	A. 有	143	88.8	64	88.8	79	88.8
		B. 无	10	6.2	4	5.6	6	6.7
		C. 不清楚	8	5.0	4	5.6	4	4.5
	心理健康教育活动中的价值观引导	A. 有	141	91.6	65	92.9	76	90.5
		B. 无	10	6.5	4	5.7	6	7.1
		C. 不清楚	3	1.9	1	1.4	2	2.4
	心理咨询中的价值观引导	A. 有	78	51.0	32	45.7	46	55.4
		B. 无	66	43.1	34	48.6	32	38.6
		C. 不清楚	9	5.9	4	5.7	5	6.0

2. 对心理健康教育课程教学中的价值导向和价值观引导的看法

对心理健康教育课程教学的价值承载，设计了两个问题："您认为心理健康教育课程教学中应该有怎样的价值导向？"和"您在心理健康教育课程教学中是如何对待和处理价值观问题的？"

（1）心理健康教育课程教学中应该有怎样的价值导向

本题共设计了 8 个选项，其中 7 个为明确选项。[①]不管是从总体看，还是从年龄与工作年限的维度看，选择比例由高到低的顺序依次为：C—D—F—A—B—E—G，其中最高选择比例是 C、D 选项，分别为 85.5% 和 71.7%。在年龄维度上，对选项 C 和 D，35 岁以下教师的选择比例比 35 岁以上教师分别高出约 8 和 12 个百分点，其余选项差别不大（表 3-5）。

表 3-5　心理健康教育课程教学的价值导向问题：总体与年龄（n=166，104/62）

内容	选项	总选择人数	百分比	35 岁以下选择人数	百分比	35 岁以上选择人数	百分比
您认为心理健康教育课程教学中应该有怎样的价值导向？（可多选）	A. 坚持社会主义核心价值观导向	62	37.3	37	35.6	25	40.3
	B. 坚持社会主流价值观导向	49	29.5	29	27.9	20	32.3
	C. 坚持积极健康的价值观导向	142	85.5	92	88.5	50	80.6
	D. 树立多元价值观理念，尊重不同的价值选择	119	71.7	79	76.0	40	64.5
	E. 批判不合理的价值观，引导正确合理的价值观	19	11.4	12	11.5	7	11.3
	F. 不作直接的价值观引导，但在内容中隐含有积极的价值取向	86	51.8	54	51.9	32	51.6
	G. 坚持价值中立，不作价值观引导与评价	19	11.4	11	10.6	8	12.9
	H. 其他（请列出）	2	1.2	1	1.9	0	0.0

在工作年限维度上，对于选项 D 和 F，工作年限为 5 年以下教师的选择比例超过工作年限为 5 年的教师，分别高出约 10 和 5 个百分点，其余选项相差不大（表 3-6）。

（2）在心理健康教育课程教学中如何对待和处理价值观问题

本题共设有 7 个明确选项。不管是从总体看，还是从年龄与工作年限的维度看，选择比例由高到低的顺序依次为：C—D—F—A—B—E—G，其中最高选择比例是 C 选项，为 81.3%，值得注意的是，仅有 1 人选择了选项 G。在年龄维度上，对于选项 A 和 B，35 岁以上教师的选择比例比 35 岁以下教师分别高出约 6

---

① 因每个问题的"其他"选项的选择比例均极小，不具有分析意义，故只对有明确内容的选项进行分析。

和 7 个百分点，对于选项 F，则是 35 岁以下教师的选择比例比 35 岁以上教师高出约 11 个百分点，其余选项的选择比例相差不大（表 3-7）。

表 3-6　心理健康教育课程教学的价值导向问题：工作年限（n=161，72/89）

内容	选项	总选择人数	百分比	5 年以下选择人数	百分比	5 年以上选择人数	百分比
您认为心理健康教育课程教学中应该有怎样的价值导向？（可多选）	A. 坚持社会主义核心价值观导向	59	36.6	28	38.9	31	34.8
	B. 坚持社会主流价值观导向	47	29.2	20	27.8	27	30.3
	C. 坚持积极健康的价值观导向	138	85.7	61	84.7	77	86.5
	D. 树立多元价值观理念，尊重不同的价值选择	114	70.8	55	76.4	59	66.3
	E. 批判不合理的价值观，引导正确合理的价值观	19	11.8	9	12.5	10	11.2
	F. 不作直接的价值观引导，但在内容中隐含有积极的价值取向	85	52.8	40	55.6	45	50.6
	G. 坚持价值中立，不作价值观引导与评价	19	11.8	8	11.1	11	12.4
	H. 其他（请列出）	2	1.2	1	1.4	1	1.1

表 3-7　心理健康教育课程教学中如何对待和处理价值观问题：总体与年龄（n=166，104/62）

内容	选项	总选择人数	百分比	35 岁以下选择人数	百分比	35 岁以上选择人数	百分比
您在心理健康教育课程教学中是如何对待和处理价值观问题的？（可多选）	A. 引导学生坚持社会主义核心价值观	53	31.9	31	29.8	22	35.5
	B. 引导学生坚持社会主流价值观	41	24.7	23	22.1	18	29.0
	C. 引导学生树立积极健康的价值观	135	81.3	86	82.7	49	79.0
	D. 引导学生树立多元价值观理念	83	50.0	53	51.0	30	48.4
	E. 坚持价值中立，只作价值澄清	32	19.3	19	18.3	13	21.0
	F. 没有明显的价值观引导，但在教学中坚持积极向上的价值理念	78	47.0	53	51.0	25	40.3
	G. 从来没有价值观引导意识，也未作价值观引导	1	0.6	1	1.0	0	0.0
	H. 其他（请列出）	1	0.6	1	1.0	0	0.0

在工作年限维度上，对于选项 A 和 F，工作年限 5 年以下教师的选择比例比工作年限超过 5 年教师分别高出约 9 和 10 个百分点；而对于选项 B，则是工作年限超过 5 年教师的选择比例比工作年限少于 5 年教师高出约 6 个百分点，其余的选择比例相差不大（表 3-8）。

表 3-8　心理健康教育课程教学中如何对待和处理价值观问题：工作年限（$n=161$，72/89）

内容	选项	总选择人数	百分比	5 年以下选择人数	百分比	5 年以上选择人数	百分比
您在心理健康教育课程教学中是如何对待和处理价值观问题的？（可多选）	A. 引导学生坚持社会主义核心价值观	50	31.1	26	36.1	24	27.0
	B. 引导学生坚持社会主流价值观	39	24.2	15	20.8	24	27.0
	C. 引导学生树立积极健康的价值观	131	81.4	60	83.3	71	79.8
	D. 引导学生树立多元价值观理念	80	49.7	36	50.0	44	49.4
	E. 坚持价值中立，只作价值澄清	32	19.9	15	20.8	17	19.1
	F. 没有明显的价值观引导，但在教学中坚持积极向上的价值理念	78	48.4	39	54.2	39	43.8
	G. 从来没有价值观引导意识，也未作价值观引导	1	0.6	1	1.4	0	0.0
	H. 其他（请列出）	1	0.6	0	0.0	1	1.1

3. 对心理健康教育活动的价值导向与价值观引导的看法

本部分也设计了两个问题："您认为心理健康教育活动中应该有怎样的价值导向？"和"您在组织或参与心理健康教育活动中是如何对待和处理价值观问题的？"

（1）心理健康教育活动中应该有怎样的价值导向

本题共有 7 个明确选项。总体看，选择比例由高到低的顺序依次为：C—D—F—A—B—E—G。在年龄维度上，对于选项 B，35 岁以上教师的选择比例比 35 岁以下教师高出约 13 个百分点，对于选项 D 和 F，则是 35 岁以下教师的选择比例比 35 岁以上教师分别高出约 13 和 10 个百分点，对于选项 G，35 岁以下教师的选择比例也比 35 岁以上教师高出 6 个百分点（表 3-9）。

在工作年限维度上，对于选项 B，工作年限超过 5 年教师的选择比例比工作年限少于 5 年教师高出约 6 个百分点，而对于选项 D 和 F，则是工作年限少于 5 年教师的选择比例比工作年限超过 5 年教师分别高出约 13 和 17 个百分点，对于 G 选项，工作年限少于 5 年教师的选择比例比工作年限超过 5 年教师也高出 6 个百分点，其余的选择比例相差不大（表3-10）。

表3-9 心理健康教育活动中应该有怎样的价值导向：总体与年龄（$n=166$，104/62）

内容	选项	总选择人数	百分比	35岁以下选择人数	百分比	35岁以上选择人数	百分比
您认为心理健康教育活动中应该有怎样的价值导向？（可多选）	A. 坚持社会主义核心价值观导向	50	30.1	31	29.8	19	30.6
	B. 坚持社会主流价值观导向	43	25.9	22	21.2	21	33.9
	C. 坚持积极健康的价值观导向	132	79.5	83	79.8	49	79.0
	D. 树立多元价值观理念，尊重不同的价值选择	104	62.7	70	67.3	34	54.8
	E. 批判不合理价值观念，引导合理正确的价值观	21	12.7	15	14.4	6	9.7
	F. 不作直接的价值观引导，但在活动设计中有积极的价值取向	72	43.4	49	47.1	23	37.1
	G. 坚持价值中立，不作价值引导与评价	17	10.2	13	12.5	4	6.5
	H. 其他（请列出）	1	0.6	1	1.0	0	0.0

表3-10 心理健康教育活动中应该有怎样的价值导向：工作年限（$n=161$，72/89）

内容	选项	总选择人数	百分比	5年以下选择人数	百分比	5年以上选择人数	百分比
您认为心理健康教育活动中应该有怎样的价值导向？（可多选）	A. 坚持社会主义核心价值观导向	47	29.2	23	31.9	24	27.0
	B. 坚持社会主流价值观导向	41	25.5	16	22.2	25	28.1
	C. 坚持积极健康的价值观导向	128	79.5	57	79.2	71	79.8
	D. 树立多元价值观理念，尊重不同的价值选择	100	62.1	50	69.4	50	56.2
	E. 批判不合理价值观念，引导合理正确的价值观	21	13.0	10	13.9	11	12.4
	F. 不作直接的价值观引导，但在活动设计中有积极的价值取向	72	44.7	39	54.2	33	37.1
	G. 坚持价值中立，不作价值引导与评价	17	10.6	10	13.9	7	7.9
	H. 其他（请列出）	1	0.6	1	1.4	0	0.0

（2）在组织或参与心理健康教育活动中如何对待和处理价值观问题

本题也有 7 个明确选项。总体来看，选择比例由高到低的顺序依次为：C—D—F—A—B—E—G。在年龄维度上，对于选项 A、B 和 C，35 岁以上教师的选择比例比 35 岁以下教师分别高出约 10、14 和 7 个百分点；对于选项 D、E 和 F，则是 35 岁以下教师的选择比例比 35 岁以上教师分别高出约 12、8 和 13 个百分点，对选项 G 的选择比例相差不大（表3-11）。

表 3-11　心理健康教育活动中如何对待和处理价值观问题：总体与年龄（n=166，104/62）

内容	选项	总选择人数	百分比	35 岁以下选择人数	百分比	35 岁以上选择人数	百分比
您在组织或参与心理健康教育活动中是如何对待和处理价值观问题的?（可多选）	A. 引导学生坚持社会主义核心价值观	49	29.5	27	26.0	22	35.5
	B. 引导学生坚持社会主流价值观	39	23.5	19	18.3	20	32.3
	C. 引导学生树立积极健康的价值观	132	79.5	80	76.9	52	83.9
	D. 引导学生树立多元价值观理念	85	51.2	58	55.8	27	43.5
	E. 坚持价值中立，只作价值澄清	24	14.5	18	17.3	6	9.7
	F. 没有明显的价值引导，但活动中坚持积极向上的价值理念	62	37.3	44	42.3	18	29.0
	G. 从来没有价值观引导的想法，也不作价值观引导	2	1.2	2	1.9	0	0.0
	H. 其他（请列出）	0	0.0	0	0.0	0	0.0

在工作年限维度上，对于选项 B，工作年限超过 5 年教师的选择比例比工作年限少于 5 年教师高出约 9 个百分点，对于选项 D 和 F，则是工作年限少于 5 年教师的选择比例比工作年限超过 5 年教师分别高出约 6 和 11 个百分点，其余选项的选择比例相差不大（表3-12）。

表 3-12　心理健康教育活动中如何对待和处理价值观问题：工作年限（n=161，72/89）

内容	选项	总选择人数	百分比	5 年以下选择人数	百分比	5 年以上选择人数	百分比
您在组织或参与心理健康教育活动中是如何对待和处理价值观问题的？（可多选）	A. 引导学生坚持社会主义核心价值观	46	28.6	22	30.6	24	27.0
	B. 引导学生坚持社会主流价值观	37	23.0	13	18.1	24	27.0
	C. 引导学生树立积极健康的价值观	127	78.9	56	77.8	71	79.8
	D. 引导学生树立多元价值观理念	82	50.9	39	54.2	43	48.3

内容	选项	总选择人数	百分比	5年以下选择人数	百分比	5年以上选择人数	百分比
您在组织或参与心理健康教育活动中是如何对待和处理价值观问题的？（可多选）	E. 坚持价值中立，只作价值澄清	24	14.9	11	15.3	13	14.6
	F. 没有明显的价值引导，但活动中坚持积极向上的价值理念	62	38.5	32	44.4	30	33.7
	G. 从来没有价值观引导的想法，也不作价值观引导	2	1.2	2	2.8	0	0.0
	H. 其他（请列出）	0	0.0	0	0.0	0	0.0

4. 对心理咨询中价值承载的看法

本部分共设计了三个问题："您认为心理咨询中应该有怎样的价值导向？""您在心理咨询中是如何对待和处理价值观问题的？"和"您是如何理解心理咨询中的价值中立的？"

（1）心理咨询中应该有怎样的价值导向

本题共有 8 个明确选项。总体上看，选择比例由高到低的顺序依次为：D—C—F—G—E—A—B—H，但较之心理健康教育的课程教学与活动，选项的最高选择比例低了许多。选择比例最高的选项是 D 和 C，分别是 56.6% 和 55.4%。在年龄维度上，对于选项 C，35 岁以上教师的选择比例比 35 岁以下教师高出约 15 个百分点；对于选项 B 和 F，35 岁以上教师的选择比例比 35 岁以下教师分别高出约 6 和 9 个百分点；只有对于选项 H，35 岁以下教师比 35 岁以上教师高出近 13 个百分点，其余选项的选择比例相差不大（表 3-13）

表 3-13　心理咨询中的价值导向问题：总体与年龄（*n*=166，104/62）

内容	选项	总选择人数	百分比	35岁以下选择人数	百分比	35岁以上选择人数	百分比
您认为心理咨询中应该有怎样的价值导向？（可多选）	A. 坚持社会主义核心价值观导向	40	24.1	25	24.0	15	24.2
	B. 坚持社会主流价值观导向	34	20.5	19	18.3	15	24.2
	C. 坚持积极健康的价值观导向	92	55.4	52	50.0	40	64.5
	D. 树立多元价值观理念，尊重来访者的价值选择	94	56.6	60	57.7	34	54.8
	E. 帮助来访者澄清不合理价值观念，并引导其选择合理的价值观念	54	32.5	33	31.7	21	33.9

续表

内容	选项	总选择人数	百分比	35岁以下选择人数	百分比	35岁以上选择人数	百分比
您认为心理咨询中应该有怎样的价值导向？（可多选）	F. 不作直接的价值观引导，但会鼓励来访者选择积极向上的价值观	63	38.0	36	34.6	27	43.5
	G. 咨询前期坚持价值中立，后期进行适度价值引导，全程不对来访者进行价值评判	59	35.5	37	35.6	22	35.5
	H. 坚持价值中立，不作任何的价值引导与评价	24	14.5	20	19.2	4	6.5
	I. 其他（请列出）	4	2.4	1	1.0	3	4.8

在工作年限维度上，对于选项 C，工作年限超过 5 年教师的选择比例比工作年限少于 5 年教师高出约 12 个百分点；对于选项 E 和 G，则是工作年限少于 5 年教师的选择比例比工作年限超过 5 年教师均高出约 13 个百分点，其余选项的选择比例相差不大（表3-14）。

表3-14 心理咨询中的价值导向问题：工作年限（n=161，72/89）

内容	选项	总选择人数	百分比	5年及以下选择人数	百分比	5年以上选择人数	百分比
您认为心理咨询中应该有怎样的价值导向？（可多选）	A. 坚持社会主义核心价值观导向	39	24.2	18	25.0	21	23.6
	B. 坚持社会主流价值观导向	34	21.1	14	19.4	20	22.5
	C. 坚持积极健康的价值观导向	89	55.3	35	48.6	54	60.7
	D. 树立多元价值观理念，尊重来访者的价值选择	92	57.1	41	56.9	51	57.3
	E. 帮助来访者澄清不合理价值观念，并引导其选择合理的价值观念	53	32.9	29	40.3	24	27.0
	F. 不作直接的价值观引导，但会鼓励来访者选择积极向上的价值观	62	38.5	29	40.3	33	37.1
	G. 咨询前期坚持价值中立，后期进行适度价值引导，全程不对来访者进行价值评判	60	37.3	32	44.4	28	31.5
	H. 坚持价值中立，不作任何的价值引导与评价	22	13.7	11	15.3	11	12.4
	I. 其他（请列出）	4	2.5	1	1.4	3	3.4

（2）在心理咨询中如何对待和处理价值观问题

本题共有 7 个明确选项。总体来看，选择比例由高到低的顺序依次为：C—F—D—E—A—B—G。在年龄维度上，对于选项 B 和 C，35 岁以上教师的选择比例比 35 岁以下教师分别高出约 13 和 18 个百分点；对于选项 E 和 F，则是 35 岁以下教师的选择比例比 35 岁以上教师分别高出约 12 和 8 个百分点，其余选项的选择比例相差不大（表 3-15）。

表 3-15　心理咨询中如何对待和处理价值观问题：总体与年龄（n=166，104/62）

内容	选项	总选择人数	百分比	35 岁以下选择人数	百分比	35 岁以上选择人数	百分比
您在心理咨询中是如何对待和处理价值观问题的？（可多选）	A. 引导学生坚持社会主义核心价值观	39	23.5	24	23.1	15	24.2
	B. 引导学生坚持社会主流价值观	32	19.3	15	14.4	17	27.4
	C. 引导学生树立积极健康的价值观	96	57.8	53	51.0	43	69.4
	D. 引导学生树立多元价值观理念	59	35.5	37	35.6	22	35.5
	E. 坚持价值中立，只作价值澄清	58	34.9	41	39.4	17	27.4
	F. 没有明显的价值引导，但坚持积极向上的价值理念	70	42.2	47	45.2	23	37.1
	G. 从来没有价值观引导的想法，也不作价值观引导	7	4.2	4	3.8	3	4.8
	H. 其他（请列出）	2	1.2	1	1.0	1	1.6

在工作年限维度上，对于选项 C，工作年限超过 5 年教师的选择比例比工作年限少于 5 年教师高出约 7 个百分点；对于选项 D、E 和 F，则是工作年限少于 5 年教师的选择比例比工作年限超过 5 年教师分别高出约 7、11 和 7 个百分点，其余选项的选择比例相差不大（表 3-16）。

表 3-16　心理咨询中如何对待和处理价值观问题：工作年限（n=161，72/89）

内容	选项	总选择人数	百分比	5 年以下选择人数	百分比	5 年以上选择人数	百分比
您在心理咨询中是如何对待和处理价值观问题的？（可多选）	A. 引导学生坚持社会主义核心价值观	37	23.0	18	25.0	19	21.3
	B. 引导学生坚持社会主流价值观	32	19.9	13	18.1	19	21.3
	C. 引导学生树立积极健康的价值观	93	57.8	39	54.2	54	60.7

内容	选项	总选择人数	百分比	5年以下选择人数	百分比	5年以上选择人数	百分比
您在心理咨询中是如何对待和处理价值观问题的？（可多选）	D. 引导学生树立多元价值观理念	56	34.8	28	38.9	28	31.5
	E. 坚持价值中立，只作价值澄清	55	34.2	29	40.3	26	29.2
	F. 没有明显的价值引导，但坚持积极向上的价值理念	70	43.5	34	47.2	36	40.4
	G. 从来没有价值观引导的想法，也不作价值观引导	7	4.3	3	4.2	4	4.5
	H. 其他（请列出）	2	1.2	0	0.0	2	2.2

（3）如何理解心理咨询中的价值中立

本题共有 6 个明确选项。总体来看，选择比例由高到低的顺序依次为：C—B—A—D—F—E。在年龄维度上，对于选项 A，35 岁以上教师的选择比例比 35 岁以下教师高出近 15 个百分点；对于选项 C 和 D，则是 35 岁以下教师的选择比例比 35 岁以上教师均高出约 7 个百分点，其余选项的选择比例相差不大（表 3-17）。

表 3-17 对心理咨询中价值中立的理解：总体与年龄（$n=166$，104/62）

内容	选项	总选择人数	百分比	35岁以下选择人数	百分比	35岁以上选择人数	百分比
您是如何理解心理咨询中的价值中立的？（可多选）	A. 价值中立就是不对来访者进行道德评价	97	58.4	55	52.9	42	67.7
	B. 价值中立就是不把自己的价值观强加给来访者	123	74.1	78	75.0	45	72.6
	C. 价值中立就是尊重来访者的价值观和价值选择	138	83.1	89	85.6	49	79.0
	D. 价值中立就是只作价值澄清，不作价值干预	77	46.4	51	49.0	26	41.9
	E. 价值中立就是完全不作价值引导，始终保持中立态度	21	12.7	13	12.5	8	12.9
	F. 价值中立不否定价值引导，但不作直接的价值观说教	70	42.2	45	43.3	25	40.3
	G. 其他（请列出）	3	1.8	2	1.9	1	1.6

在工作年限维度上，对于选项 E，工作年限超过 5 年教师的选择比例比工作年限少于 5 年教师高出约 9 个百分点；对于选项 A 和 B，则是工作年限少于 5 年教师的选择比例比超过 5 年教师分别高出约 7 和 19 个百分点，其余选项的选择比例相差不大（表 3-18）。

表 3-18 对心理咨询中价值中立的理解：工作年限（*n*=161，72/89）

内容	选项	总选择人数	百分比	5 年以下选择人数	百分比	5 年以上选择人数	百分比
您是如何理解心理咨询中的价值中立的？（可多选）	A. 价值中立就是不对来访者进行道德评价	94	58.4	45	62.5	49	55.1
	B. 价值中立就是不把自己的价值观强加给来访者	122	75.8	62	86.1	60	67.4
	C. 价值中立就是尊重来访者的价值观和价值选择	135	83.9	62	86.1	73	82.0
	D. 价值中立就是只作价值澄清，不作价值干预	76	47.2	35	48.6	41	46.1
	E. 价值中立就是完全不作价值引导，始终保持中立态度	19	11.8	5	6.9	14	15.7
	F. 价值中立不否定价值引导，但不作直接的价值观说教	69	42.9	31	43.1	38	42.7
	G. 其他（请列出）	3	1.9	1	1.4	2	2.2

5. 对心理健康教育中的价值承载的总看法

这部分主要是就心理健康教育的价值导向与价值观引导的内涵、存在的问题，以及应该注意些什么等方面进行调查。主要设计了三个问题："您认为心理健康教育中的价值观引导应该包括哪些方面？""您认为心理健康教育在价值观引导上存在的主要问题是什么？"和"您认为心理健康教育在价值观引导方面需要注意什么？"

（1）心理健康教育中价值观引导的内容

本题共有 4 个明确选项。总体来看，选择比例由高到低的顺序依次为：C—D—A—B，其中选项 C 的选择比例达88.6%，明显高于其他选项。在年龄维度上，对于选项 B 和 C，35 岁以上教师的选择比例比 35 岁以下教师均高出约 5 个百分点；对于选项 D，则是 35 岁以下教师的选择比例比 35 岁以上教师高出约 16 个百分点，其余选项的选择比例相差不大（表 3-19）。

表 3-19 心理健康教育中的价值观引导的内容：总体与年龄（*n*=166，104/62）

内容	选项	总选择人数	百分比	35 岁以下选择人数	百分比	35 岁以上选择人数	百分比
您认为心理健康教育中的价值观引导应该包括哪些方面？（可多选）	A. 社会主义核心价值观	54	32.5	33	31.7	21	33.9
	B. 社会主流价值观	51	30.7	30	28.8	21	33.9
	C. 积极健康的价值观	147	88.6	90	86.5	57	91.9
	D. 多元价值理念，尊重不同的价值选择	113	68.1	77	74.0	36	58.1
	E. 其他（请列出）	2	1.2	2	1.9	0	0.0

在工作年限维度上，对于选项 B，工作年限超过 5 年教师的选择比例比工作年限少于 5 年的教师高出约 6 个百分点，而对于选项 A 和 D，则是工作年限少于 5 年的教师的选择比例比超过 5 年的教师分别高出约 8 和 6 个百分点（表 3-20）。

表 3-20 心理健康教育中的价值观引导的内容：工作年限（$n=161$，72/89）

内容	选项	总选择人数	百分比	5 年以下选择人数	百分比	5 年以上选择人数	百分比
您认为心理健康教育中的价值观引导应该包括哪些方面？（可多选）	A. 社会主义核心价值观	51	31.7	26	36.1	25	28.1
	B. 社会主流价值观	48	29.8	19	26.4	29	32.6
	C. 积极健康的价值观	143	88.8	65	90.3	78	87.6
	D. 多元价值理念，尊重不同的价值选择	109	67.7	51	70.8	58	65.2
	E. 其他（请列出）	2	1.2	1	1.4	1	1.1

（2）心理健康教育中价值观引导存在的主要问题

本题共有 7 个明确选项。从总体上看，选择比例由高到低的顺序依次为：D—E—G—F—A—B—C。在年龄维度上，对于选项 A、B、C、E 和 F，35 岁以上教师的选择比例比 35 岁以下教师分别高出约 5、5、9、8 和 9 个百分点；对于选项 D 和 G，则是 35 岁以下教师的选择比例比 35 岁以上教师均高出约 13 和 7 个百分点（表 3-21）。

表 3-21 心理健康教育在价值观引导上存在的主要问题：总体与年龄（$n=165$，103/62）

内容	选项	总选择人数	百分比	35 岁以下选择人数	百分比	35 岁以上选择人数	百分比
您认为心理健康教育在价值观引导上存在的主要问题是什么？（可多选）	A. 教师缺乏价值观引导的意识	37	22.4	21	20.4	16	25.8
	B. 缺乏明确的社会主义核心价值观引导	24	14.5	13	12.6	11	17.7
	C. 缺乏明确的社会主流价值观引导	23	13.9	11	10.7	12	19.4
	D. 把心理健康教育等同于价值观教育，说教严重	114	69.1	76	73.8	38	61.3
	E. 否认心理健康教育的价值引导功能	72	43.6	42	40.8	30	48.4
	F. 心理咨询中过于强调价值中立，忽视价值干预	65	39.4	37	35.9	28	45.2
	G. 心理咨询中有过多的价值干预	68	41.2	45	43.7	23	37.1
	H. 其他（请列出）	2	1.2	2	1.9	0	0.0

在工作年限维度上，对于选项 A、C 和 E，工作年限超过 5 年教师的选择比

例比工作年限少于 5 年的教师高出约 8、12 和 9 个百分点；对于选项 D，则是工作年限少于 5 年教师的选择比例比工作年限超过 5 年教师高出约 14 个百分点，其余选项的选择比例相差不大（表 3-22）

表 3-22　心理健康教育在价值观引导上存在的主要问题：工作年限（$n=160$，71/89）

内容	选项	总选择人数	百分比	5 年以下选择人数	百分比	5 年以上选择人数	百分比
您认为心理健康教育在价值观引导上存在的主要问题是什么？（可多选）	A. 教师缺乏价值观引导的意识	36	22.5	13	18.3	23	25.8
	B. 缺乏明确的社会主义核心价值观引导	24	15.0	10	14.1	14	15.7
	C. 缺乏明确的社会主流价值观引导	22	13.8	5	7.0	17	19.1
	D. 把心理健康教育等同于价值观教育，说教严重	109	68.1	54	76.1	55	61.8
	E. 否认心理健康教育的价值引导功能	71	44.4	28	39.4	43	48.3
	F. 心理咨询中过于强调价值中立，忽视价值干预	64	40.0	30	42.3	34	38.2
	G. 心理咨询中有过多的价值干预	66	41.2	31	43.7	35	39.3
	H. 其他（请列出）	2	1.2	1	1.4	1	1.1

（3）心理健康教育中价值观引导需要注意的问题

本题共有 7 个明确选项。从总体上看，选择比例由高到低的顺序依次为：E—G—F—D—A—B—C。在年龄维度上，对于选项 A、B 和 C，35 岁以上教师的选择比例比 35 岁以下教师分别高出约 8、6 和 16 个百分点；对于选项 D、E 和 G，则是 35 岁以下教师的选择比例比 35 岁以上教师分别高出约 5、10 和 13 个百分点，只有选项 F 的选择比例差异不大（表 3-23）。

表 3-23　心理健康教育价值观引导需要注意的问题：总体与年龄（$n=165$，103/62）

内容	选项	总选择人数	百分比	35 岁以下选择人数	百分比	35 岁以上选择人数	百分比
您认为心理健康教育在价值观引导方面需要注意什么？（可多选）	A. 教师应具有明确的价值观引导意识	48	29.1	27	26.2	21	33.9
	B. 要有明确的社会主义核心价值观引导	44	26.7	25	24.3	19	30.6
	C. 要有明确的社会主流价值观引导	42	25.5	20	19.4	22	35.5
	D. 心理健康教育的价值引导应该是隐性而不是显性的	74	44.8	48	46.6	26	41.9

续表

内容	选项	总选择人数	百分比	35岁以下选择人数	百分比	35岁以上选择人数	百分比
您认为心理健康教育在价值观引导方面需要注意什么？（可多选）	E. 把握好价值引导的度，切忌把心理健康教育等同于价值观教育	138	83.6	90	87.4	48	77.4
	F. 心理健康教育的价值引导应该坚持一元价值与多元价值相统一	79	47.9	50	48.5	29	46.8
	G. 心理咨询中要处理好价值中立与价值干预的关系	112	67.9	75	72.8	37	59.7
	H. 其他（请列出）	1	0.6	1	1.0	0	0.0

在工作年限维度上，对于选项 A 和 C，工作年限超过 5 年教师的选择比例比工作年限少于 5 年教师分别高出约 5 和 8 个百分点；对于选项 E 和 G，则是工作年限少于 5 年教师的选择比例比工作年限超过 5 年教师均高出约 9 个百分点，其余选项的选择比例相差不大（表 3-24）。

表 3-24　心理健康教育价值观引导需要注意的问题：工作年限（n=160，71/89）

内容	选项	总选择人数	百分比	5年以下选择人数	百分比	5年以上选择人数	百分比
您认为心理健康教育在价值观引导方面需要注意什么？（可多选）	A. 教师应具有明确的价值观引导意识	47	29.4	19	26.8	28	31.5
	B. 要有明确的社会主义核心价值观引导	41	25.6	19	26.8	22	24.7
	C. 要有明确的社会主流价值观引导	41	25.6	15	21.1	26	29.2
	D. 心理健康教育的价值引导应该是隐性而不是显性的	73	45.6	31	43.7	42	47.2
	E. 把握好价值引导的度，切忌把心理健康教育等同于价值观教育	136	85.0	64	90.1	72	80.9
	F. 心理健康教育的价值引导应该坚持一元价值与多元价值相统一	76	47.5	35	49.3	41	46.1
	G. 心理咨询中要处理好价值中立与价值干预的关系	109	68.1	52	73.2	57	64.0
	H. 其他（请列出）	1	0.6	0	0.0	1	1.1

（二）心理健康教育价值承载的现状分析

根据问卷调查获得的数据结果，我们从 5 个方面对教师关于心理健康教育价值承载的基本观点、具体看法和现实态度作进一步的具体阐述。

1. 关于心理健康教育中的价值导向和价值观引导的观点

1）绝大多数教师对心理健康教育课程和活动中的价值导向持肯定意见，且有6成教师对心理咨询中的价值导向持肯定看法。调查数据显示，有90%以上的教师认为，心理健康教育的课程教学和活动中有价值导向，且35岁以上教师的选择比例高达96.5%和93.0%，工作年限为5年以下教师的选择比例也分别达到94.4%和91.6%。但对于心理咨询，只有59.1%的人认为有价值导向，有37.7%的人认为没有价值导向。不同年龄与工作年限的教师在这一看法上差异不大（表3-1，表3-2）。

2）绝大多数教师赞同心理健康教育课程和活动中有价值观引导，且有过半教师赞同心理咨询中有价值观引导。调查数据表明，总体上，教师对心理健康教育的课程教学和活动中的价值观引导所持意见与价值导向的观点基本一致，有90%左右的教师认为心理健康教育的课程教学和活动中有价值观引导，且不同年龄与工作年限的差异性不大；但对心理咨询中的价值观引导，都只有约51%的人认可，虽然在年龄维度上差异性不大，但在工作年限上，5年以上教师对"心理咨询有价值观引导"的选择比例（55.4%）高于5年以下教师（45.7%）近11个百分点，说明工作年限长的教师中有更多的人认为心理咨询有价值观引导。约有43.0%的教师认为心理咨询中没有价值观引导，且35岁及以下教师的选择比例（45.0%）高于35岁及以上教师（39.7%）约5个百分点，5年以下工作年限教师对心理咨询没有价值观引导的选择比例（48.6%）高于5年以上工作年限教师（38.6%）10个百分点，表现出一定的差异性（表3-3，表3-4）。

以上说明，在教师心目中，绝大多数人都认为心理健康教育的课程教学和教育活动中有价值导向和价值观引导，但对心理咨询中的价值导向与价值观引导的看法认同度较低，且有一定差异，表现在年龄大、工作年限长的教师中有更多的人认为心理咨询有价值观引导。

2. 对心理健康教育课程教学中价值承载问题的看法

心理健康教育课程教学主要是对大学生进行比较系统的心理健康知识教育和心理调适技能训练，它是对大学生进行普及性心理健康教育的基本形式和主要渠道。心理健康教育课程教学的价值承载，体现于课程教学的价值导向与具体的价值观引导上，下面是对这一问题调查结果的具体分析。

（1）对心理健康教育课程教学中价值导向的看法

1）总体上，教师更认可积极健康的价值导向与多元价值选择，也有部分教师认为要有核心价值观与主流价值观的价值导向。在所有选项中，最高选择比例是"坚持积极健康的价值导向"和"树立多元价值观理念，尊重不同的价值选择"，分别为85.5%和71.7%，但选择"坚持社会主义核心价值观导向"和"坚持社会主流价值观导向"的比例也分别有 37.3%和 29.5%（表3-5）。这说明教师最认同的是在课程教学中，能够有积极健康的价值导向，同时承认多元价值观念的存在和尊重学生的价值选择，但也有约1/3 的教师认为，应该坚持社会主义核心价值观和主流价值观导向。

2）在年龄维度上，年轻教师比年长教师更强调坚持积极健康的价值导向，更强调多元价值理念和尊重学生的价值选择。调查数据显示，对选项"坚持积极健康的价值观导向"和"树立多元价值观理念，尊重不同的价值选择"，35 岁以下的教师的选择比例（88.5%和 76.0%）比 35 岁以上的教师（80.6%和 64.5%）分别高出约 8 和 12 个百分点，其他选项差别不大（表3-5）。这说明，35 岁以下的教师不仅强调坚持积极健康的价值观引导，也更重视多元价值理念和尊重学生的价值选择。

3）在工作年限维度上，工作年限长的教师比工作年限短的教师对价值多元和不作直接的价值观引导更持谨慎态度。在工作年限维度上，不管工作时间长短，都比较认同坚持积极健康的价值观导向，但对选项"树立多元价值观理念，尊重不同的价值选择"和"不作直接的价值观引导，但在内容中隐含有积极的价值取向"，工作年限少于5 年教师的选择比例（76.4%和 55.6%）比工作年限超过5 年教师（66.3%和 50.6%）分别高出约 10 和 5 个百分点（表 3-6）。这说明工作年限越长，对树立价值多元理念和不作直接的价值观引导就越持谨慎的态度。

（2）在心理健康教育课程教学中如何对待和处理价值观问题

1）课程教学中几乎所有教师都会进行价值观引导，依次是积极健康价值观、多元价值观和核心价值观，至少也会坚持积极向上的价值理念。调查数据显示，总体上，选择比例在前 3 名的选项依次是"引导学生树立积极健康的价值观"（81.3%）、"引导学生树立多元价值观理念"（50.0%）和"没有明显的价值观引导，但在教学中坚持积极向上的价值理念"（47.0%）；选项"引导学生坚持社会主义核心价值观"名列第 4 位，为31.9%。值得注意的是，仅有1人选择了选项"从来没有价值观引导意识，也未作价值观引导"（表 3-7）。这说明，几乎所有教师都会有价值观的引导，且是正向和积极健康的，极少数教师是从来没有价值观引导意识且未作价值观引导。在具体教学中，教师直接或间接地引导最多的是积极健康的价值观，其次是多元价值观，约有1/3 的教师表示会引导学生坚持社会主义核心价值观，1/4 的教师表示会引导社会主流价值观，有近一半的教师表示，虽然没有明显的价值观引导，但会在教学中坚持积极向上的价值理念。

2）在年龄维度上，年长教师比年轻教师更重视社会核心价值观和主流价值观的引导，年轻教师比年长教师更重视在教学中坚持积极向上的价值理念。调查数据显示，在年龄维度上，不同年龄段教师，都有约 80%的人选择了"引导学生树立积极健康的价值观"和约50%的人选择了"引导学生树立多元价值观理念"；但

35 岁以上教师对选项"引导学生坚持社会主义核心价值观"和"引导学生坚持社会主流价值观"的选择比例（35.5%和 29.0%）比 35 岁以下教师的选择比例（29.8%和 22.1%）分别高出约 6 和 7 个百分点，对选项"没有明显的价值观引导，但在教学中坚持积极向上的价值理念"，则是 35 岁以下教师的选择比例（51.0%）比 35 岁以上教师（40.3%）高出约 11 个百分点（表 3-7）。这说明，年长教师比年轻教师更重视社会主义核心价值观和社会主流价值观的引导，而年轻教师更重视在教学中坚持积极向上的价值理念。

3）在工作年限维度上，工作年限短的教师更重视社会核心价值观的引导和坚持积极向上的价值理念，工作年限长的教师则更注重主流价值观的引导。调查数据显示，在工作年限维度上，多数选项的选择比例差异不大。但对选项"引导学生坚持社会主义核心价值观"和"没有明显的价值观引导，但在教学中坚持积极向上的价值理念"，工作年限少于 5 年教师的选择比例（36.1%和 54.2%）比工作年限超过 5 年教师（27.0%和 43.8%）分别高出约 9 和 10 个百分点；在选项"引导学生坚持社会主流价值观"上，则是工作年限超过 5 年教师的选择比例（27.0%）比少于 5 年教师（20.8%）高出约 6 个百分点（表3-8）。由此可见，工作年限短的教师比工作年限长的教师有更多的人重视社会核心价值观的引导和在教学中坚持积极向上的价值理念，工作年限长的教师则有更多人注重主流价值观的引导。

3. 对心理健康教育活动中价值承载问题的具体看法

高校的心理健康教育活动是以学生为主体，以普及心理健康知识和提高心理素质为目标的校园文化活动。在活动中，学生是主角，教师是配角；学生积极参与并发挥主体作用，教师只是协助和引导学生完成各项活动。心理健康教育活动中的价值承载与课程教学有共同之处，但也有自己的特点。

（1）心理健康教育活动中应该有怎样的价值导向

1）总体上，最为认可的价值导向是坚持积极健康的价值观和树立多元价值理念，极少数人认为要批判不合理价值观念和坚持价值中立。调查数据显示，在 7 个明确选项中，选择比例最高的是"坚持积极健康的价值观导向"和"树立多元价值观理念，尊重不同的价值选择"，分别为 79.5%和 62.7%，其次是"不作直接的价值观引导，但在活动设计中有积极的价值取向"和"坚持社会主义核心价值观导向"，分别为 43.4%和 30.1%，"坚持社会主流价值观导向"的也有 25.9%，但对"批判不合理价值观念，引导合理正确的价值观"和"坚持价值中立，不作价值引导与评价"分别只有 12.7%和 10.2%（表 3-9）。这说明教师最为认可的价值导向是"坚持积极健康的价值观和树立多元价值理念"，其次是"不作直接的价值观引导，但在活动设计中有积极的价值取向和坚持社会主义核心价值观"，只有极少数教师认为要"批判不合理价值观念和坚持价值中立"。

2）在年龄维度上，年长教师更重视社会主流价值观导向，年轻教师更强调多元价值理念和价值中立，不主张作价值评价和直接的价值观引导。调查数据显示，对选项"坚持社会主流价值观导向"，35 岁以上教师的选择比例（33.9%）比35 岁以下教师（21.2%）高出约 13 个百分点；对于选项"树立多元价值观理念，尊重不同的价值选择"和"不作直接的价值观引导，但在活动设计中有积极的价值取向"，则是 35 岁以下教师的选择比例（67.3%和 47.1%）比 35 岁以上教师的选择比例（54.8%和 37.1%）分别高出约 13 和 10 个百分点；在"坚持价值中立，不作价值引导与评价"选项上，35 岁以下教师的选择比例（12.5%）也比 35 岁以上教师（6.5%）高出 6 个百分点（表 3-9）。这说明，年长者似乎更重视社会主流价值观导向，年轻者则更强调多元价值理念，虽然认为在活动设计中要有积极的价值取向，但不太主张有直接的价值观引导。而在价值中立的观点上，虽然认同的人数很少，但年轻教师的选择比例高出年长者近一半，一定程度上也说明年轻教师比年长教师更主张价值中立。

3）在工作年限维度上，工作年限长的教师更坚持社会主流价值观导向，工作年限短的教师更强调多元价值理念和价值中立，不主张作价值评价和直接的价值观引导。调查数据显示，对选项"坚持社会主流价值观导向"，工作年限超过 5 年教师的选择比例（28.1%）比少于 5 年教师（22.2%）高出约 6 个百分点；对选项"树立多元价值观理念，尊重不同的价值选择"和"不作直接的价值观引导，但在活动设计中有积极的价值取向"，则是工作年限少于 5 年教师的选择比例（69.4%和 54.2%）比超过 5 年教师（56.2%和 37.1%）分别高出约 13 和 17 个百分点；在选项"坚持价值中立，不作价值引导与评价"上，工作年限少于 5 年教师的选择比例（13.9%）比工作年限高于 5 年教师的选择比例（7.9%）也高出 6 个百分点（表 3-10）。这同样说明，工作年限长的教师似乎更重视社会主流价值观导向，工作年限短的教师则更强调多元价值理念，虽然也认为在活动设计中要有积极的价值取向，但同样不太主张有直接价值观引导。在价值中立的观点上，工作年限短的教师的选择比例高出工作年限长的教师近一半。

（2）在组织或参与心理健康教育活动中如何对待和处理价值观问题

1）总体上看，绝大多数教师会引导学生树立积极健康的价值观，部分教师坚持社会主义核心价值观和社会主流价值观的引导，几乎没有教师不作任何的价值引导。调查数据显示，总体上看，选择比例最高的是"引导学生树立积极健康的价值观"选项，为 79.5%。其余依次是："引导学生树立多元价值观理念"（51.2%）、"没有明显的价值引导，但活动中坚持积极向上的价值理念"（37.3%）、"引导学生坚持社会主义核心价值观"（29.5%）、"引导学生坚持社会主流价值观"（23.5%）和"坚持价值中立，只作价值澄清"（14.5%），选择"从来没有价值观引导的想法，也不作价值观引导"的只有 2 人，占1.2%（表3-11）。由此可见，教师绝大多数都会引导学生树立积极健康的价值观，有过半教师会引导学生树立多元价值观理念，有1/3多的教师表示，没有明显的价值引导，但会在活动中坚持积极向上的价值理念，还有1/4左右的教师会引导学生坚持社会主义核心价值观和社会主流价值观，几乎没有教师不作任何的价值引导，至少也要作价值澄清的工作。

2）在年龄维度上，年长教师更坚持核心价值观和主流价值观引导，年轻教师更重视多元价值观引导和坚持积极向上的价值取向与价值中立。调查数据显示，在年龄维度上，对"引导学生坚持社会主义核心价值观""引导学生坚持社会主流价值观"和"引导学生树立积极健康的价值观"选项，35 岁以上教师的选择比例（35.5%、32.3%和 83.9%）比 35 岁以下教师的选择比例（26.0%、18.3%和76.9%）分别高出约 10、14 和 7 个百分点；而对"引导学生树立多元价值观理念""没有明显的价值引导，但活动中坚持积极向上的价值理念"和"坚持价值中立，只作价值澄清"选项，则是 35 岁以下教师的选择比例（55.8%、42.3%和17.3%）比 35 岁以上教师的选择比例（43.5%、29.0%和9.7%）分别高出约 12、13 和 8 个百分点（表 3-11）。这说明，年长教师更坚持主流价值观和核心价值观引导，年轻教师则更重视多元价值观引导和坚持积极向上的价值取向与价值中立。

3）在工作年限维度上，工作年限长的教师更坚持主流价值观引导，工作年限短的教师更重视多元价值观引导和坚持积极向上的价值取向。调查数据显示，在工作年限维度上，教师的选择比例相差不是太大。差别主要表现在：对于"坚持社会主流价值观"选项，工作年限超过 5 年教师的选择比例（27.0%）比工作年限少于 5 年教师的选择比例（18.1%）高出约 9 个百分点，对"引导学生树立多元价值观理念"和"没有明显的价值引导，但活动中坚持积极向上的价值理念"选项，则是工作年限少于 5 年教师的选择比例（54.2%、44.4%）比超过 5 年教师（48.3%、33.7%）分别高出约 6 和 11 个百分点（表 3-12）。这表明，工作年限长的教师比工作年限短的教师更坚持主流价值观引导，工作年限短的教师比工作年限长的教师更重视多元价值观引导和坚持积极向上的价值取向。

需要指出的是，教师对于心理健康教育活动中的价值导向与价值引导的看法，与心理健康教育课程教学较为相近，反映了教师在对待这两项内容上认知的一致性。另外，35 岁以下教师与工作年限少于 5 年的教师、35 岁以上教师与工作年限超过 5 年的教师在选择比例上比较接近，观点也有高度一致性，这可能是由于两者有较大的重合性（即年轻者的工作年限也相对短）造成的。从另一角度看，这也证明问卷调查有较高的信度。

4. 对心理咨询中价值承载问题的具体看法

高校的心理咨询主要是针对大学生进行的个体咨询与团体咨询（或辅导），本研究更侧重于探讨个体心理咨询中的价值承载问题。高校的个体心理咨询既包括发展性咨询，也包括健康性咨询，但以发展性心理咨询为主。因此，其中的价值承载不可忽视，对这一问题的看法也显得比在课程教学和活动中的价值承载更为复杂。

（1）心理咨询中应该有怎样的价值导向

1）总体上看，心理咨询中的价值导向意识减弱，对价值多元、价值澄清、价值中立等有更多的认同。调查数据显示，选择比例最高的选项是"树立多元价值观理念，尊重来访者的价值选择"和"坚持积极健康的价值观导向"，分别为56.6%和55.4%，较之心理健康教育课程教学与活动，其选择比例低了许多。对选项"坚持社会主义核心价值观导向"和"坚持社会主流价值观导向"的选择比例分别是24.1%和20.5%，也有一定下降。对选项"帮助来访者澄清不合理价值观念，并引导其选择合理的价值观念""不作直接的价值观引导，但会鼓励来访者选择积极向上的价值观"和"咨询前期坚持价值中立，后期进行适度价值引导，全程不对来访者进行价值评判"的选择比例分别是32.5%、38.0%和35.5%，人数都占1/3 左右。（表3-13）。以上说明，在心理咨询中，教师价值导向的意识趋向减弱，对社会主义核心价值观和主流价值观的引导也有所下降，但对价值多元、价值澄清、价值中立等则有更多的认同。

2）在年龄维度上，年长教师有更多的人认同积极健康的价值观导向，年轻教师有更多的人认同价值中立和不作价值引导与评价。调查数据显示，对选项"坚持积极健康的价值观导向""坚持社会主流价值观导向"和"不作直接的价值观引导，但会鼓励来访者选择积极向上的价值观"，35 岁以上教师的选择比例（64.5%、24.2%和 43.5%）比 35 岁以下教师的选择比例（50.0%、18.3%和34.6%）分别高出约 15、6 和 9 个百分点；而在"坚持价值中立，不作任何的价值引导与评价"选项上，则是 35 岁以下教师的选择比例（19.2%）比 35 岁以上教师（6.5%）高出近 13 个百分点（表3-13）。这说明，在心理咨询中，年长教师有更多的人认同坚持积极健康的价值观导向，坚持社会主流价值观导向和鼓励来访者选择积极向上的价值观，年轻教师有更多的人认同价值中立和对来访者不作任何的价值引导与评价。

3）在工作年限维度上，工作年限长的教师有更多的人坚持积极健康的价值观导向，工作年限短的教师有更多的人主张价值澄清和价值中立。调查数据显示，对选项"坚持积极健康的价值观导向"，工作年限超过 5 年教师的选择比例（60.7%）比工作年限少于 5 年教师的选择比例（48.6%）高出约 12 个百分点，而对选项"帮助来访者澄清不合理价值观念，并引导其选择合理的价值观念"和"咨询前期坚持价值中立，后期进行适度价值引导，全程不对来访者进行价值评判"，则是工作年限少于 5 年教师的选择比例（40.3%、44.4%）比工作年限超过 5 年教师的选择比例（27.0%、31.5%）均高出约 13 个百分点（表 3-14）。这说明，在心理咨询中，工作年限长的教师有更多的人坚持积极健康的价值观导向，而工作年限短的教师有更多的人主张价值澄清后再引导其选择合理的价值观念，或者咨询前期坚持价值中立，后期进行适度的价值引导，全程不对来访者进行价值评判。

（2）在心理咨询中如何对待和处理价值观问题

1）总体上，有过半教师会引导学生树立积极健康的价值观，也有 4 成左右的教师主张价值中立不作明显的价值引导，有 2 成教师坚持社会主义核心和主流价值观引导。调查数据显示，总体上看，在各选项中，选择比例最高的是"引导学生树立积极健康的价值观"，为 57.8%，其余选项均未达到 50% 以上；对"没有明显的价值引导，但坚持积极向上的价值理念""引导学生树立多元价值观理念"和"坚持价值中立，只作价值澄清"，其选择比例依次是 42.2%、35.5% 和 34.9%；对选项"引导学生坚持社会主义核心价值观"和"引导学生坚持社会主流价值观"，选项分别是 23.5% 和 19.3%（表3-15）。这说明，有过半教师在心理咨询中会引导学生树立积极健康的价值观，超过 4 成教师会引导学生树立多元价值观，约有 1/3 的教师比较坚持价值中立，只作价值澄清，不作明显的价值引导，另外，引导学生坚持社会主义核心价值观和主流价值观约保持在 20%。

2）在年龄维度上，年长教师有更多的人会引导学生坚持社会主流价值观和树立积极健康的价值观，年轻者则有更多的人坚持价值中立，只作价值澄清，不作明显的价值引导。调查数据显示，对选项"引导学生坚持社会主流价值观"和"引导学生树立积极健康的价值观"，35 岁以上教师的选择比例（27.4% 和 69.4%）比 35 岁以下教师（14.4% 和 51.0%）分别高出约 13 和 18 个百分点；对选项"坚持价值中立，只作价值澄清"和"没有明显的价值引导，但坚持积极向上的价值理念"，则是 35 岁以下教师的选择比例（39.4% 和 45.2%）比 35 岁以上教师的选择比例（27.4% 和 37.1%）分别高出近 12 和 8 个百分点，其余选项的选择比例相差不大（表 3-15）。这说明，在心理咨询中，年长教师有更多的人会引导学生坚持社会主流价值观和树立积极健康的价值观，年轻教师则有更多的人会坚持价值中立，只作价值澄清，不过虽然没有明显地进行价值引导，但还是会坚持积极向上的价值理念。

3）在工作年限维度上，工作年限长的教师更倾向于引导学生树立积极健康的价值观，工作年限短的教师则更倾向于坚持价值中立，只作价值澄清，不作明显的价值引导。调查数据显示，在工作年限维度上，选择比例的差异不明显。不同的是，对选项"引导学生树立积极健康的价值观"，工作年限超过 5 年教师的选择比例（60.7%）比工作年限少于 5 年教师的选择比例（54.2%）高出约 7 个百分点，而对选项"引导学生树立多元价值观理念""坚持价值中立，只作价值澄清"和"没有明显的价值引导，但坚持积极向上的价值理念"，则是工作年限少于 5 年教师的选择比例（38.9%、40.3%和 47.2%）比工作年限超过 5 年教师的选择比例（31.5%、29.2%和 40.4%）分别高出约 7、11 和 7 个百分点（表3-16）。这说明，在心理咨询中，工作年限长的教师更倾向于引导学生树立积极健康的价值观，工作年限短的教师则更倾向于坚持价值中立，只作价值澄清，不作明显的价值引导，但也会坚持积极向上的价值理念。

（3）对心理咨询中的价值中立的理解

1）总体上，教师认为价值中立就是尊重来访者的价值观，不把自己的价值观强加给来访者和不对来访者进行道德评价，但并非不作价值引导。调查数据显示，总体上看，选择比例最高的选项是"价值中立就是尊重来访者的价值观和价值选择"（83.1%）和"价值中立就是不把自己的价值观强加给来访者"（74.1%），其后依次是"价值中立就是不对来访者进行道德评价"（58.4%）、"价值中立就是只作价值澄清，不作价值干预"（46.4%）、"价值中立不否定价值引导，但不作直接的价值观说教"（42.2%）和"价值中立就是完全不作价值引导，始终保持中立态度"（12.7%）（表 3-17）。这说明，对价值中立的看法，教师最认同的三个说法是："价值中立就是尊重来访者的价值观和价值选择""价值中立就是不把自己的价值观强加给来访者"和"价值中立就是不对来访者进行道德评价"；有 4 成多的教师认为，价值中立虽然不否定价值引导，但更多的是作价值澄清，而不是作直接的价值观说教。只有 1 成多的人认为价值中立就是完全不作价值引导，始终保持中立态度。

2）在年龄维度上，年长的教师更倾向于认为价值中立就是不对来访者进行道德评价，年轻的教师更倾向于认为价值中立就是尊重来访者的价值观和只作价值澄清不作价值干预。调查数据显示，只有对选项"价值中立就是不对来访者进行道德评价"，35 岁以上教师的选择比例（67.7%）比 35 岁以下教师（52.9%）高出近 15 个百分点；对选项"价值中立就是尊重来访者的价值观和价值选择"和"价值中立就是只作价值澄清，不作价值干预"，则是 35 岁以下教师的选择比例（85.6%和 49.0%）比 35 岁以上教师（79.0%和 41.9%）均高出约 7 个百分点，其余选项的选择比例相差不大（表 3-17）。这说明，年长的教师更倾向于认为，价值中立就是不对来访者进行道德评价，年轻教师更倾向于认为，价值中立就是尊重来访者的价值观和价值选择，就是只作价值澄清，不作价值干预。

3）在工作年限维度上，年轻的教师更认同价值中立就是不把自己的价值观强加给来访者和不对来访者进行道德评价，年长的教师则对价值中立就是始终保持中立态度和完全不作价值引导有更多的关注与更深的认识。调查数据显示，对"价值中立就是尊重来访者的价值观和价值选择"，工作年限少于 5 年的教师与超过 5 年教师的选择比例相近，分别为 86.1%和 82.0%，但对选项"价值中立就是不把自己的价值观强加给来访者"和"价值中立就是不对来访者进行道德评价"，工作年限少于 5 年教师的选择比例（86.1%和 62.5%），比工作年限超过 5 年教师的选择比例（67.4%和 55.1%）分别高出近 19 和 7 个百分点；只有在选项"价值中立就是完全不作价值引导，始终保持中立态度"上，工作年限超过 5 年教师的选择比例（15.7%）比工作年限少于 5 年教师（6.9%）高出约 9 个百分点（表 3-18）。这说明，不同工作年限的教师，绝大多数都认同价值中立就是尊重来访者的价值观和价值选择。但年轻教师对"价值中立就是不把自己的价值观强加给来访者"和"价值中立就是不对来访者进行道德评价"有更高的认同，年长教师则对"价值中立就是完全不作价值引导，始终保持中立态度"有更多的关注与更深的认识。

总之，教师在对价值中立的认识上有一定差异，但也有较大的一致性。在对价值中立的理解上也具有相对性，并不绝对化。在心理咨询中坚持价值引导的教师仍占绝大多数，只是价值引导的程度和侧重点不同而已，只有极少数教师从来没有价值引导的想法，也从不作价值观引导。

5. 对心理健康教育中价值承载问题的总体看法

心理健康教育的价值承载主要表现为课程教学、课外活动和心理咨询中的价值导向与价值观引导，它们的具体内容、存在的问题及应该注意的问题也是值得关注的，对此，主要设计了三个问题进行调查。

（1）心理健康教育中价值观引导的内容

心理健康教育中价值观引导的内容应该是丰富多样的，也很难非常具体化地呈现，因此，在这里也只能是概括性的表述。

1）总体上，教师对引导积极健康的价值观认同度最高，对引导社会主义核心和主流价值观的认同也有相当的比例。调查数据显示，选择比例最高的选项是"积极健康的价值观"，达 88.6%，其次是"多元价值理念，尊重不同的价值选择"，有68.1%，对"社会主义核心价值观"和"社会主流价值观"的选择比例分别是 32.5%和 30.7%（表 3-19）。这说明，教师对引导积极健康的价值观认同度最高，其次是传递多元价值理念，有约1/3 的教师认为价值观引导应包括社会主义核心价值观和主流价值观。

2）在年龄维度上，年长教师更认同积极健康的价值观和社会核心价值观与主流价值观的引导，年轻教师则更认同对多元价值理念的传递。调查数据显示，对选项"社会主流价值观"和"积极健康的价值观"，35 岁以上教师的选择比例

（33.9%和91.9%）比35岁以下教师的选择比例（28.8%和86.5%）分别高出约5个百分点，但对选项"多元价值理念，尊重不同的价值选择"，则是35岁以下教师的选择比例（74.0%）比35岁以上教师的选择比例（58.1%）高出约16个百分点（表3-19）。这说明，在价值观引导的内容上，年长教师对积极健康的价值观和社会核心与主流价值观的引导比年轻教师有更多的认同，而年轻教师则对多元价值理念的传递比年长教师有更多的认同，而且后者的差别更为明显。

3）在工作年限维度上，工作年限短的教师有更多的人认同社会主义核心价值观和多元价值理念的引导，工作年限长的教师有更多的人认同主流价值观的引导。调查数据显示，对选项"社会主流价值观"，工作年限超过5年教师的选择比例（32.6%）比工作年限少于5年教师的选择比例（26.4%）高出约6个百分点，而对选项"社会主义核心价值观"和"多元价值理念，尊重不同的价值选择"，则是工作年限少于5年教师的选择比例（36.1%和70.8%）比工作年限超过5年教师的选择比例（28.1%和65.2%）分别高出约8和6个百分点，对选项C的选择比例差异不大（表3-20）。这说明，不同工作年限教师的选择比例差异较小，他们对引导积极健康的价值观的意见基本一致，相比之下，工作年限短的教师有更多的人认同对社会主义核心价值观和多元价值理念的引导，工作年限长的教师有更多的人认同对主流价值观的引导。

（2）心理健康教育中价值观引导存在的主要问题

1）总体上看，主要问题是或过多价值观教育与干预，或忽视价值观引导与干预。调查数据显示，选择比例最高的是"把心理健康教育等同于价值观教育，说教严重"，占69.1%；选项"否认心理健康教育的价值引导功能"（43.6%）、"心理咨询中过于强调价值中立，忽视价值干预"（39.4%）和"心理咨询中有过多的价值干预"（41.2%）的选择比例都在40%左右，其他选项的选择比例在20%左右（表3-21）。这说明，选题所列各种问题都有一定程度的存在，但教师认为最为严重的还是把心理健康教育等同于价值观教育，或者说在教学与活动中没能很好地划清心理健康教育与思想政治教育的界线。但也有相当部分教师否认心理健康教育的价值引导功能，这种两极情况在心理咨询中也存在，要么是有过多的价值干预，要么是过于强调价值中立而忽视价值干预。

2）在年龄维度上，对于存在的主要问题，年轻教师更多地认为是过多的价值观教育与价值干预，年长教师则更多地认为是缺乏必要的价值观教育与价值干预。调查数据显示，除对"把心理健康教育等同于价值观教育，说教严重"和"心理咨询中有过多的价值干预"两个相关联的选项，35岁以下教师的选择比例（73.8%和43.7%）比35岁以上教师的选择比例（61.3%和37.1%）分别高出约13和7个百分点外，对选项"教师缺乏价值观引导的意识""缺乏明确的社会主义核心价值观引导""缺乏明确的社会主流价值观引导""否认心理健康教育的价值引导功能"和"心理咨询中过于强调价值中立，忽视价值干预"，35 岁以上教师的选择比例（25.8%、17.7%、19.4%、48.4%和 45.2%）比 35 岁以下教师的选择比例（20.4%、12.6%、10.7%、40.8%和 35.9%）分别高出约 5、5、9、8 和 9 个百分点（表3-21）。这表明，对心理健康教育价值观引导中存在的主要问题，年轻教师更多地认为是有过多的价值观教育与价值干预，而年长教师更多地认为是缺乏明确的价值观引导，否认价值引导功能和过于强调价值中立而忽视价值干预。

3）在工作年限维度上，对于存在的主要问题，工作年限短的教师更多地认为是把心理健康教育等同于价值观教育，工作年限长的教师更多地认为是否认价值引导功能和缺乏价值引导意识，以及对社会主流价值观的引导。调查数据显示，除对选项"把心理健康教育等同于价值观教育，说教严重"，工作年限少于 5 年教师的选择比例（76.1%）比工作年限超过 5 年教师的选择比例（61.8%）高出约 14 个百分点外，对选项"教师缺乏价值观引导的意识""缺乏明确的社会主流价值观引导"和"否认心理健康教育的价值引导功能"，则是工作年限超过 5 年教师的选择比例（25.8%、19.1%和 48.3%）比工作年限少于5 年教师的选择比例（18.3%、7.0%和 39.4%）高出约 8、12 和 9 个百分点；其余选项的选择比例相差不大（表3-22）。这说明，对心理健康教育的价值观引导中存在的主要问题，工作年限短的教师更多地认为是把心理健康教育等同于价值观教育，而工作年限长的教师更多地认为是否认价值引导功能和缺乏价值引导意识，以及对社会主流价值观的引导。

（3）心理健康教育中价值观引导方面需要注意的问题

1）总体上看，是要把握好心理健康教育价值引导的度，并在心理咨询中处理好价值中立与价值干预的关系。调查数据显示，选择比例最高的是选项"把握好价值引导的度，切忌把心理健康教育等同于价值观教育"，达 83.6%；其次是"心理咨询中要处理好价值中立与价值干预的关系"，为 67.9%；选项"心理健康教育的价值引导应该是隐性而不是显性的"和"心理健康教育的价值引导应该坚持一元价值与多元价值相统一"的选择比例分别是 44.8%和 47.9%，其余的"教师应具有明确价值观引导意识""要有明确的社会主义核心价值观引导"和"要有明确的社会主流价值观引导"选项的选择比例在 25%～30%（表 3-23）。这说明，心理健康教育在价值观引导方面需要注意的问题，最主要的是要把握好价值引导的度，不把心理健康教育等同于价值观教育，并且在心理咨询中处理好价值中立与价值干预的关系；其次是要明确心理健康教育的价值引导应该是隐性而不是显性的，应该坚持一元价值与多元价值相统一。也有约1/4 的教师认为，教师应具有明确的价值观引导意识，并要有明确的社会主义核心和主流价值观的引导。

2）在年龄维度上，有更多的年长教师认为要有明确的社会主义核心价值观和主流价值观的引导；有更多的年轻教师认为在心理健康教育中要把握好价值引导的度和在心理咨询中要处理好价值中立与价值干预的关系。调查数据显示，对选项"教师应具有明确价值观引导意识""要有明确的社会主义核心价值观引导"和"要有明确的社会主流价值观引导"，35 岁以上教师的选择比例（33.9%、30.6%和35.5%）比 35 岁以下教师（26.2%、24.3%和 19.4%）分别高出约 8、6 和 16 个百分点，而对选项"心理健康教育的价值引导应该是隐性而不是显性的""把握好价值引导的度，切忌把心理健康教育等同于价值观教育"和"心理咨询中要处理好价值中立与价值干预的关系"，则是 35 岁以下教师的选择比例（46.6%、87.4%和72.8%）比 35 岁以上教师（41.9%、77.4%和 59.7%）分别高出约 5、10 和 13 个百分点（表 3-23）。这说明，对于心理健康教育在价值观引导方面需要注意的问题，更多的年长教师倾向于认为，教师应具有明确的价值观引导意识，特别是要有明确的主流价值观和核心价值观的引导；更多的年轻教师倾向于认为，要明确心理健康教育的价值引导应该是隐性而不是显性的，在心理健康教育中要把握好价值引导的度，在心理咨询中则要处理好价值中立与价值干预的关系。

3）在工作年限维度上，工作年限长的教师更多的是关注教师的价值观引导意识和社会主义核心价值观和主流价值观的引导；工作年限短的教师更多的是重视在心理健康教育中把握好价值引导的度和在心理咨询中处理好价值中立与价值干预的关系。调查数据显示，不同工作年限教师对各选项的选择比例相差不大。不同之处仅仅表现在，对选项"教师应具有明确的价值观引导意识"和"要有明确的社会主流价值观引导"，工作年限超过5年教师的选择比例（31.5%和 29.2%）比工作年限少于5年教师的工作比例（26.8%和 21.1%）高出约5和8个百分点；而对选项"把握好价值引导的度，切忌把心理健康教育等同于价值观教育"和"心理咨询中要处理好价值中立与价值干预的关系"，则是工作年限少于 5 年教师的选择比例（90.1%和 73.2%）比工作年限超过5年教师的工作比例（80.9%和 64.0%）均高出约 9 个百分点（表 3-24）。这说明，心理健康教育在价值观引导方面需要注意的问题，不同工作年限教师的看法相差不大，仅仅是工作年限长的教师更多地关注教师的价值观引导意识和社会主义核心价值观和主流价值观的引导；工作年限短的教师更多地重视在心理健康教育中把握好价值引导的度和在心理咨询中处理好价值中立与价值干预的关系。

本题的选择比例排序与上题（存在的问题）选择比例的总体排序上表现出较强的一致性，说明存在的问题越严重，也就越值得关注。而在年龄与工作年限维度上，无论是对存在问题的认知还是对需要注意问题的关注，也体现出比较强的一致性。

（三）心理健康教育价值承载的基本观点

对调查数据的分析发现，在心理健康教育中的价值承载问题上，教师普遍认为心理健康教育应该有价值导向与价值观的引导，但对应该有什么样的价值导向和如何进行价值观引导上还是存在有不同看法，具体可以总结归纳出如下结论性的观点。

1. 对心理健康教育中是否有价值导向和价值观引导的观点

1）绝大多数教师对心理健康教育课程和活动中的价值导向持肯定意见，且有6成教师对心理咨询中的价值导向持肯定看法。

2）绝大多数教师赞同心理健康教育的课程和活动中有价值观引导，且有过半教师对心理咨询中的价值观引导表示赞同。

2. 对心理健康教育课程教学中的价值导向和价值观引导的观点

1）对心理健康教育课程教学中价值导向的具体观点。总体上，教师更认可积极健康的价值导向与多元价值选择，也有部分教师认为要有核心价值观与主流价值观价值导向；在年龄维度上，年轻教师比年长教师更强调坚持积极健康的价值导向，更强调多元价值理念和尊重学生的价值选择；在工作年限维度上，工作年限长的教师比工作年限短的教师对价值多元和不作直接的价值观引导持更谨慎的态度。

2）在心理健康教育课程教学中如何对待和处理价值观问题的具体观点。总体上，在心理健康教育的课程教学中，几乎所有教师都会进行价值观引导，依次是积极健康价值观、多元价值观和核心价值观，就算不作直接引导，至少也会坚持积极向上的价值理念；在年龄维度上，年长教师比年轻教师更重视社会核心价值观和主流价值观的引导，年轻教师则更重视在教学中坚持积极向上的价值理念；在工作年限维度上，工作年限短的教师有更多的人重视社会核心价值观的引导和坚持积极向上的价值理念，工作年限长的教师则更注重主流价值观的引导。

3. 对心理健康教育活动中的价值导向与价值观引导的观点

1）对心理健康教育活动中应该有怎样的价值导向的具体观点。总体上，最为认可的价值导向是坚持积极健康的价值观和树立多元价值理念，极少数人认为要批判不合理价值观念和引导合理正确的价值观，或者坚持价值中立不作价值引导与评价；在年龄维度上，年长教师更重视社会主流价值观导向，年轻教师更强调多元价值理念和价值中立，不主张作价值评价和直接的价值观引导；在工作年限维度上，工作年限长的教师更坚持社会主流价值观导向，工作年限短的教师更强调多元价值理念和价值中立，不主张作价值评价和直接的价值观引导。

2）在组织或参与心理健康教育活动中，如何对待和处理价值观问题的具体观点。总体上看，绝大多数教师会引导学生树立积极健康的价值观，部分教师坚持社会主义核心价值观和社会主流价值观的引导，几乎没有教师不作任何的价值引导；在年龄维度上，年长教师更坚持积极健康的价值观、核心价值观和主流价值观引导，年轻教师更重视多元价值观引导、积极价值取向和价值中立；在工作年限维度上，工作年限长的教师更坚持主流价值观引导，工作年限短的教师更重视多元价值观引导和积极的价值取向。

4. 对心理咨询中的价值引导和价值中立的观点

1）对心理咨询中应该有怎样的价值导向的具体观点。总体上看，与心理健康教育的课程教学与课外活动相比，对心理咨询进行价值导向的意识减弱，对价值多元、价值澄清、价值中立等则有更多的认同；在年龄维度上，年长教师有更多人认同积极健康的价值观导向，年轻教师有更多人认同价值中立和不作价值引导与评价；在工作年限维度上，年限长的教师有更多人坚持积极健康的价值观导向，年限短的教师有更多人主张价值澄清和价值中立。

2）在心理咨询中如何对待和处理价值观问题的具体观点。总体上，有过半教师会引导学生树立积极健康的价值观，也有4成左右的教师主张价值中立，不作明显价值引导，有2成教师坚持社会主义核心价值观和社会主流价值观引导；在年龄维度上，年长教师有更多的人会引导学生坚持社会主流价值观和树立积极健康的价值观，年轻教师则有更多的人坚持价值中立，只作价值澄清，不作明显的价值引导；在工作年限维度上，工作年限长的教师更倾向于引导学生树立积极健康的价值观，工作年限短的教师则更倾向于坚持价值中立，只作价值澄清，不作明显的价值引导。

3）对心理咨询中的价值中立的具体观点。总体上，教师认为价值中立就是尊重来访者的价值观，不把自己的价值观强加给来访者和不对来访者进行道德评价，但并非不作价值引导；在年龄维度上，年长教师更倾向于认为价值中立就是不对来访者进行道德评价，年轻教师更倾向于认为价值中立就是尊重来访者的价值观和只作价值澄清，不作价值干预；在工作年限维度上，不同工作年限的教师，绝大多数都认同价值中立就是尊重来访者的价值观和价值选择。但年限短的教师对价值中立就是不把自己的价值观强加给来访者和价值中立就是不对来访者进行道德评价有更高的认同，工作年限长的教师则对价值中立就是完全不作价值引导始终保持中立态度有更多的关注与更深的认识。

5. 对心理健康教育中价值观引导的总体观点

1）关于心理健康教育中价值观引导的内容的具体观点。总体上，教师对引导积极健康的价值观认同度最高，对引导社会主义核心价值观和社会主流价值观的认同也有相当的比例；在年龄维度上，年长教师更认同积极健康的价值观、社会主义核心价值观与社会主流价值观的引导，年轻教师则更认同对多元价值理念的传递；在工作年限维度上，不同工作年限的教师对引导积极健康的价值观的意见基本一致，但工作年限短的教师对社会主义核心价值观和多元价值理念引导有较多认同，工作年限长的教师对主流价值观引导有较多认同。

2）关于心理健康教育中价值观引导存在的主要问题的具体观点。总体上看，教师认为主要问题是或过多价值观教育与价值干预，或忽视价值观引导与价值干预；在年龄维度上，年轻教师更多地认为是过多的价值观教育与价值干预，年长教师则更多地认为是缺乏必要的价值观教育与价值干预；在工作年限维度上，工作年限短的教师更多地认为是把心理健康教育等同于价值观教育及有过多的价值教育与价值干预，工作年限长的教师更多地认为是否认价值引导功能和缺乏社会主流价值观引导。

3）关于心理健康教育中价值观引导需要注意的问题的具体观点。总体上看，教师认为最主要的是要把握好心理健康教育价值引导的度，并在心理咨询中处理好价值中立与价值干预的关系；在年龄维度上，有更多年长教师认为要有明确的社会主义核心价值观和社会主流价值观的引导；有更多的年轻教师认为在心理健康教育中，要把握好价值引导的度和在心理咨询中要处理好价值中立与价值干预的关系；在工作年限维度上，工作年限长的教师更多的是关注教师的价值观引导意识、社会主义核心价值观和社会主流价值观的引导；工作年限短的教师更多的是重视在心理健康教育中把握好价值引导的度和在心理咨询中处理好价值中立与价值干预的关系。

（四）心理健康教育价值承载的综合看法

根据对问卷调查结果的分析讨论，可以总结出对心理健康教育价值承载的综合性看法。

1）绝大多数教师认为心理健康教育中应该有价值导向和价值观引导，但有形式与程度的差异。在问卷调查中，教师认为"心理健康教育课程教学和活动中有价值导向"的人数分别达93.1%和90.6%，认为"心理健康教育课程教学和活动中有价值观引导"的人数也有89.2%和91.8%，但认为"心理咨询中有价值导向和价值观引导"的人数分别只有59.1%和51.3%，二者在选择比例上有较大差别（表1-1，表3-3）。这说明，教师认识到心理健康教育的课程教学和活动中的价值引导与心理咨询中的价值引导还是有较大区别的。心理健康教育课程教学和活动都属于"教育"性质，有价值导向和进行价值观引导很正常，是比较容易接受的。但心理咨询从其产生开始就强调价值中立，虽然不同的心理咨询学派的观点也各不相同，甚至有较大区别，但价值中立作为心理咨询的原则仍然被普遍接受。因此，对心理咨询中的价值导向与价值观引导问题也颇有争议，反对的声音也较多。

2）近半数教师认为心理咨询中的价值引导是隐性而不是显性的，不能进行直接或明确的价值观引导，但要坚持积极向上的价值理念。在第 1、2 题中，有 37.7%的教师否认心理咨询中有价值导向，43.0%的教师否认心理咨询中有价值观引导，这与后面第 7 题的相关选项"坚持价值中立，不作任何的价值引导与评价"（13.7%）和第 8 题的相关选项"从来没有价值观引导的想法，也不作价值观引导"（4.2%）的选择比例严重不符，但却与第 8 题的选项"没有明显的价值引导，但坚持积极向上的价值理念"（42.2%）和第 11 题的选项"心理健康教育的价值引导应该是隐性而不是显性的"（44.8%）的选择比例比较接近。因此，前面对心理咨询中价值导向与价值观引导的否认，可以理解为是"不作直接或明显的价值引导"，而不是"不作任何的价值引导与评价"。因此，可以说，教师并不是绝对否认心理咨询的价值导向和价值观的引导，更有可能的是他们反对明显的价值干预或价值干涉。换句话说，他们更倾向于认为，心理咨询中的价值引导是隐性的而不是显性的。

3）在价值引导上，年长或工作年限长的教师的观点和看法更为正统和谨慎，年轻或工作年限短的教师更具有开放和灵活的特点。在不同题目的选项中，基本上呈现出一种趋势，就是年长教师比年轻教师、工作年限长的教师比工作年限短的教师，更认同价值导向，更重视社会主流价值观的引导，重视积极健康的价值观的树立；年轻教师则更推崇多元价值观念，强调坚持价值中立，主张只作价值澄清，不作明显的价值引导等。这说明，年长或工作年限长的教师，更维护价值观传统，对多元价值或价值中立持谨慎态度，而年轻或工作年限短的教师，则更能接受一些新观念，更容易认同价值多元与价值中立，更强调尊重学生的价值选择，不愿意对学生或来访者进行直接的价值引导和价值干预。

4）在具体的价值观引导上，对积极健康的价值观和多元价值理念的引导具有很高的认同度，对社会核心价值观与主流价值观的引导则趋于淡化。在几乎所有涉及"积极健康的价值观"和"多元价值观念"这两个备选答案的题目中，这两个选项在选择比例的排序上都名列前二位。其中"积极健康的价值观"占据第一位，"多元价值观念"占据第二位。首先，"积极健康的价值观"是一个非常广义的概念，它包含了一切对人有益的价值观，当然也包含了"社会主义核心价值观和社会主流价值观"，但其含义更具广泛性和包容性，更符合心理健康教育的性质和特点，所以很自然地成为首选；其次，"多元价值理念"在各题的选择比例中几乎都紧随"积极健康的价值观"之后，如此备受重视，可能是因为作为心理健康教育，重要的是关注个体的身心健康和自我成长，而"多元价值理念"强调的是包容性和接纳性，在一个多元文化交融的社会里，拥有多元价值理念，可以增加心理容纳度，意味着可以接纳更多的甚至相冲突的文化与思想，从而减少自己的内心冲突和认知矛盾，有利于增进人际和谐与心理健康。最后，在各题的选项中，对"社会主义核心价值观"和"社会主流价值观"引导的选择比例排位都较靠后，多数是处于后两位，选择比例基本上在20%和 30%之间，最高也只在"心理健康教育课程教学的价值导向问题"的选项中达到37.3%。这样的选择结果可能反映了这样的观点：其一，心理健康教育不是显性的或直接的价值观教育，不应该有太鲜明的意识形态性质，也不必然要进行直接的社会主义核心价值观和主流价值观引导，否则就失去了心理健康教育的特色。特别是在心理咨询中，更强调价值中立和尊重来访者的价值选择，过多的价值引导可能会对心理咨询产生不利影响；其二，对如何在心理健康教育中融入社会主义核心价值观和社会主流价值观的引导还缺乏可行性探讨，让人感觉操作上比较困难；其三，由于心理健康教育也是思想政治教育的组成部分，所以还是有相当部分教师认为，在心理健康教育中有必要进行社会主义核心价值观和社会主流价值观的引导。由此可见，对社会主义核心价值观和主流价值观引导的认同度不高也是在情理之中。

5）部分教师的价值观引导意识不高，需要进一步增强。在存在的问题中，选择"教师缺乏价值观引导的意识"的有22.4%；而在价值引导上应注意的问题中，选择"教师应具有明确价值观引导意识"的有29.1%，二者基本一致。这说明，有部分教师看到了在心理健康教育中教师的价值引导意识的缺失，以及教师具有价值引导意识的重要性。值得注意的问题是，教师如果没有明确的价值引导意识，并不等于他们没有价值引导，而只能说他们的价值引导处于自发水平，这就更有可能在有意无意中进行不当甚至错误的价值观引导。在心理咨询中，还有可能因自己不自觉的价值观的带入而对来访者造成不良影响。因此，提高教师的价值引导意识和价值引导的技巧，应该是心理健康教育师资队伍培训重点关注的事情，同时也是每个从事心理健康教育的教师应当予以重视的事情。

三、心理健康教育价值承载的访谈调查

对心理健康教育专家的访谈调查主要从 4 个方面进行，下面将按照 4 个部分的内容和编码登录的逻辑顺序，对访谈结果进行系统的梳理与分析。

（一）心理健康教育课程中价值承载的观点和做法

这部分是关于心理健康教育课程教学中的价值承载问题，共分 4 个小问题。

1. 对心理健康教育课程教学中价值承载问题的理解

这部分的第一个小问题是"您对心理健康教育课程教学中的价值问题如何理解？"这是一个完全开放的题目，对这一问题的回答，专家主要是谈到关于心理健康教育课程本身的性质、任务及其蕴涵的价值。有如下几种观点：

（1）从心理健康教育课程教学本身的价值看，它具有提高学生心理素质和适应能力，完善课程体系的作用

心理健康教育课程教学本身的价值指向于课程的教学目的或目标，它是心理健康教育价值承载的基本依据。在这一问题上，专家的观点如下。

1）心理健康教育课程教学有利于优化学生的知识结构，提高学生的心理素质和适应能力。

戴先生强调说：

"心理健康教育课程教学是要有目的的，要意识到它对于学生知识结构的构建、对于学生整体素质的提高、对于学生社会适应能力的提高都具有重大的意义。"他认为，心理健康教育课程教学的具体价值，首先是建立系统的知识结构。心理学知识对人的心理健康有很大帮助，在学生知识体系构建过程中，应成为整个知识体系中一个重要的组成部分。其次是有利于学生自身心理素质的提升。通过课程学习，学生会回顾自己过去成长过程中哪些对他现在的健康是有利的，这本身就是一个人心理素质的提升过程。最后是对于青少年的适应能力的加强。应试教育导致青少年社会适应能力，包括生活自理、职业适应、为人处世、人际协调等方面的能力普遍下降，应加强挫折教育，提高学生承受挫折的能力，并把挫折教育当作心理健康教育的重要组成部分。

刘女士也认为：

心理健康教育作为一门通识课程，在整个课程教学体系中占有重要地位，它的教学内容和教学方法对学生来讲意义重大。第一是系统学习心理健康知识，维护身心健康；第二是改造自己的价值观，解决人生观、价值观的问题，有利于提高心理素质。

2）心理健康教育课程在学校的课程体系中具有平衡专业教育与素质教育的作用，而且心理健康教育的价值引导优于专业学科。

赵女士认为，心理健康教育课程的价值不仅对学生的成长有积极影响，而且对学校的整个课程体系也是一种平衡。她说：

如果从心理健康教育课程教学的价值来说，我觉得它对大学生的成长，特别是心灵的成长和对社会的适应，乃至对一些社会的态度、社会的观念和人生观、价值观的形成是非常有好处的。另外，心理健康教育课程的价值，还体现在对整个学校教学课程系统的平衡上。因为学校课程大都是专业取向，我们觉得大学生主要是综合素质的培养，而心理健康教育强调的心理素质是一个人一生中最重要的素质，它包含各种创造力，对事物的观念和看法，乃至人格的整合，所以心理健康教育课程弥补了整个大学教育课程的不足，或者说它更具有前瞻性。还有一

个就是它引领大学生向着美好、积极，一种体现生命的观念、体现生命精彩的方向努力。所以，我觉得它的价值不次于其他的专业学科。因为专业学科，它只是一种工具，只是一种"术"，而我认为心理健康教育是属于"道"的层面的，所以它对人生发展起基础的或者起着决定性的作用。专业素养一直都可以去学习，而心理健康教育在青年早期和青年中期进行教导和引导，对他的专业学习和整个创造力的发展都是会有好处的，而且意义重大。

蔺女士在访谈一开始就开诚布公地表示：高校中的心理健康教育，就是促进学生健康成长的，所以它是一个成长性、发展性的，不是以治疗为主的教育，这也是她多年来从事这行工作的一个理念。

她说：

我们的教育，我们的咨询，我们的课程，都是让每一个学生身心健康发展，都有良好的人格和健康的心理，是对全体学生进行教育，促进每一个学生的人格健康发展。

蔺女士还说：

心理健康教育课程不同于传统的学科知识课程，它不只是传授知识，而是以增强学生心理素质为目的的。因此，它是从学生需要什么、培养什么样的心理素质来构建内容，而不是从一个知识的逻辑体系、理论体系来构建内容的。这个课程教学对学生仍然是宣传普及心理健康知识，让学生掌握这样的方法，促进自身健康发展。因此，不仅对他大学里的学习成长有作用，而且对他一生的发展都是需要的。

总之，4 位专家都认为心理健康教育课程教学对学生知识结构完善、健康价值观念形成、整体心理素质提高、社会适应能力增强及人格的完善，都具有重要的意义和价值。赵女士还特别强调心理健康教育课程在整个大学的课程体系和素质教育中的地位和作用。

（2）心理健康教育课程与思想政治教育课程的学科性质和教学目标不同

戴先生不主张把心理健康教育课程当作价值干预的主要途径和方法，否则又变成思想政治课了。他说：

作为思想政治教育学科建设和课程建设，可以把心理健康教育作为一个组成部分，但不是包括它的全部，否则它就是思想政治教育的分支了。虽然心理健康教育涉及青少年发展，在青少年教育这个过程中，有大量的与思想政治教育、道德德育重叠或密切关联的内容，但两个学科却不是隶属关系。因此，他更认同心理健康教育归属于发展教育心理学，属于教育学下的心理学学科，心理咨询和心理健康教育有其独立的体系。

赵女士明确指出，心理健康教育与思想政治教育是不同的。她说：

思想政治教育对人的本性的开发，是属于伦理道德方面的，它更多的是维护社会发展，而心理健康教育是对人性开发的另一个方向，一个是为政治服务，一个是为个人发展服务；一个是为集群服务，一个是更好地让个人发展好之后融入集群，从这个意义上看，两者是不一样的。另外，心理健康教育关注的是心理层面，是心理问题本身，而思政的方法和思路，看到的不是他所受的伤害，而更多的是想着去修正他。我认为，最深层次的，是需要充实、还原，而不是去改造他，是让他回到他本质的状态。这是两个完全不同的概念，因为你要回到他本质的状态，说明他本质还在，你会很尊重他、关爱他；如果你要去修正，那就是这个人是不好的，要去改造，这是道德的价值观，这样是不对的。

蔺女士则强调，心理健康教育与思想政治教育应该是有机结合的，不能把它们割裂开来，应该相互配合。

比方说，发现学生有这个问题了，你从思想品德教育方面如何去切入，你要做些什么工作？从心理教育上，又怎么做？这样可以帮助学生健康发展。

李女士认为：

心理健康教育与思想政治教育同样重要，以前没有把心理健康教育作为课程单独开出，是因为它还不成熟，所以心理健康教育的价值引导和价值观教育更多的是体现在它的活动中。现在这门课慢慢发展成熟了，就应作为课程正式开出，以偏向于理论的引导和加强认知的思想性。

她说：

实际上，国家在这个课程上有一个逐步重视的过程，2007 年是公共选修课，然后是限定选修课，到 2011 年的课程标准下发之后，就是必修课了。我觉得心理健康教育课程对生命价值的引导在这个方面还是有很大作用的，这个课程的设置，也反映了大学生成长成才的不同手段和载体等。与思想政治理论课相比，对大学生的成才成长，心理健康教育课程更加重要和必需，承担的责任也可能更大。因为思想政治理论课从小就讲，认识已经比较深刻，而心理健康教育到高校才讲，应该更加重视。她希望教师不是把它当作专业课而是作为通识课来讲，是对大学生进行心理健康的普及性教育，要发挥其普遍性作用。

金女士认为，大学生心理健康教育课与思想政治教育课是截然不同的两门课程。她说：

虽然我们面对的群体是一样的，但它们学科不同，思想政治教育课程可能更多的是明确的价值观引导。所以，心理健康教育课程要跟它有一个明显的区分，一是心理健康教育课程的价值观呈现是隐含的，把它和思想政治教育课区别开来，才能让学生更容易接受，更触动学生的心灵，也更加能够提升学生的心理素质。我觉得，我们对这门课程要有一个明确的、准确的定位。我的看法是，在价值观这个层面，就是不以它为主，还是以向大学生普及心理健康知识，提高大学生心理素质为主题。要更有心理学的一些色彩，符合大学生的心理特点和心理需求，这样这门课程才能有自己的特色，才有生命力，才能真正能够提升大学生的心理素质。否则，如果我们把价值观更多地放在这里边，学生可能会觉得这门课程就像是思想政治教育课，他会有反感、会有抵触，可能就会流于形式，那么这门课的开设就失去了它原有的意义。

5 位专家都从不同视角强调了心理健康教育课程与思想政治教育课程的区别，不同的是，有的专家更强调两者的区别，特别是在价值引导上要明确区分出一个是显性的教育，一个是隐性的引导。但也有专家看到了两者对大学生的成长成人具有同等重要的作用，且两者之间具有相辅相成的作用。

（3）心理健康教育课堂教学有教育功能，因此会有价值导向

大多数受访专家在对心理健康教育课程教学价值问题的理解上，都不同程度地提到有价值导向和价值观引导，这与下一个问题答案是有共通之处的。但在这里更强调从教育功能角度来理解。也有些专家特别指出了心理健康教育课程的价值引导与思想政治教育课程的区别。

梁女士认为：

心理健康教育的课堂教学具有教育功能，所以还是有价值导向在里面。

古先生认为：

心理健康教育课程教学中的价值问题有两个方面：一是教学中涉及的价值内容，比如说，学生所面临的价值冲突等问题；二是教学中体现的价值立场和价值目标等。

杨先生说：

我们要通过心理健康教育进行主流价值观和科学价值观（如辩证唯物主义的价值观）的引领，因为对于大部分学生来说，他们不可能形成一个很科学、很系统的价值观体系，我们一定要尽可能帮助他们形成一个自己的价值倾向，但也要教育学生接受多元价值观。

金女士也认为：

这个价值导向可能更多的是主流价值观的导向，会有一些主流价值观的渗透在里面。

吴女士则指出：

其实价值观在心理健康教育当中有着非常重要的地位，虽然说心理学比较尊重个人有不同的价值观，但还是会做一些引导。

杨女士认为：

心理健康教育课程教学是有正向的价值引导在里面，但不是强行灌输。即这种引导和传统的思想政治教育的引导不同，它更强调根据人的心理特点和心理发展的规律去做引导，或者这种引导更多的是根据教育对象自身的一种内在需要，然后去因势利导，不是强行告诉你一定要怎么样，这种引导应该说更巧妙，让教育对象更容易接受。

2. 对心理健康教育课程教学中价值承载所持的观点

关于心理健康教育的第二个小问题是"您对心理健康教育课程教学中的价值承载持怎样的观点？或者"您认为心理健康教育课程教学中是否有价值导向和价值观引导，为什么？"

对于这一问题，尽管学科背景不一，但所有受访专家都不同程度地认为，心理健康教育课程教学是有价值导向和价值观引导的，只是程度和方式有所不同。有人认为有明显的价值引导，更多的人认为价值引导是隐性的，应该与思想政治教育的价值引导相区别，一些人提出了价值引导的具体方向与内容等。具体观点有以下几个方面。

（1）心理健康教育要有鲜明的价值观引导

杨先生表现出了非常鲜明的价值观引导的理念。他说：

从人的精神的最高层次来讲，价值观无疑会影响到他平时的生活，因为精神的东西、思想的东西、认知的东西会直接影响到他的心理成长。对于我们在心理健康教育课当中引导什么样的价值观，我认为有两种思路：第一，可能从更人性的、人道的、关怀的角度上去考虑，就是说，我们认可多元价值观，我们应该宣传这种多元价值观的理念，让我们的学生可以接纳不同民族、不同背景、不同身份、不同地位的人，就是从最终极的价值观层面上来说，应该做到这一点。第二，因为我们是教育者，我们还是有一种价值观导向的，这个是绝对不可少的，我们肯定要主导其价值观。这是因为有很多人由于他的知识、经验、阅历不足以使他形成自己系统的、科学的价值观，他的价值观很多时候是混乱的、矛盾的，甚至可以说是相互冲突的，他不能把自己的价值观和现实生活的行为协调起来，这样就会出现很多的问题，作为老师，我们应该通过心理健康教育课程教学，告诉他们主流价值观，特别是比较科学的价值观应该是什么样的。

杨女士也认为，心理健康教育的课程教学是有明显的价值引导的，但她强调这种引导和传统的思想教育的价值引导有一些差异。她说：

一是要结合具体的教学内容；二是要根据教育对象的心理需要去做价值引导。比如，有一讲是"应对挫折"，就是当遇到挫折的时候，你正确的态度是什么，你有哪些应对挫折的有效途径和方法？我觉得这部分内容比较明显是对学生的引导。还有生命教育的那部分，也是要倡导一种热爱生命、积极的人生态度，这也有比较明显的引导的。

（2）心理健康教育应有隐性的价值观引导

戴先生认为，心理健康教育课程肯定要有一定的价值取向和价值观引导，但这种引导应该是隐性而不是显性的。他说：

作为课程教育肯定是要有一定价值和价值取向的。原因如下：第一，我们是学校组织的课程，无论是必修课还是选修课，肯定是要有一个总体的方向，它不是一个单纯的技能。第二，它涉及人的心理和灵魂，那么它跟人的整体意识、思维、价值观有紧密的联系，那么在课程设置、教学中不可避免地会涉及价值问题，所以我觉得在心理健康教育课程中要有价值方面的明确导向。但是这个导向不能跟政治理论、思想政治课相等同，它是隐性的，不是显性的。即在老师讲授课程的时候，不刻意地讨论价值问题，但是涉及价值问题或者心理问题的学习或讨论的时候，是可以进行引导的，或者说对主流意识形态的价值观引导，这是一个很好的契机，是可以利用的。我的做法是这样，不是明确地讲价值或价值导向，是在讲授的过程中涉及人在发展过程中有价值冲突或者价值问题的时候，就用心理学的理论展开一些讨论，进行理性的比较，就可以解决问题，解决矛盾。

刘女士也强调：

对价值观引导不是直接进行，更多的是融于课堂的互动和案例分析之中。

古先生指出，一方面，要承认心理健康教育是无法完全回避价值立场、价值承载的，所以一定会涉及。另一方面，我们又要承认心理健康教育不完全是那种直接的价值灌输。他说：

心理健康教育课程教学，第一就是不回避价值问题，就是说不认为这样的课程教学是价值无涉的，第二就是在具体的价值观问题上，尽量避免简单地下结论，而是尽可能去做价值澄清，就是去分析，去比较，去探讨不同的价值层面，使学生能够对这些问题有更清晰的自我分析和理解的能力，并更好地去把握和应对。

金女士在这个问题上的态度比较委婉，但也承认在不经意中会有价值导向。她说：

心理健康教育课是大学生心理健康教育的一个主渠道，在心理健康教育课程当中，我们更多的是灌输给学生如何去应对常见的一些心理问题的方法。但在这个过程中，就我本人的教学方式，可能有一些价值观渗透在里面。而且，这个价值导向可能更多的是主流价值观的导向。

（3）心理健康教育应有积极心理学的导向

梁女士认为，心理健康教育课程教学是有价值导向的。她说：

那就是要告诉学生，心理健康教育是干什么的，什么是心理健康，要如何完善你的人生，端正你的心态等。就是传递一种积极的信念，给他一个积极、乐观看待自己的角度和思维方式。

但她也强调，不会把自己的价值观强加给学生，而更多的是澄清。她说：

在心理健康教育课程教学中，我会把自己心理咨询的一些观念带进去。因为每个人的价值观不一样，所以你在坚持自己的价值观的同时，也要学会认同别人的价值观，一是你要澄清你的价值观是什么；二是你不能把自己的价值观强加给别人。或者你把自己的价值观放一边，无条件地接纳别人的价值观，就是要把你自己和别人的价值观区分开，然后达到一种平衡。如在自我认知方面，引导学生去探索自己，我不会告诉他，你应该是什么样的人，不应该是什么样的人，怎样做才是好的或不好的。但是有一个整体的、积极心理学的导向，就是你要接纳自己，认同自己。

吴女士也说：

我觉得我们心理学的目标就是想让人们的生活过得更好，但我想只有那种积极正面的东西，才会让他们过得更好。所以说，我们还是会把他们往这些积极的、健康的方向引导的。

严格地说，鲜明的引导、隐性的引导、积极的引导，这三者并非并列关系，应该是鲜明引导是一个方向，隐性引导是一种方式，积极引导是一种理念。专家是从不同视角阐述了心理健康教育课程教学价值承载的特点。

3. 心理健康教育课程教学中的价值与价值观的处理

第三个小问题是"您是如何对待和处理心理健康教育课程教学中的价值与价值观问题的？"这个问题是上一问题的延伸，如果说上一问题回答的"是什么"，那么这个问题回答的是"怎么样"。受访专家对这一问题的基本观点是，在心理健康教育课程教学中，教师必须有进行价值观引导的理念，注重价值观的正向引导，特别是主流价值观和科学价值观的引导，但教师也要尊重学生的价值观，要从人性的角度关注学生的发展与成长。

（1）在知识教育中进行价值观的正面阐述与引导

戴先生认为，可以结合心理学知识来进行价值引导。他说：

比如，从流派的角度来讲，我觉得比较多的还是在精神分析和人本主义关于自我概念这一块，对这个部分的内容进行干预是非常有效的。精神分析讲一个人的人格，一个人的意识、潜意识，一个人的本我、超我。一般意义上，本我更多是个人的一种生物性的需要，超我更多的是强调一种社会的、他人的、国家的政治制度、法律道德、规范习俗等。如果一个人太过强调自我，那就是说太本我了，太不讲社会利益，不顾他人的感受。还有像人本主义理论，非常强调自我概念。在人本主义理论的建构过程中，关于自我概念这个问题，集中体现了在进行心理健康教育过程中会涉及的价值问题。人本主义认为，一个人如果太自我的话，就会脱离社会，过高地评价自己，就会自高自大自傲，就会变得很孤独。或者说一个人没有受到别人的关注，他就会有自卑感，他的一些潜能也不能得到很好的发挥，所以从这一角度而言，人的确应该去考虑别人，应该以社会为鉴，来创造自己、修养自己、成长自己。所以，我觉得这个部分，在价值观念上，可以有很好的引领，这是价值教育、价值影响、价值干预的最基本的地方。

戴先生还强调，

做心理健康教育不能完全照搬西方的那一套，因为西方在这一问题上不是很强调价值的。我们应该主动把它融入到中国的文化背景、主流意识形态、主流价值导向中来。

杨先生则认为，心理健康教育课程一定要有针对性，就是要结合具体问题来思考和讨论，不能只是单纯地进行理论讲述。他说：

我们必须拿学生的具体问题来分析，比如，学习问题，目前的学习问题主要有哪些？比如，学习动力不足，你认为自己学习动力不足的原因有哪些？可以举出事例，然后讨论，这个不足的原因在哪里，你怎么归因，这样来帮助解决问题。我觉得，一般的问题，我们在课程中都可以帮学生解决，这样他可以认识到这个课程的价值和魅力，我们不是单纯在那里讲一些空话、套话，因为心理健康教育本来是一种很实用的东西，这是在实用层面上，在技能使用上讲。另外，在理论层面上，我就要让他形成一套自己解释这个世界的理论方法，使自己整个身心充实起来。

吴女士则表示说：

一般情况下，我会先跟学生客观地陈述目前都有哪些价值观，让学生去了解，现在在我们文化当中或者说在西方文化中，有这样一种价值取向，让他们明白这一点，然后就跟他们讲每一种价值观的正反两方面，告诉他们，这方面的价值观，它的正面意义在哪里，它会带来哪些负面影响，也会告诉他们，就是让他们全面清楚地了解各种价值观。比如说，给学生做恋爱心理的课程教学时，就会跟他们说，目前我们都有哪些恋爱观，它所包含的一些价值和价值观在哪里，有些什么内容；然后就会举例说，比如，别人向你表白，但是你并不是很喜欢他，你需要去很清楚地表达你这个拒绝的意思，但是也不能去伤害对方，不管对方符不符合你的心意，你都应该尊重对方，不要羞辱对方，就是你觉得你的价值观跟对方的价值观不在一个档次上，但是你要学会去尊重对方的价值观。

金女士也认为在课程的知识教育中有价值引导。她表示：

比方说，在讲大学生人际关系的时候。人际关系问题是大学生常见的、困扰比较大的问题，在这个关系的处理过程当中，在我们对学生讲解的过程当中，在给大学生一些解决人际关系的策略、方法的时候，让他们能够更加宽容、更加站在对方的角度考虑问题的时候，事实上，我觉得是有一些价值观会呈现在这里面的。

（2）在价值观探索中进行主流价值观的引导

赵女士强调在对价值观的探索中要进行主流价值观的引导。她说：

在我阐述理论的同时，会跟生活接壤，因为理论来自现实，又回到现实中服务。一方面，在理论的阐释过程中，我会介绍现在中国的发展是什么样的价值取向；另一个方面，结合课程教学，我会有专门的价值探索活动。比如，在黑洞里，在危险过程中逃难的实验，如果有一个人能逃出来，你认为谁该逃出来？我会引领他们在爱自己的同时要关注集群。因为如果一个大学生的价值观不是主流价值观的话，无论他如何健康，也会被社会淹没的。我们还有价值观的拍卖，如婚姻、爱情的拍卖等很多的活动。其实我的课堂活动有 1/4 的活动是价值观取向的活动，1/2 的活动都跟价值观有关系。总之，我不会特别去强加，但在这个过程中我会悄然地传递一些社会的声音，比如说，艾滋病人该怎么对待，还有怎么看待老、残、孤，还有地震中的受难、受伤者和儿童等，这就是社会的价值观。

古先生认为，首先要对主流价值观有一个具体的澄清。他指出：

主流价值观还是比较宽泛的层面，其中的有一些部分，是带有比较普遍性的东西，或者说带有一种底线性的东西，就是一种公共生活的或者个人的底线，这些体现在我们的课程教学当中是可以的。并说：价值观问题的处理要具体化，就是不要用一个词就概括了所有价值观，而是具体去看，到底是什么样的具体内容，是哪个方面的，这样就可能比较容易处理。

吴女士也认为自己会在具体事情上进行引导，但不会直接强调和提及价值观。她说：

我们做每件事情都有价值观在里面。比如，同样很多事情你都很忙，但你为什么优先做这件事情？你一定是认为这件事情最重要，目前对你来说价值最大。所以，在我们讲的每个细节里面，我们会引导，但是不会直接提出来说，你认为价值观是怎样怎样，其实是有价值观的内容在里面。她还说：核心价值观和主流价值观，说得通俗一点就是真善美。就是让自己的生活和周围人的生活，以及整个世界变得更加美好，这其实是一个共通的东西。如果一个学生能够很好地爱自己，那么他就会善待别人，善待别人会让他对这个社会有一个很好的感觉，他就会善待工作，善待他周围的同事、领导，我觉得这是相通的。所以，当引导学生处理好具体事情的时候，其实就已经融进了价值观的引导。

（3）通过讨论、辩论等多种方式进行价值观引导

对价值观引导的方式方法，大多数受访专家认为，一般不会直接进行价值观的说教，甚至也不会直接提到价值观的字眼，而是采取各种各样的方式，如小组讨论、主题辩论、角色扮演等来进行引导。

戴先生说：

我的做法是这样，不是明确地讲价值或价值导向，而是在课程讲授中，涉及人在发展过程中的价值冲突或者价值问题的时候，就用心理学的理论展开一些讨论，进行理性比较，从而帮助解决问题，解决矛盾。

赵女士则经常采取讨论、辩论和心理情景剧等活动方式进行价值引导。她说：

我讲理论非常少，让学生从生活中去领会比较多。我们结合课堂教学办了一个开放性的心理剧场，很多人会去演出，比如，宿舍冲突、贫富差别、对父母的爱、同学之间的恋爱关系、金钱的使用等都在那里出演，那么爱情的价值观、金钱的价值观、社会职业的价值观等都在那里处理。

刘女士擅长用案例教学进行价值引导。她说：

通常是从认知上、行为上、个性上，引导学生对案例中的人物一步一步地进行分析，找到正确的东西，我觉得学生很受益。不仅教学内容上很有收获，方法上也很受益。

杨先生很擅长采取轻松活泼的方式进行课程教学。他还用案例教学方法让学生明白价值观的重要性，努力帮助学生形成自己的价值倾向。他说：

我上课的时候，有时就会有意识地让他们阐述一下自己的价值观，我可以通过心理游戏的方式或者情景故事的方式让他们认识到人的价值观可以是多元的。

杨女士也说：

在心理健康教育课堂上，我可能会用一些角色扮演的方式，就是让学生演一些情景剧，或者说一些小的片段，其中带入价值观的引导。

（4）在坚持主流价值观的前提下进行多元价值观引导

赵女士和杨先生都强调学生遵守和维护社会主流价值观的意义，但他们在阐述主流价值观的前提下，也介绍多元的价值观。

赵女士说：

从人本的角度来说，心理健康教育更多的是注重个人的发展，个人全面创造的拓展，但这是在某一个社会环境下的发展，所以，还是要有一个主流的价值观，只有这样，他在这个社会生存才有基础。不同的社会环境所要求的社会价值取向是不一样的，所以，在这个过程中，我会去介绍一些在这一个历史时期的社会生存法则、价值取向，并通过我的生存态度来引领大学生建设性、融入性地认识社会主流文化，并保护这个社会的文化价值，我认为他们有这个义务，因为大学生是一个高层次的集群。她还说：我会让学生不偏不倚地去找到自己生存的价值观，同时也知道别人的价值观念。我会介绍说，中国是一个集群性的社会，有一种比较维护社会发展的道德传统，中国有很多种传统文化，我会在介绍我自己的价值观和以中国传统价值观为基础的社会主流价值观的同时，也介绍我了解的多元价值观，让他们从不同的视角来看待生命的发展和社会的发展，乃至于社会前进过程中所包容的一些东西，这是我在心理健康教育过程中对价值观引导的一种看法。

杨先生说：

我们是通过心理健康教育课进行梳理，告诉学生主流的价值观，特别是比较科学的价值观它应该是什么样的。比如说，基于我的教育经历和我个人的思考，我非常佩服辩证唯物主义的价值观，这种思想太伟大了。所以，我讲课的时候是推崇这种价值观的，我会用具体的实例去告诉他们，去影响他们，使他们接受主流价值观。但同时也要教育学生接纳不同的东西，认可多元文化和多元价值观。

（5）在不回避价值问题的前提下帮助学生进行价值澄清

古先生认为，既然价值引导不可避免，那么就不要回避价值问题，更多的是做好价值澄清的工作。他说：

我在课程当中会有一个环节讨论到各种各样的价值观，就是展示各种各样的价值观之后，让学生来思考探讨这样一个问题，人们凭什么对这些价值观作出选择或者取舍，或者说价值选择的理由何在呢？然后，通过一些事例来进行一些探讨和澄清。比如说，一名女性问她男朋友："当我和你母亲都掉水里，你先救谁？"其实她是有这样的一种企图，就是你到底先救谁，是母亲优先，还是恋人优先？那么通过讨论，其实我是想让学生去理解，很多时候，有些问题是无法排序的，就是人生当中的某些价值，不容易分出谁优先，谁不优先。在那种情况下，人们最后赖以做出评价和取舍的可能是一些价值之外的因素，比如说，情景、定义、哲学等方面的东西。也就是说，我通过这样的例子，想让学生去理解我们做出价值选择的时候，可以评定和考量的角度或者一些因素。

4. 心理健康教育课程教学中价值引导的成功案例

为了使价值引导具体化，本研究设计了这样一个问题："您在心理健康教育课程教学中对价值与价值观的处理有何成功的做法？能举例说明吗？"

对此，不同的受访专家有不同的回答，一些专家只是用范例作了一般性的回答，认为课程教学中的价值观引导还是比较成功的，一些专家则举了教学中的具体例子，它们在不同的程度和侧面阐述了价值引导的成功做法。

戴先生说：

上课过程中，第一是理论方面的引导。学生对上思想政治教育课有很强的逆反，因为那是直接的价值观灌输。在心理健康教育课程教学中，可以把它寓于心理学知识教学中，如弗洛伊德的本我、自我、超我。本我就是本能的我，就是实用性的我，满足自己的需要，遵循动物的生存法则——弱肉强食。人如果只有本我就是动物，可是人有超我。所谓超我，就是国家的法律、道德良心，它是通过后天的父母教育、学校教育形成的，遵循一个理想的原则。这么一讲学生就明白了，一个人既有自我的一面，也有社会的一面，既要考虑我的需要，同时也要考虑社会的需要，要考虑别人的利益和社会的规范，要平衡、要协调。这就是一个很好的自我在发展过程中如何平衡两者的价值观引导的例子。

赵女士举出的成功案例是：

比如说，对爱，从小范围扩展到社会范围中，我会设置一些活动或者实验，或通过先讲述故事，然后分组讨论等方式进行引导。比如说，你爱你家人是出于什么目的，别人的家人跟你是什么关联，这个世界大同跟你个人又是什么关系，就这样进行讨论，然后双方进行辩论，通过辩论之后就有很多个关于爱的主题的散文、诗歌乃至小品，然后做一个关于关爱社会、关爱个人的开放式的心理剧场的演出。

杨先生说：

在价值观问题的处理上，我有成功的例子也有失败的例子，失败的例子有时使我更清醒。

杨先生讲了一个长长的故事，也是他在课堂中常常会提到的，就是他在 20 世纪 90 年代中期因为练习气功，由唯物走向唯心又回归到唯物主义的心路历程。最后他说：

我讲完故事后总是告诉大家："生活中要唯物，你不要过分夸大你的主观能动性，主观能动性是有的，它是辩证的。为什么有的同学会出现心理问题，就是因为你看待这个问题只是片面地看到它消极的一面，缺乏辩证性。"我要用这种思想来教育我的学生，学生听到这样的思想，就会理解生活中的很多东西。

吴女士说：

通常我会做一些价值引导，而价值引导可以落实到很具体的日常生活的层面。比如说，爱国主义的价值引导可以从爱自己开始。如果一个人很爱自己，那么他会很爱他的家庭；爱他的家庭，想想看，国好才会家好啊，如果我们的国家遇到一些什么事情，我想他就算是为了维护家庭也好，为了维护国家也好，他也会尽自己最大的努力去做的。因此，如果他能够先学会爱自己，接纳自己和悦纳自己，那么以此类推，他会对周围的人很好，他也会爱自己的国家的。

杨女士对自己成功的情景剧教学做了更为详细的描述。她说：

比如，有的时候学生的宿舍中的冲突比较多，我们在课堂上可以把他们的冲突情境做一个情景再现，比如说，重现他们的吵架过程，两个人可以互换角色，然后引导他们尝试着站在他人的角度，去了解他人的心态和感受，然后指导他们用不同的表达方式表达同样的意思，这样的话，那个同学可能就会感受到，这种不同的表达方式得到的效果是不一样的。在这个过程中，他可能就学到了怎样才是更好的表达和沟通。这就是把引导放在角色扮演之中，然后让学生的嘴里说出老师想说的话，这样，他们会觉得这是他们自己得出的结论，或者自己悟出来的道理，就会更容易接受。

5. 其他的看法和观点

当受访专家回答完上述 4 个问题时，为了不遗漏他们的主要观点，我们设计了这样的一个问题：在这一问题上您还有什么想法和观点吗？事实证明这是有必要的。大多数受访专家都作了补充，一些相关观点和内容已经归入相应的类属，这里不作专门的呈现。

（二）心理健康教育活动中价值承载的观点和做法

访谈的第二个部分是心理健康教育活动中的价值承载问题，主要有 4 个小问题，内容与课程教学的问题几乎一样，不同的地方是把问题 3 与问题 4 合并在一起。

1. 对心理健康教育活动中价值承载问题的理解或观点

这一部分的第一个小问题是"您对心理健康教育活动的价值问题如何理解？"这同样也是一个非常开放的问题，让专家有广阔的思维空间，创造性地发挥其各自的优势来思考这个问题。他们的回答具体如下。

（1）心理健康教育活动的内容和形式都有价值承载

所有被访专家对这一点都持肯定的态度，只是大家在表述上有一定差异。

戴先生说：

这个心理健康教育活动中的价值，体现的是一种人文氛围的建构。因为这个活动的参与更多的是一种自主自愿，而不像政治学习那样去组织。这种人文氛围的建构是很重要的，开展这些活动是可以培育人的。

梁女士说：

关于活动，它肯定也会有一个价值承载的问题。就比方说怎样去探讨一些内心达到一种安宁、和谐、平衡状态的方法。过去我们做讲座比较多，现在我们学校做得比较特别的是"心理主题大会"，有点像借助团体心理辅导的方式，价值承载就隐含在里面了。

古先生认为，心理健康教育活动和课程教学还有心理咨询当中的价值问题是类似的。他说：

在心理健康教育活动当中，我想就是带着教育性、发展性这样一种价值追求，帮助学生更好地去提升自己的思辨能力、把握能力、澄清能力。而不是在活动上强调无价值，价值无涉，没有价值寄托、价值追求，而在具体内容上又强调价值灌输。

吴女士说：

我觉得可能是通过一些活动来渗透和引导价值观吧，比如说团体辅导，我们经常会说增加凝聚力、集体荣誉感啊，这样集体主义的价值观都会渗透在里面。

杨女士说：

心理健康教育活动本身就是一种导向，就是一种引导。只不过是通过活动的形式，或者以活动作为载体，然后让学生在活动中参加、参与、体验、感受、领悟、升华。通过参加活动，学生有很多体验的、感受的东西，从而提升他对心理健康的认识。

金女士认为，心理健康教育活动中隐含有价值承载，但不是主体。她说：

心理健康教育还是以宣传、普及为主的活动，它有别于共青团举办的那些学生活动。我们的定位还是在普及心理知识，通过活动加强宣传力度，然后让学生能够学会提升心理素质，学会悦纳自我，而且让更多的学生能参与到这个活动当中来。那么，这个里面的价值引导，其实跟课程是一样的，可能是在不经意中会有隐含，但是不以这个为主体。

（2）心理健康教育的活动与课程相辅相成

戴先生、梁女士、赵女士、刘女士、古先生、李女士等都表达了心理健康教育的活动与课程具有同样的价值承载。赵女士在学校是把心理健康教育的课程教学与活动紧密联系在一起的，心理健康教育的活动已经与课程一起作为每年的常规性活动，比如，辩论赛、心理电影、心理剧场等。心理健康教育的课程教学与活动是相互渗透、相辅相成的。

李女士说：

很多教学的东西要通过活动去实践、体验和习得，我觉得这个活动的举办是非常重要的。至于价值承载问题，在心理健康教育主题活动方案的设计中就已经考虑了，比如，阳光心理传递、关爱生命等，都包含了积极向上的价值导向。

（3）心理健康教育活动要接纳不同的价值观

杨先生认为，在心理健康活动当中要接纳学生不同的价值观。他说：

因为在活动当中，人的不同的价值观可以通过他的行为表现出来，在我们组织的团队辅导活动或者素质拓展活动中，都可以看到每个人都有不同的价值理念，我们做引导老师的肯定会接纳他们，接纳不同的价值观，做到这一点，才能成为一个成熟的心理健康教育工作者。

2. 心理健康教育活动中价值导向和价值观引导的具体观点

第二个问题是：您对心理健康教育活动中的价值与价值观问题持怎样的观点？对于这一问题的回答，与上一个问题存在共通的地方，因此一些专家在上一个提问中已经给予了肯定性的回答，在这里主要是进一步的强调与展开论述。

（1）心理健康教育活动会有积极正向的价值引导

戴先生说：

> 心理健康教育设计的这些活动，肯定是要积极的、健康的，要与我们的第一课堂接轨，知识竞赛也好，心理影片赏析也好，对心理委员的培训也好，肯定是要有一个目标，有一个方向，有一个价值导向。这些活动是能给学生一些积极的引导，能够让他们知道，提高自己的心理素质，提高自己的社会适应能力，以后可以多为国家、社会做贡献。

杨先生指出，心理健康教育活动中肯定有价值导向，价值中立是相对的，并认为教师的价值取向会不自觉地体现于活动教学中。他说：

> 心理健康教育的活动肯定都会涉及价值导向，不可能存在价值观中立。在我看来，价值观中立从来都是相对而不是绝对的。因为作为一个人，比如，像我这样的人，我肯定有我的个人生活阅历，我的教育背景，以及我对人生的思考，形成我自己的一些价值观，并在跟别人的接触中，体现出自己的价值取向。

李女士认为，心理健康教育活动包含有价值承载。她说：

> 组织怎样的活动形式，它实际上就已经承载了一定价值。我们心理健康教育活动月中的几个主题，就体现了这个观念。如悦纳自己，不管自己有怎样的缺点，把自己接受下来，对自己困惑的问题也要承受。还有一个主题，是讲如何对待生命的。这些主题就体现了价值引导，让大家朝这个方向去积极向上。

古先生认为，心理健康教育活动是有价值承载的，它涉及大量的价值和价值观的问题。他说：

> 比如，我们强调心理健康教育活动是教育性的活动，是一种发展性的活动。它很重要的一个价值目标是：能够有助于学生发展心理和精神的素质和能力，提升他自己去应对问题和把握生活的这种能力，在这个意义上，它是有价值承载的。其中，也体现了基本的价值倾向，比如说，在所有这些活动中，其实都表现着这样的一些立场，就是善待生命啊，热爱生命啊，同伴互助啊，自我发展啊，这样的一些价值立场。

杨女士说：

心理健康教育活动主要还是给学生一些心理健康的知识，包括一种积极的人生态度，一种自我调节的方法。其实还是要达到我们对学生进行心理素质教育，提升他们的心理素质这样的一个最终目标，并且这与社会的核心价值观是相联系的。

（2）心理健康教育活动中的价值引导有直接的、间接的和隐含的价值引导

在肯定心理健康教育活动有价值引导的前提下，不同的专家对价值引导的方式表达了不同的看法。

赵女士认为：

在心理健康教育活动中，价值观引导有些是直接的，有些是间接的，还有些是比较隐晦的。但至少老师有一个价值理念在那里，然后就是引导学生，你有什么价值观？因为人与这个社会发展是分不开的。西方很尊重人性和个性发展，而中国是一个集群社会，所以我们不能脱离集群而存在。我们会尊重人性，但是我们也强调我们处于群体之中。

刘女士认为：

心理健康教育活动属于校园文化活动，它的价值引导是隐性而不是显性的，它蕴含于各种活动之中，如一个标语、一句口号、一首歌曲和一个主题活动等，但它的目的和显性的课程教学一样，都是为了育人。

吴女士实际上是认同间接的引导的。她说：

如果说专门做价值观教育肯定是不会，但是其实我们的宣传内容，肯定是那种正向的、积极向上的东西，是符合我们国家的主流价值观和核心价值观的。说实话，我们的心理健康教育工作最主要的就是宣传普及，那么肯定是把学生往积极健康的方面去引导，就是我们会按照这些活动的内容去把握的。另外，就是有些活动也是会有价值承载的，比如说，我们会有感恩节，还有母亲节，肯定会有一些价值引导在里面。具体来说，通常是先鼓励学生发表自己的观点，发现有偏离，会具体地把他们往主流的、积极的方面去引导。

金女士认为，心理健康教育活动中有隐含的、不经意的价值导向与引导。她说：

这是不经意中隐含在里面的。我觉得如果真的是主流价值观在里边的，也没有必要说一定要把它抛出去，只要是主流的，我觉得就可以，但如果有一些非主流的价值观在这里面，我是不认同的。如果说我发现学生的活动当中，有一些其他的价值观在里面，那我可能要制止的。

3. 在组织或参与心理健康教育活动中对价值引导的处理

第三个小问题是：您在组织或参与心理健康教育活动时是如何对待和处理价值与价值观问题的？有何成功的做法？能举例说明吗？对这一问题的回答，有如下几种观点。

（1）心理健康教育活动先价值中立后价值引导

杨先生认为，在心理健康教育活动中，对学生是先保持价值中立，尊重学生的价值观，建立信任感之后再逐步引导。他说：

我在处理这样的活动时，会尽可能提醒自己要尊重学生的价值观。特别是在活动的初期，必须尽可能地尊重。因为这个时候你要是不尽可能地坚持中立的话，你就不可能接纳他，就有可能造成对他的伤害，因为这里面涉及一些冲突，很重要的冲突。所以，我通常的做法是，在开始的时候，表现出不同的价值观，我是可以接受的，因为我了解，你形成这样的价值观有你的原因，但是进展到一定的程度，已经建立了信任感，我们已经连接得很紧密的时候，我需要告诉他，怎么形成自己的观点，假设你认为你自己的价值观没错，把你的价值观整合起来，可以解释你生活中的事情，可以做到一致性，那么这个观点你可以选择。如果做不到这一点，我就会引导他们走向唯物辩证的价值观，我会用我的经历、我的思想，去告诉和引领他们。我认为，大部分人是很难建立自己系统的价值观体系的，因为他没有这么多的知识积累，也没有这么高的思维水平，所以最终我还是要引领。

吴女士也表示，是先尊重学生的价值观，之后再间接地作价值引导。她说：

我们在组织活动的时候，先是鼓励学生发表自己的观点，让学生去陈述在这些活动中他有哪些想法，他有哪些感受。当然我们不会去评价他的价值观怎么样，但是如果发现学生的价值观有偏离主流倾向的，就会具体地把他们往主流的、积极的方面去引导。但一般不会直接说："你这样想不对"，而是说："你有没有想过另外一种可能性呢？"即通过提问引发思考，来引导他们反思自己的价值观，并最终作出正确的选择。

（2）在尊重学生价值选择的前提下进行价值引导

杨先生说：

前期协调很重要，信任感之后要有引导。要告诉学生，如果你有自己的价值观而且处理得很好的话，你就按照自己的价值观去走；如果你目前的价值观使你生活得不舒服，你可以适当做一些调整，不断完善你的价值观，形成你个人的价值体系，如果做不到，请按我的价值观走，我可以告诉你，我的价值观是怎样的，我可以给你做示范，告诉你这种价值观的好处，可以解决生活中的很多问题，但是我不强求你一定要听我的。

（3）既要明确有价值引导，又要区别于价值灌输

杨女士说：

其实我还是觉得有两点是要坚持的，第一点就是，不要遮遮掩掩，不承认你有价值导向。我们就是肯定要有这样的价值导向，要给学生正能量，给他们一些正确的指导。但是第二呢，又要区别于传统的那种直接灌输，或者那种比较强硬的方式，就是一种渗透式的、润物细无声的隐性影响。另外，就是更多地给学生提供一个自我发现、自我成长、自我超越的空间，更多地激发学生的爱，以及其内在的积极性和潜能，然后促进他的成长。

（4）通过心理健康教育活动，让学生在体验中深化对价值观的认识

有几位受访专家都提到了心理健康教育的体验性，但只有赵女士对心理健康教育的体验性活动进行了具体描述。她说：

作为心理健康教育，我觉得它是一个操作性教育，懂得什么是心理健康还是不够的，它必须是体验式的，体验什么是病态，尤其是体验什么是积极的心理状态。心理健康教育单讲理论没有用，理论必须在体验的过程中才能升华，也就是要通过活动来完成。我通常是先讲或根本不讲理论，先让你充分地体验，体验我想表达什么，在这个实验（我把它称为心理实验）中你体验到了什么？我再融合所有的体验，把它提升到哲学和心理学的层面上去认识。

（5）通过讲座培训和指导制订活动方案等方式进行价值传导

对于在心理健康教育活动中对价值与价值观处理的成功做法，戴先生说：

更多的时候是通过讲座给学生一些积极的引导。另外，也曾经通过给一些协会和一些非正式组织做策划，建议他们可以尝试组织一些优秀的剧本、剧目来比赛，大学生在这一方面的参与性还是很高的。在这里主要是对活动设计的内容把关，不能用一些很低俗的东西。这一点一些高校做得还是相当不错的，如像在武汉某大学，一些低俗的东西，根本没有可以生存的土壤，低俗的东西会被讥笑，会被看作是没有档次的。

古先生也说：

在这种活动当中，我参加过的最主要的是讲座，就是做过很多这方面的讲座。比如，讲到危机干预，涉及像自杀这样的问题，那么对面对生和死，这里边有没有一个价值的取舍？我就认为它是有的，举一个例子，一个人自杀，他的生命有什么样的价值？假如一个人因感到自己的生命没有价值而自杀，那么我在讲

座中会讲这样一种观点：一个人自杀死亡，在生理上是由他个人完成的，但是在心理上，是由他活着的亲人去完成的。这个自杀的人死了，他自己好像什么都感觉不到了，但是他活着的亲人，在有生之年还会再体验那个亲人的死亡。从这个意义上而言，生命不完全属于自己，它也是对亲人的一种关联，一种责任。这样一种表达好像就带有价值的色彩，就是强调个人的生命不完全是属于自己。那么我通过这样一个表达，想去传达这样一种价值立场，就是更积极地去面对生命，理解生命当中的爱和责任。因为生命不完全属于自己，所以活着也是一种责任，是对亲人的一种责任。因为人和人之间的关联，也就是你和你的亲人有这样的关联，那么这种积极的情感，这种爱，它是一种可以使一个人更好地去担当自己，或者去把握自己的生命的这样一种立场。我觉得这应该是一种价值立场和价值引导。从我个人的角度而言，在这样的问题上，我无法做到问别人"你愿意活着还是愿意死"，这纯粹是你个人的选择，你爱怎么着就怎么着吧。我觉得我做不到没有价值立场。在很多事情上，我们还是有一定的价值立场的，只不过这种价值立场不是我强迫的，我只是去表达和试图影响，让他们更多地去往这方面思考。

（6）通过主题活动进行价值引导

梁女士所在的学校，心理健康教育主题性活动做得很成功，其中都会有价值引导。她们的做法正如她所说：

我们会设置一些方案，就是主题班会的一些活动方案，然后对学生做一些培训，让学生下去做，然后让我们心理辅导员去进行一些辅导。每次会议都围绕一个主题进行，比方说，学会承受挫折的主题，名称就叫"不经历风雨，怎能见彩虹"，这就会有一个价值承载在里面，只有经历了挫折你才能得到更好的成长、成功啊！还有就是"愉快度过大学生活"，主要是针对大一的新生，我们是利用团体的力量，比方说，班上的同学，你把自己感到困惑的问题写出来，由其他的同学作解答等，类似于这样的方式，让新生在听别人的演讲的过程中去体验，去领悟，达到一个成长。还有就是学会感恩，怎样去应对压力等，我们每年的这个活动月里，都由学生做，大一、大二和大三的所有学生都要做。

李女士表示：

我们也组织过班级心理健康教育品牌活动，心理健康教育活动也要放在一个群体、团体中去实现。比如，阳光心理传递，我们实现过校与校之间的传递。从班级开始，班级传到系部，系部传到学校，学校又传到另外一个学校，慢慢地，大家在传递的过程中心里就越来越阳光，最后我们评了 10 条，都是学生自创的，这些也是学生自己推出来的，我觉得这实际上就有一个价值导向的问题，这是比较成功的做法。

杨女士说：

我们学校的第一届心理文化节是从 2000 年开始，到 2012 年是第十三届。每年学生还是挺盼望这个心理文化节的到来的，可以给他们提供一些展示自我的机会。虽然我们每年的主题不一样，但有一个指导思想，就是让学生学会发现生活中的美，发现社会中的善，发现自己的优势是什么，然后学会爱自己、爱他人、爱社会、爱生活。这些活动其实也都有一个主题，比如说，我们搞过"微笑、微爱、微成功"。这样的主题就是给大家一个正能量，让学生用积极的眼光，去寻觅生活中、社会和身边有哪些成功的人物，或者人们的那种微笑表现出对生活的积极心态，以及热爱生活的一种精神，这个主题本身就有价值取向。

4. 其他的想法和观点

（1）心理健康教育活动要有总体规划和归口管理
戴先生说：

我觉得心理健康教育活动还是要有一个总体的规划，可以说是活动备案也好，活动规划也好，活动指导也好，都应如此。另外，就是要有归口管理。就是要有一个组织，团委也好，学工部也好，大学生心理咨询中心也好，负责总体管理，再下达到各个院系组织这些具体活动。总之，不能是一个自由状态，不是我想做就做，我想做什么就做什么。

（2）心理健康活动要与科学心理学相区别
古先生说：

在心理健康教育活动当中，涉及大量的价值和价值观的问题。我感觉是，心理健康教育活动不仅仅是一个科学心理学的问题，因为我们的心理学从学科上，容易被当作一个科学化的活动，而价值问题呢，仿佛是一个哲学、伦理学的事情。但是在大量的心理健康教育活动中，我们会碰到很多关于价值的问题，所以，我们做心理健康教育要涉足更多的可能是哲学，否则我们的心理健康教育活动就会变得比较形式化，缺乏人文性。

（3）心理健康教育具有"教育的普适价值"
古先生还进一步指出：

我们做总体教育也好，或者具体到比较大的素质教育也好，或者说德育也好，或者心理健康教育也好，在某些问题上，是有些比较普遍的教育价值的，或者叫"教育的普适价值"。比如说，全面发展、全方位的素质，而不是片面的素质；比如说，对生命的一种积极态度，热爱、善待生命，包括善待自己和善待别人；还有就是一种合作精神，与同学的合作，与相关的其他人的合作等，这样的一些价值取向好像都是我们教育的普遍价值。这个在心理健康教育活动中，也都是一样体现的。从这个角度看，心理健康教育活动不是一个孤立的活动，它是整个教育活动中的一部分，也体现了整个教育的那些普遍价值，只不过是通过这样一个更特别的角度去体现。

（三）心理咨询中价值承载的观点和做法

对于心理咨询中的价值问题，大家比较一致的看法是：第一，心理咨询的性质问题。认为心理咨询在高校面向的是健康、积极的人群，更多的是如何促进大学生更好地成长和发展，或者协助他们解决在成长和发展过程中出现的一些心理困惑。严重的心理问题也有，但还是比较少的。第二，心理咨询中也有价值引导，且不可避免，但更强调价值中立和价值澄清。

1. 对心理咨询中价值承载的理解

这一部分的第一个问题是：您对心理咨询的价值问题如何理解？受访专家对这一问题的认识和观点如下。

（1）高校的心理咨询主要是发展性咨询，会有价值干预和引导

戴先生说：

对于发展性的咨询和一般性社会适应问题的咨询，会涉及大量的价值问题，但对于一些严重的神经症、心理障碍咨询，不能说完全不涉及，它涉及的就比较少一些。所以，对于青少年的发展性的咨询、婚恋问题的咨询、社会适应方面的咨询、职业问题的咨询，由于涉及很多价值的问题，所以会有一些干预和引导。

赵女士说：

心理咨询是有价值取向的。这种价值取向表现在：第一，它指向于心理正常的、健康的、积极向上的，对未来和生活有渴求的人。而且，在大学里，更加倾向于在成长过程中，需要补充的，需要去领悟的，以及需要更好地发展的这条路，这种价值取向是积极向上的，具有保护的、完美的和进取的特征。第二，它让成长中的青少年在一些些疼痛的过程中获得力量。这不完全是让他感觉到疼痛，而是在疼痛的过程中让他获得到一些什么东西，留住一些美好的东西。就像我们说的与"宝剑锋从磨砺出"是一样的道理，这是很有价值的。第三，心理咨询的价值还表现在，它对一个学生人格的完善、人格的全面发展，是非常重要的。

刘女士说：

心理咨询不能完全中立，是有咨询师自己的价值判断的。但它又不是灌输性的，而是一个互动的、双向的过程。作为心理咨询老师，在这个咨询过程中应该有一个价值观的引导，咨询师也是人，是人就会有价值观，会影响来访者。

杨先生肯定心理咨询中有价值引导，但强调心理咨询对多元价值观的接纳。他说：

做了这么多年的心理咨询，我可以达到对不同的来访者都可以接纳，我承认多元文化和多元价值。

（2）心理咨询总体上主张价值中立，但也不排斥价值引导

梁女士说：

在心理咨询当中，我个人还是主张价值中立，就是整体上主张价值中立。

金女士也说：

在心理咨询过程当中，应该还是以价值中立为主。

古先生则说：

心理咨询有一个价值取向，就是帮助来访者获得更积极的自我把持的状态。但另一方面，如果涉及价值内容，即心理咨询的内容本身有价值问题的话，应该是保持既不是灌输，但也不是完全回避的态度。

吴女士的回答是：

心理咨询是强调价值中立的。我理解的价值中立，首先就是对学生的价值观不作道德评判，不直接去批评指教他。其次，有可能来访者的价值观和咨询师的价值观完全不一致，那么咨询师就是一个很好的榜样。我同意你跟我有不一样的价值观，就是起码的尊重，如果说咨询师能够尊重来访者的价值观，他就做了一个榜样示范者，来访者也会慢慢学会尊重别人和他不一样的价值观。这种中立其实是对学生的一个很好的引导作用。

杨女士的回答更为详细。她说：

我理解心理咨询中的价值问题，可能和教育中的价值问题有差别，因为教育有明确的教育目标。但是心理咨询呢，我们面对的是一个个的来访者，他是一个个的个体，然后每个人可能都有他不同的人生经历，和他的这个生命的故事。所以，在咨询过程中，大多数情况下我可能都会放下自己的这种价值判断和价值取向，更多的是做角色互换，就是站在来访者的立场上，与来访者感同身受，这样可以帮助我和来访者有一个更好的共情，然后更好地去理解他，去感受他。当然

最后如果说他自己还是悟不出来，领会不到的话，我们也可能会给他提一些引导性的或者建设性的建议。但是基本上我的指导思想是，跟着来访者走，然后能够让他自己去发现，自己去觉察，我不会给他直接地说出来。

2. 对心理咨询中价值中立的看法

第二个问题是：您对心理咨询的价值中立怎么看？对这一问题的回答包含两个层面：一是对价值中立概念本身的理解，即价值中立的具体含义；二是对价值中立在心理咨询中的具体实施和作用的理解。当然，这两个问题也是联系在一起的。受访专家的看法如下。

（1）价值中立就是坚持客观性原则和尊重事实

刘女士说：

价值中立是蛮重要的，就是说不是灌输，不是强迫的，要给对方自由，要给对方包容，就像赤、橙、黄、绿、青、蓝、紫，要允许多色彩存在，不能一言堂，这是价值中立，也是客观性原则。心理学首先就讲客观性原则，要实事求是，尊重对方，不要强制，不要用主观意念。允许对方有不同意见，也允许人家犯错误，要体谅对方。我估计这个中立就是坚持客观性。

（2）价值中立就是不把自己的价值观强加给来访者，但并非不作任何引导

戴先生说：

价值中立就是不帮别人做选择，不以自己的价值取向帮别人做选择，而是通过帮助当事人提高自己的认知能力，来提升他对价值问题的把握，以及价值选择的能力和水平。

梁女士认为，价值中立是指不把自己的价值观强加给当事人。她在多个地方都谈到这一问题。她说：

比方说，当事人遇到这个问题，那么我会帮他一起分析，面对这个问题他会有什么样的选择，我会帮他把各种各样的选择方案梳理出来，但我的重点是引导他：你要探讨什么？就是你需要探讨的价值观是什么，你最看重什么？我不会把我的价值观强加给他，我一般会尽量做到价值中立。对于价值中立，我的理解是不把自己的价值观强加给当事人，或者说有意无意地传递给当事人，或者暗示给当事人。但不代表不对他做任何的引导，这个引导就是让他从自己的角度去探索和澄清自己的价值观。也就是说，不要把自己的价值观强加给他，就像旁边有一个人慢慢帮他去理清他的一些混乱的思路，然后让他自己去探索自己内心真正需要的价值观是什么。在这个过程中，让他学会有所取舍，让他对自己的选择带来的后果负起责任，即要有一种责任意识、代价意识，这样的话让他有一种自主

感——这样的后果是我自己可以承担的，他们能够真正体验到有一种发自内心的强大力量，用这种自我的力量可以去面对他的，哪怕是以后出现的个人问题。我个人认为价值中立，从根本上来说，就是让他能获得这种选择能力的提升，还有就是责任意识的提升，以及代价意识的提升。

古先生说：

所谓价值中立，更多的是倾向于不要替来访者作出价值的抉择。比如说，在咨询当中，来访者是一方，然后他碰到的一些关联的因素，包括他和其他人的关系啊，或者他的内心的某些方面和另一方面之间的那种考量，这样一种平衡关系，我们不要替对方去作出价值的抉择。这是第一层意思。第二是指相对于他的价值冲突当中，或者他的价值涉及的各个方面，我们不是非常明确地站在某一个角度，或者某一个层面，或者某一方，而是试图中立于价值涉及的那个问题的各方。但是对人还是有一种关怀的态度，对来访者积极的生活和未来有一种期待，对他所形容到的事情应该怎么去权衡、去选择，还是尽量给予他一种支持性的方法和态度，只是不直接替他做出选择。

吴女士表示，要把握好价值中立的度是很困难的，有时也许做了价值干预效果会更好。她说：

对于价值中立，其实我也有点疑惑，就是到底该怎样保持？我所理解的价值中立就是尊重对方，然后不把我的价值观强加给对方，那么其实具体做到哪个程度，对我来说也是挺难把握的，就是什么时候你做一点价值干预，效果会更好一些？然后我的倾向还是，在保持价值中立的基础上做一些引导。因为毕竟是大学生嘛，他的价值观还是处于形成时期，还没达到稳定的时候，我觉得如果对他们做一些积极的引导，或许对他们来说会更好。

（3）价值中立就是对来访者的价值观不作评判，但并非没有价值取向

蔺女士说：

在心理咨询中，我是抱着一个价值中立的态度，但是那个价值中立不是说完全没有我的态度，我觉得做不到绝对的价值中立，因为每个咨询师都会带着自己的价值观进入到咨询室当中，你不可能完全排除价值干扰。只不过我在跟你相遇的时候，我把自己放在一边，放空自己，我全然地关注你，我关注你是怎么想的，怎么看的，你是如何行为，如何感受的。不把我的思想强加给你，或者因为我的看法，我成了过滤器，用我的价值观去过滤你，在你看来不客观，就不能达到你真正的需要，不能走进你的内心。但是我是一个活人，我在这里的时候，我的价值观也随时都在，只不过你要清楚，哪是我的，哪是你的？不强加给你，这

是一个方面。另一个方面，它毕竟一定会有引导作用，这里是引导你向健康和谐的方向发展，让你成为一个健康和谐的人，能够跟社会适应，自我和谐，跟社会和谐，跟周围的人和谐，是一个和谐的人，一个健康的人。那么这本身就是价值观引导。或者说，绝对的价值中立是不可能的，价值引导是不可避免的。

杨女士也说：

我理解这个价值中立，并不是说咨询师没有任何的价值取向，而是说不要把你的价值取向强加给来访者，不要把你的这种好恶或者善恶评价标准强加给来访者，要更多地去理解来访者，理解他的人生经历和他所得出的一些感受，或者说更多地去理解他。

金女士说：

价值中立，一个是对来访者的价值观不作评判，或者是说没有个人的感情色彩在里面，说你这个是错的或对的。另一个是不要把自己的价值观强加给来访者，就是说他可能有他的价值观，那么更多的是澄清、接纳，让来访者去体验个人的感受和情绪上的那种变化，所以说我觉得心理咨询还是应该要保持价值中立。

（4）价值中立是相对的和初期的

杨先生说：

我始终认为价值中立是相对的。价值中立最重要的应该是体现在咨询的初期，虽然它是相对的，但是要尽可能地在初期把它处理好，这样来访者才能相信你，我们经常说，林子大了什么鸟都有。来访者这么多，什么样的价值理念都有，对人生的追求和思考都不一样，这个时候为了把这个咨询进行下去，必须尽可能做到价值观的中立。我经常说，一个咨询师的宽度有多宽，实际上在于他个人的价值的多元化程度。比如说，这个人说我就是喜欢金钱，我就是纯粹的拜金主义者，假设说你不接受，你马上就会生气，就会体现出来，你可能会马上就批评他教育他，那这就不是心理咨询了。所以，心理咨询的第一步，就是必须尽可能地保持价值中立，要接纳你的来访者，甚至部分地认同你的来访者。

（5）保持价值中立是为了价值澄清

梁女士说：

我始终持一种价值中立的观点，不会从道德的角度去评论他。比如，学生恋爱脚踏几只船，跟几个异性都有暧昧关系或恋爱关系，我是从心理学角度上看，这是属于价值混乱，是恋爱价值观的混乱，也是自己怎么澄清自己真正需要的一种混乱。这个好，那个好，或者是那种完美主义在作怪，这个是他心智还不成熟，好像小孩子一样，什么都想要，就是不知道自己真正想要的是什么，还不是一个成熟的心态。我是从这个角度去看待这个问题的，而不是从道德层面去看待这个问题。还有就是他的成长经历和关系，比如说，家族、父母比较混乱，也是导致他存在这个问题的原因。那么在咨询中就要澄清为什么是这样，其背后的原因是什么。

赵女士说：

我主张在心理咨询中要价值中立。我知道我有自己的价值观，但是我尽量不引领他朝向我这个方向，这是第一点。第二点是，我尽量去尊重他此时此刻和发生的所有事件，他的背后的支持力量和情感，我去深度融入，就像我深入地融入患者的症状一样。我去感受他，同时我也作为他的一面镜子，去印证他，让他很清楚地看到自己的选择，而最后的价值选择还是由他作出的。我会帮助他进行价值澄清。帮助他看清楚生命的宽广和狭窄。但是我不批判他，我是作为一面镜子，至于是宽是窄，我也不管，我只是做一个成像，我会有许多成像，我可以去跟他澄清。

杨先生说：

作为咨询老师，我要尽可能地做到中立，为什么我要中立？我的中立其实是我要用我的眼睛，用我的身心，去体会对方的价值观，也就给对方理清他的价值观。有很多人的生活是糊里糊涂的，他甚至不知道在他的人生中最重要的是什么，他在追求什么，所以这个时候，我的中立就是为了澄清、理清对方的价值观，因为你做咨询师，你连对方的价值观都没有把握住，你怎么做好？这说明你的层次太低了，你就问题而问题，你解决不了他的根本的东西，你要想解决这个人的根本问题，必须上升到世界观价值观层面，所以我的想法就是这样，开始作为咨询师你要中立，你要澄清对方的价值观，然后你认为信任感已经建立了，你就可以进行价值观的干预。

（6）要做到价值中立必须要有自我反省和自我督导

梁女士说：

我个人最深的体会是，要做到价值中立不是一件容易的事情。我是主张价值中立，但刚开始做心理咨询的时候，总是有意无意地传递自己的价值观，不太容易把自己和他人的界限划得那么清楚。比如说，当事人的一些情绪和行为反应啊，有时候就会影响到自己。但是做了这么多年后，自己就可以清楚地划清界限了，可以做到自如地切换，很清楚对方的界限是什么，我自己的界限是什么，我们又有什么交叉的地方。就好像自己想要说什么话的时候，我就很清楚好像又要把自己的价值观传给对方了，这时候，我就可以很快调整自己了。所以，我最深的体会，就是要做到价值中立，自己要不断地做到自我反省，自我督导。我觉得督导是分两种的，每次做完个案后，自己要进行自我督导，自己要很清醒，要站在一种很专业的角度，而不是你自己的角度去做咨询，反省自己，即作为一个旁观者的角度来看待自己。这就要不断总结，不断思考，不断自我反省。总之，我的一个最深的体会就是，要做到价值中立，就要不断地反省自己，当然也要不断提升自己的专业能力。

尽管受访专家对价值中立各有不同的看法，但把这些看法综合起来，应该说还是比较全面的。概括地说，就是如下几点：价值中立就是不以自己的价值标准评判来访者，不把自己的价值观强加给来访者；价值中立是相对的不是绝对的，价值引导是不可避免的；价值中立在初期尤其重要，它关系到是否能感同身受地去理解来访者，能否与来访者建立良好的咨询关系，只有在信任的咨询关系建立后进行价值干预才会有效；价值中立最重要的是为了价值澄清，在进行价值澄清后才能进行价值引导；要做到价值中立是不容易的，要清醒地做到价值中立，自我反思和自我督导非常重要。

3. 关于心理咨询中价值引导和价值干预的看法

第三个问题是：您认为心理咨询中是否应该有价值干预？所有受访专家都不同程度地认可心理咨询有价值引导或价值干预。分歧在于程度上和阶段上的差异，有人更主张价值中立，有的人更认同价值引导；有的人认为咨询初期要价值中立，后期应有价值引导，有的人认为价值中立始终要坚持，只是在价值中立的前提下有适当的价值引导或价值干预。下面是受访专家不同观点的表述。

（1）心理咨询中有价值引导和价值干预，但是隐性的或隐含的

戴先生说：

我一直强调，心理咨询和心理健康教育与思想政治教育之间的本质区别，一个是以价值干预为目的的，那就是思想政治教育，明显的就是世界观、价值观、人生观教育，而且是主流的；心理咨询和心理健康教育是不以价值干预为目的的，但是在具体的心理咨询和心理健康教育活动中，会涉及价值判断、价值选择的一些问题。也就是说，心理咨询的价值干预是隐性的。

（2）心理咨询中有价值引导和价值干预，但也要承认多元价值

杨先生认为，心理咨询中价值干预肯定有，而且必须要有。他说：

一是作为咨询师，你不可能把自己的价值观隐藏起来。你可以尽可能地去隐藏，但是完全的隐藏是绝对不可能做到的。所以，我始终相信价值观的中立是相

对的，我们要尽可能去保持中立，但任何一个流派都是有价值干预的，比如，"完形"学派就有自己的一套价值观体系，因为它是在存在主义和现代主义哲学的引领下做的，强调的就是活在当下，把握清楚此时此刻的感受，他们都是有明显的价值观体系的。心理咨询流派就具有这样的特色，你怎么能做到绝对的价值观中立，那是非常可笑的。另外，从来访者自身来说，实际上是有价值干预的。比如说，这个人，为什么会心胸狭隘，为什么会看不惯别人？因为他接纳不了别人，实际上，就是他没有宽广的胸怀。为什么没有宽广的胸怀？其实是他接纳不了价值观的中立，他不知道多元价值观。我们就是要让他接受多元价值观，这本身就是在干预了。

（3）心理咨询中有价值引导和价值干预，但它是情景性的

古先生认为，心理咨询回避不了价值的问题，肯定有价值承载。但是对价值干预，干预到什么程度，应不应该干预？可能就得看具体的人、具体的事和当时具体的情景。这很难得出一个非常全面的、简单的结论。他进一步指出：

我们确实有时候会被来访者直接问到，你说我应该怎么办？类似于这样的问题，如果我们简单地回答说"你自己看着办"，那他好像对解决问题感到更加无助，或感到没有什么帮助。当然如果我们直接告诉他"你应该这么办"，好像也不一定是很恰当的应对方式。所以，在这种情况下，可能就是，我们提供几种可能性，你看这样办大概会怎么样，另外一个办法又会怎么样，也就是我们对来访者提出各种各样的可能性的一个澄清和分析，其实也就是让当事人对问题有更全面的理解，他就更能够去把握，所以这里还是带有一些教育的性质和引导性质，但是不一定要直接替他作出抉择。

杨女士说：

对价值干预，要看遇到什么事。如果来访者有一些想法确实会危害社会，危害他人，也会危害到他自己，因为你危害社会、他人，触及法律了，那肯定也要危害到自己。在碰到这种情况的时候，我可能会给他做一些分析，但也不是说你必须怎么怎么样，我可能会说，国家在这方面有相关的法律啊，或者相关的制度呀，然后告诉他这样做有什么样的利害关系，让他能够知道，他的行为是一种什么样的行为，会承担什么样相应的后果，让他做好这样的一种准备，然后，能够重新对自己的行为做一些评估和选择。

（4）心理咨询中应保持价值中立，尽量不做价值干预

梁女士、赵女士和金女士都不太认同价值干预的说法，她们比较坚持价值中立的观点。

梁女士说：

在心理咨询中，我个人主张一种价值中立。比方说，人际关系中如何待人。我不会告诉他，你应该待人真诚。而是跟他分析，是待人真诚或者待人圆滑，你要自己去探索、去思考你更看重什么。因为不管你作出哪一种选择，都会有利和弊，那么哪种利和弊你更能接受？我一般会这样尽量去做到价值中立。为什么要这样子呢？因为如果说在这个事情当中，老师给一个建议，比如，觉得学生的价值观、人生观可能不太成熟，我们还是应该给他一些引导，但是如果这种引导不是他们自己通过探索和体验所得到的一个信念的话，只是你给他引导的一个信念，很可能会苍白无力，再遇到问题的时候，他可能又困惑了。所以，有时候他可能会不清楚、不清晰，甚至可能会矛盾、会挣扎，但我觉得他们是在成长，因为我们面对的主要是学生，我觉得这是他个人成长的一个必经的阶段。他必须要去探索和经历这个痛苦，这样才会慢慢越来越清晰自己想要得到什么，但想要得到一些东西时，也必须得放弃一些东西，我觉得有必要让他在这个体验当中去确定自己内心认同和接纳的一些价值观。

赵女士也明确地说：

我不太赞同价值干预，我主张价值中立。至少在主观意识上尽量地不要有价值干预，但是我会介绍自己对这个事物的看法，我会说这是我的看法。但我很少去暴露自己的价值观，我可以暴露我的创伤，而且我告诉他们，我曾经是那样的，但我成了现在这个样子，这就告诉他们是可以变得健康的。我不暴露我的价值观是因为如果他的价值观跟我的不一样，他会逃避，也会害怕我不认可。所以，我会尽量设置一个场域，让他在这个场域中充分地去展现，然后去寻找他的生存价值。这是不是就做到了没有价值评判断呢？做不到。但是我尽量在意识层面上不要有价值引导，在团体和个体的心理咨询里面，我都是这样包容的，其实到底有没有价值引导呢，我不知道，我知道自己在意识上不会去引导。

金女士则认为，在咨询当中应避免有价值干预，但也有例外。她说：

比方说，我对有心理危机的学生，如果他来咨询或者处理危机事件，当我们感受来访者真的是要结束自己的生命时，那可能在这个时候会有一些价值干预在里面。但是在日常的心理咨询当中，还是应该保持价值中立这个基本原则的。

4. 心理咨询中对价值与价值观的处理

对"您在进行心理咨询中是如何对待和处理价值与价值观问题的"这一问题，专家的回答基本上是尽量少地进行价值引导，更不应该有价值干预，特别是咨询前期，重在建立良好的咨询关系，要有包容与接纳，才能建立信任感，为后面的咨询打好基础。但大家也明白，完全的不作引导、不作干预也是不可能的，甚至是不妥当的。因为心理咨询的最后结果就是要转变来访者的认知，改善他的情绪状态，这怎么可能没有价值引导与价值干预呢？因此，如何对待和处理价值与价值观问题，仍然是专家需要考虑的事情。而专家提得最多的就是在价值中立的前提下做价值澄清的工作，之后才可以做适当的价值干预。

（1）在不暴露自己价值观的前提下帮助其进行价值澄清

A. 价值澄清是一种价值干预的好方法

戴先生首先肯定价值澄清是一个很好的心理咨询技术，同时认为它也是一种价值干预的好方法。他的这一认识与其他的受访专家有所不同。他说：

价值澄清，一方面这是一个很好的心理咨询技术，通过这个价值澄清可以提高人的认知、选择、判断的能力。另一个方面我觉得这也是一种很好的价值干预方法，大量的问题，内心的冲突也好，或者说一些多元文化，多元的价值取向，都可以用价值澄清的这种方式、方法帮助他进行选择。它似乎没有强制性的引导，当事人自己的选择是最具有说服力的，能收到最好的效果。

B. 价值澄清以价值中立为前提，以价值干预为目的

杨先生认为，心理咨询中的价值中立、价值澄清、价值干预是相互关联并各有作用的。他说：

作为咨询老师，我要尽可能地做到价值中立。我的中立其实是我要用我的眼睛，用我的身心去体会对方的价值观，也就是给对方理清一下他的价值观，这个时候，我的中立就是为了澄清、理清对方的价值观。因为你做咨询师，你连对方的价值观都没有把握住，你怎么做好它？要想解决这个人的根本问题，你必须上升到世界观、价值观层面。所以，我的想法就是这样，作为咨询师，开始你要中立，你要澄清对方的价值观，然后认为信任感已经建立了，就可以进行价值观的干预了。

C. 价值澄清就是帮助来访者做各种分析

对于在心理咨询中如何做好价值澄清，不同受访专家的回答有所区别，但总体上就是帮助来访者分析各种可能性、不同的路径与方法、各自的利弊得失等，最终交给来访者自己选择。

戴先生的回答是：

首先告诉来访者，花一段时间安静地想一想，你目前有什么需要，有哪些可能的选择，哪些想选择的？那么他就会列很多，究竟选谁，选 A 还是选 B？第一就要考虑现不现实，可不可行，能不能做到，你的身份能不能做到，你的年龄能不能做到，你的心理角色能不能做到，你在当下的环境下能不能做到，这些问题你自己都要考虑。但是我们知道人的发展是一辈子的，现在不能做到，以后可以

做到,那么要明确什么是你现在需要选择的,需要做的,需要体验的,需要投入的,什么是未来的,是一辈子要去追求的,哪些东西是不得不放弃的。人不能有完美主义倾向,在进行价值澄清的时候,你必须放弃的,此时此刻你不能满足的,你不能说的,你不能做的,你的职业禁忌,你的身份不容许的,这些都需要自己把握。甚至说你还不能确定选 A 的利有多少,选 B 的弊有多少,不能把握究竟哪个是利大于弊还是弊大于利,那么还可以尝试打分,你的权重,你觉得你现在最在乎的是什么,等等。用这些方法的确能使人的思路清晰一些,按照自己的意愿去选择,去做人,而且是比较理性的,避免了很多冲动的、盲目的、糊涂的选择。

梁女士也非常重视价值澄清,她举出了在价值中立下如何引导学生做价值澄清的例子。她说:

比方说,人际关系的困惑,你看到别人很圆滑,但自己呢,又是很坦诚的人,对此你可能就会感到困惑,到底你是要对人圆滑,还是要对人真诚?对此,我在心理咨询中从来不会给他一个定论,我会告诉他,你所认为的"圆滑"是怎么一回事,有什么利和弊,对人真诚有什么利和弊,对这两者的利和弊,你更看重什么?一般来说,圆滑的人,他可能很容易跟别人打成一片,他会有很多朋友,但是人们对圆滑的人就有可能保留一份戒备心,因为他不愿意真诚地对待他人,他要有知心朋友就相对难一些,因为朋友都是比较真诚真心的嘛!如果你对人真诚的话,你可能会受到伤害或者被别人利用,因为你对人真诚,但别人不一定以这种方式对待你,那对你好的一点是什么呢?就是别人觉得你是很真诚的,别人体会到这一点之后,可能你就比较容易结交真心的朋友。最后,就看你自己看重的是什么啦。再说,圆滑的人可能是跟他的家庭成长环境有关系,而你真诚可能也跟你的成长环境有关系,所以就可能你是这个样子,而他却是那个样子。通过这样的分析和澄清,学生就明白自己应该做什么样的人了。

古先生说:

如果来访者谈到一个价值的冲突或取舍、选择之类的问题,最普遍的做法就是和他一起来探讨、分析这些问题,比如,它的性质是什么,它对当事人意味着什么,可能以什么样的方式来应对,或者说各种可能的应对方式,它又会进一步有什么样的可能性和后果。也就是说,这里可能更多的是商谈各种可能性,各种解决路径,然后去澄清这些问题。

(2)先价值接纳,后价值干预

杨先生主张先接纳对方的价值观,时机合适时再作价值干预。他说:

在心理咨询开始这个阶段，为了让来访者平静和信任，要尽可能不显露自己的价值观，但到后面还是要进行价值干预的。所谓人本主义中的对质，合理情绪疗法中的辩论，实际上就是价值干预。我可以在前 6 次基本上不会跟他对质，其实我看得很清楚，它们是自相矛盾的。我现在总结的经验是，如果案例是非常严重的，比如说，我现在做的一个案例，至少在 6 次之后，我才跟他做辩论，才告诉他一些价值观念。我经常说，你想想，合理情绪疗法认为不合理的信念有 3 类：绝对化的想法，糟糕至极的想法，还有以偏概全的想法，这些都没有尊重唯物辩证法。所谓唯物辩证是动态的，我现在真的是想明白了这一点，我就看得很高很远，最后为什么要跟他辩论，辩论的结果就是要让他建立一种发展的、变化的、辩证的心理和看待事物的方法。

5. 心理咨询中成功或失败的案例

受访专家绝大多数都是在一线参与心理咨询的专家，他们有丰富的咨询经验，也有各种成功的案例。这里展示的是他们提供的在心理咨询中进行价值干预，或保持价值中立取得良好效果的案例。与其他专家不同，杨先生提供的是咨询初期的一个失败的案例，他认为，这个案例对他的影响更为深刻。这些案例说明，在心理咨询中，是价值中立还是价值干预，需要根据具体情况来判断，并无唯一答案。但咨询初期的价值中立对咨询关系建立有着至关重要的作用，这也是需要铭记的。

（1）价值干预成功的案例

A. 在发展性心理咨询过程中，价值的干预都是比较成功的

戴先生说：

由于大学生的心理咨询大多是发展性心理咨询，一般来讲，在咨询过程中，价值干预都是比较成功的。比如，在涉及个体适应社会的过程中，就有一些很孤僻的，事实上就是很自我的人，他们在与人交往中很强调自我，我们这个时候不是对他进行教育，而是帮助他分析，分析问题出在哪里，在这个过程中，对他进行价值干预，他往往不会逆反，很容易接受，可以根据事实，根据自己的经历、感受去分析。还有就是婚姻问题，学生都是成年人了，婚姻问题的价值干预也不能说是哪一种价值就是最高的价值，但是从根本上说，还是促进一个人的和谐，这个和谐就必须考虑家庭、对方、孩子、社会，所以有时候在这个问题上就很难避免带有我们中国的传统和社会的主流价值导向。在这个过程中，我觉得是很隐蔽的干预，但很有说服力。

刘女士说:

我做咨询的时候,比如说,做危机干预,在这方面我就干预过好几个,有的是因为长相,有的是因为恋爱问题。比如,有一个同学要自杀,就是因为人家说她长得不好看。那么怎样引导她找到自己的长处,确立信心,把消极的东西转变为积极的东西,这就是危机干预中我要做的事情。又如,有个同学对一个女同学死缠烂打,谁都说不听,结果是我把他说动了,我说你真是爱对方,就要尊重对方,你讲你爱她,你应该从哪几方面来表现你的爱?最后他自己就把自己说服了。所以,我觉得我一般还是做得比较成功的。

B. 当来访者有主动价值引导需求时,价值干预也很容易获得成功

戴先生认为,有些来访者很希望咨询师给他一些合理建议,这时的价值引导比较容易被接纳。他说:

在这种情况下,就很好干预了。来访者往往会说:假如你是我的话,你怎么看,怎么选,怎么做?这个时候就要根据对方提出来的问题跟他讨论,如果是我,我就会把我的观点亮出来,把我的想法、感受、选择和选择的后果告诉他,这个时候他就很容易接受。我有这样一种感受,就是当人很需要这个东西,需要有人点拨,需要有人引导的时候,你给他引导,这个时候是很容易成功的。

(2) 保持价值中立的成功案例

一些受访专家并不认同直接给予价值干预或引导,而是主张价值中立。在价值中立的成功案例中,不同的人也有不同的观点。

梁女士说:

我们会告诉他,跟他澄清,你过来做心理咨询,这不是看病,不是你跟我说说病症,我给你一种治病的药,你就会好了。心理咨询与看病是不同的,它需要依靠你自己的力量来帮助自己成长。主要的力量在你自己身上,当然老师会跟你一起去澄清你的问题,把你感到困惑的问题梳理清楚,然后你再慢慢去进行探索,你自己想要什么。我也会告诉他,因为每个人的价值观不一样,所以每个人看到的东西不一样,解决问题的方法也会不一样。你现在这样问老师,但是老师不是你,再加上老师的价值观跟你不一样,也许老师认为可以的东西而你却认为不可以。如果你要真正弄清自己想要什么,我觉得你应该去探索,老师可以跟着你去探索。我就是这样把我的价值中立的观点告诉他了。

赵女士举出了这样的例子:

一名 19 岁的女学生因性亢奋来咨询。她 17 岁就交男朋友了,但是她为此非常痛苦,她也认为这样非常不道德。19 岁那年交了四个男朋友,一个男朋友在实

习的过程中认识，她又交往了另外一个，她家里还有一个男朋友。她和家乡那个男朋友有性关系，跟实习的同班同学有性关系，同学走了之后，她跟自己体校的同学又有性关系，然后呢，她在写生的过程中又跟别人发生了性关系。她是搞美术的，她觉得非常羞耻，她说的时候，头都快低到脚下面去了。这个同学的行为本身是违背了性道德，又违背了中国常理的忠贞和纯净的道德，但是我没有批评，我在探索，她那么痛苦为什么还要这样选择，结果发现她就是强迫症。就像反复洗手一样，她只是反映在性交上面，她有一个非常不幸的童年，她在 8 岁那年就被她伯父强暴了。由于我没有价值评判，我包容了她，我去唤醒她的童年，她才认识到这是一种重复性的性行为，然后她才配合着去修正。后来她整整一年没有与任何的男性有关系，与几个男朋友都分手了，她能保持住，而且真的也没有这个需要了。所以当她回归自我的这种感觉的时候，她蛮欣慰的。因为她认同这个社会的性道德，但她又违背这个性道德，她的冲突就在这里。就因为我没有作价值评判，才修复了她的本性。因为来做咨询的都是有心理问题的，我们再去给一个价值上的干预，价值上的评价的话，那不是更加重了她的心理负担吗？

古先生说：

我接待过这样一个来访者，他说最近老失眠，睡不好觉，因为他非常焦虑，非常多地去计较一件事情。是什么事情呢？他对自己的父亲非常不满，他最近老想着怎样向他父亲报仇，去惩罚他父亲。因为他父亲抛弃了他母亲和兄弟姐妹，跟另外一个女人私奔了，而这个女人，是他母亲的妹妹，并且他们在外地生活，也有孩子。那么他就觉得父亲这个男人非常不负责任，让他母亲生活得很痛苦、很艰难，兄弟姐妹也没有得到父爱，生活也因此受到一些影响。包括他的哥哥姐姐当中都有学习和工作非常不顺利的一些情况。因此，他就一直非常记恨他的父亲，耿耿于怀，以至于这种计较使他的睡眠都受到了影响，经常睡不着觉，就想着怎样去报仇，怎样去惩罚他父亲。这样一个案例，我想是有一个价值冲突、价值矛盾的，因为一方是他的父亲，另一方是他的母亲和兄弟姐妹，但是这里还牵涉到一个更复杂的因素，就是所谓的第三者，这是跟他母亲有比较特定的关系的，就是他母亲的妹妹。我跟这个来访者谈的时候，一个价值立场就是希望他能够更好地把握好自己现在的处境。他是个大学生，其重心现在应该是维持一个相对比较积极的状态，然后能够完成学业，这个应该优先于向他父亲报仇这个目标。那么从这个角度而言，我是有这样一个价值立场或者说价值承载。在具体的事情上，我是这样跟他探讨的：你是其中一方，这个事情本身，其中更重要的，或者说更关键的一方，可能是你母亲和父亲的关系，或者说包括你父亲现在的生活伙伴，就是你小姨的关系。我问他，你母亲希望你怎样去面对这个问题，在这件事情上，你母亲是什么态度？他说自己也跟母亲谈过这些，他经常见到母亲流泪、哭，他是站在母亲这方的。我再问他，母亲希望你在这件事情上以什么态度来面对？他说母亲跟他说过，希望他不要管这件事情，就做好你自己。其中还谈论了很多其他的事情，以及他怎样去面对和看待父亲这样一些很多矛盾的想法。但是其中有一些比较关键的，我是希望他在优先考虑自己现在的处境和学业的前提下，考虑到他母亲这样一个更重要的当事人的立场问题，我还是请他好好去掂量。在这个方法上，我没有给他一个价值的具体内容的抉择，就是他到底应该还是不应该向他父亲去报仇之类的，而是让他好好去掂量这些更综合的因素，因为比如说你向父亲报仇，你怎么报仇，你想要他怎么样，以及如果他怎么样之后，他现在的女人会怎么样，然后在这样的情况下，你妈妈又会怎么看，她会用什么样的心情来看。基于这件事情如此复杂，我是没有太多的价值倾向具体替他去抉择。但是对所有这些各种各样的情景、因素和他一起来分析，让他自己再好好考量得更全面一些。那么，应该说在他这样一个年龄，我们这样的分析可能比他原来自己考量得要更全面一些，或者说更多元化一些。这样他自己能够得出一个更合理的、对他自己更恰当的价值取舍。过了一两个月以后，他还有机会向我作出一个反馈，他就说他决定暂时将那个问题搁置，先放一放，不去纠缠那个问题，也不想着到底怎样向他父亲去报仇这件事情，就是先不管它，先自己学习，该怎么样就怎么样，关心现在的处境。这是一个关于如何把握价值中立还是价值干预的一个例子，这个价值中立的处理，应该说是产生了比较积极的后果吧，不知道算不算成功？

应该说这是一个既有价值导向也有价值中立的例子。价值导向是指希望他自己能够更好地把握自己现在的处境，按时完成学业；价值中立是指对他所涉及的人和事及各种可能的选择不作出直接的替代选择，不作出一种明确的倾向，而是引导他去作出选择。从这个例子中，我们更能看到在心理咨询中价值中立和价值干预的复杂性。

吴女士说：

比如说，有的学生，在情感方面受到一些创伤，她觉得这是一种耻辱。就是有些人幼小的时候受到一些侵害，她就一直陷入那种好像自己不干净的怪圈，说自己不道德，觉得是自己的错。这个时候我们就会做一种价值中立，就是这件事情客观发生了，这并不是不涉及道德问题，只是当时自己的能力，或者说当时的认识没有达到，比如说，自己没有能力很好地去处理，这是环境使然，也就是说并不是她的错，不是她能做到没做，只是说自己没办法做到。这种价值中立，就会让她觉得，哦，原来我一直给自己做一个否定自己的价值判断，这是没有依据的。这样她就放松了，如果能去掉这种价值判断的话，她整个人就会轻松很多，可能效果就会很好，那后面她自己的生活会更加好一些。

杨女士说：

比如，遇到一个偷东西的学生，他说："老师，我什么什么时候偷了宿舍同学的东西，我现在很内疚，也很冲突，就是我不知道该怎么做，一方面我没有勇气去承认，另一方面我又对做这个事情很后悔，你能不能帮我做一下心理调适？"遇到这样的情况，我可能不会先去追究他这种行为，从道德上作判断，说你偷东西，这是道德品质恶劣，或者败坏，或者触及到学校哪项纪律，应该怎样处理。我可能首先对他这个感受给一个接纳，或者给他一个正向的回应，就他做了这样的事，确实是，如果要从道德的角度来说，是不道德的事，但是他现在有这种内疚的心情，或有悔改之情，这说明他还有良心，还有这种道德的自我约束，有道德感，所以我觉得可以先从这方面给他一些正向的回馈和认同。然后，我可能会帮助他去做一些情绪方面的处理，比如，他现在焦虑，或者他现在恐惧，先做一些情绪的处理。随后，我可能会跟他分析，你觉得这个事怎么做，有几个方面或几种出路，怎么做对你来说，既能够对自己伤害小，又能够让同学少受这样的一个损失，我可能会跟他做一些分析和探讨。

（3）失败的案例

刘女士认为，咨询失败或不太成功的例子通常是因为咨访关系不匹配。她说：

有的时候前来咨询的这个人，他太自以为是，整个态度都不是谦虚的，他一来就是一种很卖弄的，这样的人我不喜欢。比如说，有的女同学带着男朋友一起来，或者带着男同学一起来，大肆炫耀自己怎么有魅力，怎么对男人有吸引力，太炫耀，有时候搞得我心里不舒服，觉得她不是来咨询的，她是来示威的，她是要男朋友看看她有多厉害的，像这种人她就是不匹配啊。心理咨询讲究一个匹配性，因为有的时候有价值观冲突的问题，就可能会感到不匹配。不匹配就告诉她，不合适给你做咨询，推荐她到别的地方或别的老师那里去。

杨先生坦诚地讲了一个失败的案例。他说：

我可以给你讲一个案例。有时我上课的时候，特别是咨询师培训的时候，我都会讲这个案例，因为这个案例刺痛了我。只能说开始做咨询时，我个人很难做到价值观中立。有一次有一个来访者，是一个女生，她一进来就问：老师，可以咨询吗？我说：可以啊。然后我就问她，请问我可以为你提供什么样的帮助呢？她说：老师我想有很多很多的钱，我想成为 CEO。我说这很好啊，我实际上在统领她，从她的角度看问题。我说：那究竟是什么因素导致你想成为这个 CEO 呢？为什么对钱这么重视呢？她说：因为我自己有一段痛苦的过去。然后她给我描述了这段痛苦的过去。她告诉我，那时候有一个男孩子追求她，她认为应该是恋爱在开始，但是后来这位男生又跟她的同桌好了，所以她就开始恨这个男生，所以她就化这种悲痛和怨恨为力量，努力学习，最后就考上一所不错的大学了。到了大二，又有一位男生跟她交往，交往了一段时间没想到这个男生又跟她分手了，而且跟她同宿舍的一个女生好了。她说自己就非常恨男人，她觉得男人都是不可靠的，都是花心的。然后，她就开始研究，用她的话说就是开始想男女两性之间的关系，她就发现男人都喜欢性感又有钱、条件好的女人，她说自己现在就开始越来越性感，穿衣服很暴露，结果回头率大增。当她描述这些的时候，其实我心里就开始很不舒服了，因为这种理念、价值观，已经跟我个人的价值观有很大冲突了。不过在这个时候，我还在不断地点头：嗯嗯，从你的角度还是可以理解的。因为我的共情很到位，她后来就很放肆，她甚至说到什么：哎呀，我其实还是比较相信西方的性解放的，可就是没有男孩子来找我。到这个时候我还是能够接纳的。但是她下面说的一句话让我实在受不了了，她突然问了我一句：老师，你看我今晚穿得性感吗？我当时就拍桌子大怒，我说：你的人生观、价值观、爱情观通通出现了问题啊，如果这些不改变的话，你不可能幸福的！其实这个时候就说明我的价值观中立做得不好，我知道是我的接纳程度不够。后来这位同学看了我半天，站起来，说出一句话，这句话我记得很清楚，她说：没想到连心理学老师都不理解我！然后就跑出去了。当天晚上我也是很久没睡着觉，我就在思考这个问题，我在想，假设这位女孩子出事了，那毫无疑问是因为我，我对心理咨询有这样一个定义：如果你做得不好，可能会成为杀人不见血的刽子手。你没有拯救别人，可能还会害了别人，心理咨询真的是这样，所以责任感非常重要，我就经常思考这个问题。这就是一个很失败的例子，说明我没有建立多元价值观，或者说我嘴上说自己具有多元价值观，但遇到实际问题，她的价值观念跟我冲突的时候我就爆发了。这个我觉得需要修炼，需要经验，到一定的程度就可以包容，我现在就可以做到这一点，就很能理解她这种情况了。

6. 其他的想法和观点

（1）心理健康教育课程和活动与心理咨询在价值承载上是有区别的

赵女士强调了心理健康教育课程和活动与心理咨询的区别。她说：

在心理健康教育的课程和活动中是朝上的，非常健康向上的方向，我们培养的人都是健康的、积极向上的。而来咨询的人除了有积极取向外，还有心理成长的过程中存在一些问题的，所以我们需要给他们一个和平与包容的环境，不需要评价，而是需要人性，需要关爱。

梁女士也认为，心理健康教育的课程和活动要比心理咨询有更多的价值导向。她说：

我个人理解，课堂教学和活动其实还是有一个教育的功能，所以多多少少还是有一个价值导向在里面，但是在咨询当中，我个人还是主张价值中立，就是整体上主张价值中立。

吴女士对三者的区别也有一些自己的观点，表现在内容和方式上都有些不同。她说：

如果是课程，肯定就是针对大的方面的价值观做引导；在各种活动里面，价值观的引导体现得更明显，我们的活动都是为了提高凝聚力，彼此认识、彼此更加关爱，彼此更加尊重对方啊，等等，那种价值观的体现还是更明显一些。在个体咨询里面，要更加具体一些，就是先了解对方的价值观是什么，然后去发现对方的价值观里面有一些可取的地方，有一些需要注意的地方，然后向他展现还有其他的可能性，其他的价值观也存在着，让他自己去思考，或许他可以在坚持自己价值观的基础上，去借鉴其他的一些有关的价值观的东西。

（2）心理咨询可以满足来访者价值探索的心理需求

古先生提出了一个心理咨询中值得沉思的问题。他说：

我们在心理咨询当中，确实是碰到来访者有大量的价值冲突问题，但在有限的咨询时间当中，是不足以能够给予他一种非常具体的和有效的指导的。可能更多的是起到另外一种作用或者效果，就是当人们在生存当中碰到很多类似于这种价值冲突问题的时候，他们一方面是需要一个取舍，或者说作出自己的抉择，但是另一方面，他其实又不足以能作出一个很简单的、非常清楚的取舍或者抉择。那么在这种情况下，我理解人性当中还有另外一个期待或者祈求，就是遇到这样的价值选择或者价值冲突的时候，人们一方面需要选择和取舍，另一方面也需要一个表达倾诉和共同去探讨的机会，哪怕在探讨之后也不足以作出简单抉择，但是至少交流探讨本身对价值问题就是一个很有价值或者很有意义的甚至被需求的过程。所以，我想说，心理咨询这样一种对话，其实它不一定能直接解决价值选择的问题，但是它有助于满足当事人对价值困扰的某种探索、探寻的心理需求。这也就回到我们心理咨询当中长期的一个说法，心理咨询的效果何在？有时候它是解决问题本身，有时候它是在过程本身。因为人需要去澄清问题，需要讨论问题，需要对某些问题作出一个参照，那么一个咨询师、心理辅导者，被期待是一个对某些问题有更系统、更深入思考的人，在这种情况下，他其实是扮演了一个很好的交流者，或者说一个关照者的角色。其实就是，我作为一个心理辅导者，扮演一面镜子，这面镜子不足以替他迈出步伐，但是能让他更好地去关照一点点什么东西。我想这就是在心理咨询当中，讨论价值问题，或者说去面对价值问题时它的一些作用，或者一种效果。

在这里，古先生提出了心理咨询价值承载的一个更为深刻的问题，就是价值探索不仅仅是结果的需要，同时也是过程的需要。当来访者在心理咨询中倾听咨询师对其价值冲突或价值困扰的分析和澄清时，就算是没有一种满意的答案或结果，也依然是有意义的。

（3）来访者的价值观问题有时可以归结为人格问题

金女士说：

我对心理咨询中的价值问题，更多的是把它归结到人格上。人格上的那些问题，很多是由他的成长环境造成的。比如，现在大学生的人际关系问题是一个最严重的产生心理困扰的问题，有的是寝室同学关系问题。但是我可能会了解这个来访者，他不能处理好与同学的关系，他内在的哪一部分出问题了？比如，前两天，就有一个学生，他就跟寝室同学关系处不好，他也不喜欢这个专业，还有轻生的想法。事实上，他还是心理有问题，而不是说价值观有问题，是因为他心理的问题使他不能很好地去融入到这个人群当中。另一个呢，他又不能站在对方的角度去考虑问题，那可能在处理人际关系中，就有很大的困扰。这个人际关系出现问题，它只是一个问题，但是我们要挖掘是什么原因引起这个问题的，可能与成长环境、遗传因素、他的个性特质都有关系，比如，他比较敏感、比较多疑，别人没说他，他也觉得是在说自己。所以，我还是会把"价值"归于"人格"，去看他内在的心理有一个什么样的困扰，使他不能跟同学建立一个很好的关系，使他不能跟同学打成一片。还有你说的以自我为中心，有的真的是以自我为中心，那是教养问题，从小大家就是围着他转的。但是更多的来访者，看似以自我为中心的，其实是隐含了一些心理问题，让人感觉到他那么孤立、那么不合群，他和纯粹的那种家长惯出来的孩子还不太一样。一般来说，他来找我咨询，我就要从这个角度来挖掘他内在的一些问题，看到问题下面内在隐藏的一个冰山是什么。

（4）价值体系的完善清晰是成为好心理咨询师的前提条件

杨先生对作为咨询师的价值观问题有较深的体悟。他说：

我个人认为，作为一名咨询师，他必须有非常完善的价值观体系，如果一名咨询师自己的价值体系不完善，咨询的来访者本来就是混沌的，他最终影响不了太多人，还可能会起到负面作用，因为他扰动了别人，又没办法为别人建立一个系统。所以，我经常说咨询的最高层次不是技术的，而是哲学的。我经常给我的学生说我的哲学观点，这也是我这么多年做心理咨询工作的一个思考，如果仅停留在技术层面，你永远成不了大师，而且你永远不能彻底地解决问题，如果想彻底解决这个人的问题，你必须涉及世界观和价值观的问题，这是我的一个非常核心的理念，虽然我做心理咨询的时间不长，但我觉得我这种高度已经培养起来了。

（四）心理健康教育价值承载的总体观点

对这部分问题的回答其实不太容易，因为受访专家不可能列出所有内容，也很难进行全面概括。但本研究还是设计了这样的问题，目的是想了解受访专家面对这些问题时，是怎么考虑的，他有什么样的思考。所以，答案的准确全面与否并不重要，重要的是思路与方向。对此，专家的回答既有大方向，也涉及一些具体内容，具体如下。

1. 心理健康教育价值导向和价值观引导的内容

第一个问题是：您认为心理健康教育中的价值导向和价值观引导应该包括哪些内容？对于这一问题，受访专家的回答有如下几点。

（1）唯物辩证价值观和多元价值理念

杨先生说：

我个人认为有两个层次，第一个层次，我们要教会学生具有多元价值观的这种理念，因为具有多元价值观这种理念，你就可以接受世界上所有的人和事，当你接纳了这个世界，接纳了人生，接纳了周围所有的东西时，你就和谐了，心里的自我和谐就有了，与环境的和谐就有了，然后你的心理就健康了。还有另一个价值观，就是我说的辩证唯物这个观点，其实做到辩证唯物那就是哲学的层面、哲学的高度了。

（2）积极向上的价值观和人生态度

赵女士说：

心理健康教育的内容指向性主要是积极向上的，讲爱，讲快乐，讲享受，享受苦难，从积极的层面上去诠释，就像挫折也是可以从积极的层面上感悟的。我是不讲病理的，我不会用哗众取宠来引起别人的关注。

蔺女士说：

我觉得符合人类健康发展的，人性的积极的价值观，从人性方面看，促进每一个学生的人格健康发展，以及自尊、自信，和谐、积极乐观的情绪、和谐的人际关系、积极的人生态度和生活态度，都是心理健康教育的内容。

杨女士说：

我觉得从心理层面来说，可能更多的还是一种积极的人生态度，或者说就是心理的这种开放性、接纳性、包容性。另外，要学会一些自我调整的方法，还有就是用积极的视角去看人、看社会，再一个就是对自我的一种接纳，可能更多的是这些方面。

（3）应对和处理心理问题的技能

刘女士说：

我觉得大学生面临的问题就是学习问题、专业问题、恋爱问题、将来融入社会的问题，这个我觉得需要分层次、分类去专门研究，不能泛泛而谈。

李女士说：

心理健康教育应该包括几个方面吧，就是学生通过心理健康教育，要懂得能做什么，自己能控制自己做什么，自我调节，情绪的控制；还要学会掌握一些方法和技巧，在一些人际关系方面，应该要学会处理，让自己更容易调整，让自己有积极的心态，让自己能够积极向上，大概就是这些。

（4）基本底线的价值观念

古先生说：

心理健康教育价值承载的内容应该是一些类似于比较基本的、底线的价值观念，比如说，善待生命，尊重生命，理解人和人的这种差异，在差异当中去共处，因为价值问题涉及的可能是一些关于生命及人和人的关系这样一些问题，我们肯定有这方面的基本立场，这些可能是一种价值导向。所以，与价值引导有关的基本内容，就是善待生命，热爱生命，积极地面对生活，这是一种相对宽容和共处的心态。

（5）核心和主流价值观及积极健康和多元价值观

吴女士说：

首先，应该包括坚持我们的核心价值观和主流价值观。我们的核心价值观、主流价值观其实就是爱自己、爱家人、爱国家、爱人类，我觉得这都是很好的内容。然后，应该是坚持积极健康的价值导向，因为我们心理咨询的目标其实就是为了人们生活得更加好。最后，是多元价值观，就是要学会去尊重，你可以不接受，但你需要去尊重对方的价值观，包括不批判不同的价值观。

（6）心理健康教育的价值观引导要有层次区别

金女士说：

心理健康教育是一个多渠道的途径，不能一概而论。在不同的心理健康教育层面上，要用不同的态度看待同样一个问题，不要把它绝对化。在课程和活动中，有一些隐含价值，我觉得还是可以接受的。比如，在活动层面，本来就是有一些呈现，很多是符合我们的主流价值观导向的，我觉得也没有什么坏处。而在课程中，我觉得绝对不是讲大道理的那一部分，但是肯定会有一些，比方说，人文关怀、道德观啊，或者说是比较普遍性的那一些，比如说，积极的、阳光的、给人健康向上的啊，等等。而在心理咨询当中，我们不能有价值观在里面。

2. 心理健康教育在价值导向和价值观引导方面存在的最大问题

第二个问题是：您认为心理健康教育在价值导向和价值观引导方面存在的最大问题是什么？对于这一问题，受访专家的观点如下。

（1）心理健康教育德育化

赵女士说：

我觉得主要是心理健康教育的德育化问题，用的多是思想政治教育的方法，这可能与教师结构有关。其实心理健康教育与思想政治教育是不同的，心理健康教育关注的是心理层面，是心理问题本身，而思想政治教育的方法和思路，看到的不是他所受的伤害，而更多的是想着去修正他。我认为，最深层次的，是需要充实、还原，而不是去改造他，很多心理老师都是要去改造学生，我不认为是要改造，我认为是要还原，回到他本质的状态。这是两个完全不同的概念，因为如果你要回到他本质的状态，说明他本质还在，那你会很尊重他、关爱他，如果你要去修正，那就是这个人是不好的，要去改造，这是道德的价值观，我看到很多心理老师都会有这样的困扰。

（2）心理健康教育功利化

戴先生说：

我认为存在的最大问题是功利化，而且眼光比较短浅。这个功利化就是希望一开展这个教育，学生就不自杀了，就太平了，所以学校很重视危机干预，这是我们的一个误区。单做危机干预是不行的，需要从根本上解决问题。我们不单纯说把这个当成问题，也不单纯保证他不出现思想方面的问题，其实从根本上就是提高人口的素质，提高人的文化素质，促进人的健康的同时，促进人的和谐发展。我觉得从学校到国家教育主管部门，他们都没有意识到这个学科对于整个社会的建构的重要作用。现在很多学者也意识到心理咨询和心理健康教育是一种很好的、老百姓很容易接纳的、很有效的技术、方法和学科，但是重视程度不够。

（3）教师自身的价值观有待澄清

杨先生说：

最大的问题可能就是，我们做教育的，自己都不够清楚，都没有理清、澄清自己的价值观，这是很可怕的，因为他自己都搞不清楚，他就不知道如何真正地来引导学生、帮助学生。我认为，中国绝大多数的心理健康教育者自己的价值观都是混乱的，那你如何把你的学生带好？而且他也不会思考这个问题，他也不会有意识地引导和澄清学生的价值体系，他上升不到这个高度，他就为上课而上课。比如，这一节是学习心理，他就把这些东西教完就行了，没想到更高层次的东西，也很难做得到。我认为大多数的心理学教授都还停留在技能层次，就事论事，对于宏观的层次他考虑的比较少，这是目前存在的最大问题。

（4）如何发挥心理健康教育的更大作用

李女士从管理的层面，看到的问题是多视角、全方位的。她说：

我觉得最大的问题就是，我们对学生的状况不是很了解，在引导方面就不是那么有的放矢。上课的老师不太了解学生即教育对象的问题，心理咨询可能是专业老师的事，由有专业背景的老师去做的，但是活动可以由辅导员去组织，那么在引导者的这个问题上怎样跟学生的需求对接？说到心理健康教育，也许有人很容易认为是关注到个体很小的层面，我觉得现在是考虑怎样发挥它最大的作用，在价值引导方面怎么起作用。教育不能只解决个体的问题，那些大面积的学生的引导更加重要。

（5）对价值承载缺乏起码的共识，完全凭个人立场

古先生说：

最大的问题是人们在这方面没有一个比较普遍的共识，基本上还是取决于教育者或者咨询师的个人立场。有些时候，有些人会持一种过度科学主义者的姿态，强调心理咨询、心理辅导是比较价值中立的，是价值无涉的，就是不能够替来访者作出抉择的。我有时候会听到一些学生提出这样一个说法，比如说，以前那个同学，他说我去咨询某某老师，最后得到的答复是：这个事情你只有自己去解决，如果你不能解决，谁也帮不了你。这样一种态度，可能就是回避了价值问题，回避了价值导向，我想这个应该是它的最大问题。也就是有些人以价值中立，或者是价值无涉，或者说只有当事人才能自己解决这样一个看上去没有错的立场，而回避了去涉及价值问题。其实我也不认为我们要替当事人作出抉择，但是至少我们可以更多地去探讨，去帮助他澄清，去共同一起面对和分析。

在这里，古先生对过于强调价值中立或价值无涉提出了质疑，认为这并不是负责任的态度。真正负责的、有担当的做法就是协助来访者去探索、澄清他存在的问题或者价值混乱与冲突，然后让他自己作出选择，而不是回避和推卸。

（6）走向两个极端，完全没有价值引导或过多的价值评判

蔺女士和杨女士都认为，最大的问题是存在有两种极端的倾向。对此，杨女士作了比较详细的解释。她说：

一种极端的倾向，就是有一些人可能会片面地理解价值中立的理念，在咨询中也好，在教育中也好，完全没有价值引导，或者说没有一个是非的判断，如果没有一个底线或者没有一个限度，那也不利于来访者的健康成长。而且完全没有价值取向，或者说害怕价值取向，一味地强调价值中立的做法，也是不科学的。另外一个极端，特别是有一些思想政治教育出身的人做心理咨询和心理干预，还是会有比较明显的思想政治教育的痕迹，有的时候可能就比较明确地有那种判断、评价的成分，比如说："你这样做不对，你不应该那样，你应该怎么怎么样。"我们在做督导和个案分析的时候，也会遇到这样的一些表达方式，其实他这种表达方式，可能还是从自己的理念出发的，就是没有完全从思想政治教育者的角色中转变过来，所以可能会让来访者觉得比较生硬，或者说感到从心理老师这里得到的，和从其他老师、家长那里得到的没有太大的区别。我觉得这样两个极端，都是需要避免的。

而金女士则比较隐晦地表达了在价值引导上要划清心理健康教育与思想政治教育的界限。她认为，

两者各有自己的任务与职责，心理健康教育要做好自己的事，不要跨界去做思想政治教育的工作。心理健康教育只是不经意地会有一些价值导向或引导，至少它不是我们的重点，它体现的还是那种积极的、正向的、阳光的这些部分，而不像思想政治教育那样，有明显的社会核心价值观和主流价值观的教育。

3. 心理健康教育在价值导向和价值观引导方面需要注意的事情

第三个问题是：您认为心理健康教育在价值导向和价值观引导方面需要注意什么？对于这一问题，受访专家的观点如下：

（1）要跟上时代发展潮流

赵女士说：

我觉得主要是跟上时代发展的潮流的问题。为此，我有时候也看影片，我主要看现代的主流文化是什么和社会文化抨击什么，我会看很多的社会问题和元素，如《蜗居》，是为了解释什么和反映什么；我也会看《非诚勿扰》《山楂树之恋》《阿凡达》，我会看孩子们喜欢的和崇拜的影星，了解他们喜欢的爱情故事，我很紧跟孩子们看的东西，主要是想了解他们在想什么，了解他们的想法来源于什么，比如说，文身的人，我就去了解很多国家的文身，每个民族文身的背景，孩子们文身的背景是什么，其实就是群体归属和认同。我也会经常去看社会透视，这样我会了解这个社会的性质、取向是什么，这个时代的发展是什么，主流社会的知识是什么，要去做一些呈现，我写的影评也是跟社会主流相符合的，我

会选出一些很有说服力的东西或者阶段来讨论，我要知道主流文化是什么，多元是什么，如果我不看的话，我讲不出跟他们贴近生活的话题。

（2）帮助教师澄清自己的价值观

杨先生说：

我认为需要注意的是，我们要帮助心理健康教育的老师很好地进行自我价值的探索，让他澄清自己的价值理念，我究竟追求什么，我是不是可以用自己的价值理念，很圆润、很和谐、很一致地处理我生活中的所有问题？如果做不到这一点，其实就不是合格的心理健康教育教师。我认为做心理健康教育的教师，应该做这方面的探索，你很重视这个层面，做得很成熟，做到了这一点，你就有和谐的深层价值体系，你会从最根本的基础上影响你的学生，而不是停留在表面上，甚至这种表面的东西还会造成学生人性的混乱。

（3）提高教师教学水平和教材质量

刘女士说：

第一个是教学质量问题，对教师的教学水平、教学质量问题要有监控。第二个就是，课程要求和管理上应该有一个基本的统一，就是在共性上面讲个性，现在太强调个性了，书也多，教材也多，良莠不齐，泥沙俱下，太追时髦了。因此，目前这个学科的发展还处于初级阶段。

（4）心理健康教育的大众化和普及化

戴先生说：

心理咨询和心理健康教育需要大众化，应该普及，这是我们国家现在非常迫切的需要。社会的很多利益冲突导致了人们会做一些丧失人性的事情，如坑蒙拐骗、染色馒头、腐败、偷盗、抢劫等，我们为什么不去反思一下，从根本上，在关于一些民生的问题、经济建设问题上，我们的政策、法规的问题究竟出在哪里？社会发展的最根本的目的是促进人的发展，现在人不健康，失去理性，不幸福，不快乐了，一些人为了追求一些不能使人完全健康、幸福、快乐的东西而失去理智，人性扭曲了，包括一些领导干部为什么前仆后继搞腐败？因为他缺乏安全感，他要抓更多的钱、更多的权力，这样自己就安全了，自己家里也安全，至少我不安全，也要让家人安全，所以把家人送到国外去，而社会底层的就干一些犯罪的事情。心理咨询和心理健康教育就是使人回归理性，要发展，但是也要和谐，人的发展要遵循个人发展的规律，社会发展要遵循社会发展的规律。

（5）加强师资培训，抓好教育者的价值观引导

李女士说：

从管理层面上来讲，我觉得，首先是要把握好教育者的价值观引导，所以我们要加大教师培训这一块，实际是抓教育者、引导者本身的价值观的问题。我们搞了三个基地，开展教师的培训，不管是专门上这些课的也好，还是与教育活动很密切的也好，我们在辅导员岗前培训中，都把各种辅导的技巧，还有这个教育的重要性，作为很重要的内容放到里面，实际上就是关注到教育者的价值观，教育者导向的问题。其次是心理健康教育还要关注科研，第一就是队伍的素质，所以我们现在开展本科的、高职的，分开两个来教研；第二我们抓教材，因为教育部的文件有一条说是要抓教材建设的，从高职高专和一些新进本科院校来说，特别需要有统一的教材。所以我们以本科为主，编写了全区（省）教材，推荐使用。这样我们的大学生心理健康教育会发展得更快。

（6）把握好价值引导的分寸感，避免两种极端倾向

古先生认为，要把握好价值引导的分寸感，把握好价值中立与价值干预的度。他说：

需要一个很恰当的分寸，就是充分体现心理健康教育或者心理咨询的那种艺术的感觉，它是一种运用之妙，纯出于心，所谓法无定法，就是它没有什么定法，但是好像又有一种套路，心理健康教育肯定涉及价值问题，但是另一方面，确实我们也不认同完全地替当事人作价值选择，或者进行价值灌输。那么在这样两个角度之间，既不能价值无涉，又不能进行价值灌输和价值替代，如何把握一个非常恰当的分寸，这可能是最需要去追求的一种状态。

杨女士认为，要避免过度地强调价值中立和过度的价值干预这两种倾向。她说：

因为心理咨询在高校基本上都是归属在学生工作部或者学生处这样一个学生管理系统中，然后有一个心理咨询中心这样的机构，所以它还是属于学生思想政治教育，这就肯定要为学校的培养目标服务，要为学校的大教育服务，也就决定了高校的心理咨询不可能没有价值导向。但是又不能过分强调这个导向和干预，或者说很生硬地去进行干预，那样也容易使学生和来访者失去对你的信任，也会有无效和低效的感觉。

金女士则提醒说：

心理健康教育的价值引导不要做成社会主义核心价值观教育，但主流的东西、积极的东西可以在里面体现，对于这一部分，我们还是要严格界定的。

最后，关于这部分的其他的想法或观点，受访专家几乎没有更多的补充，只是个别专家强调自己说过的一些观点，因此也就没有专门单列论述。

（五）心理健康教育价值承载的结论性观点

心理健康教育价值承载的访谈调查是对心理健康教育价值承载的质性研究，其结论性观点是在对仔细整理的访谈资料进行反复研读的基础上形成的。其中，前 4 部分是对受访专家具体观点的提炼，最后的部分是在概括总结专家观点的基础上形成的综合性看法。

1. 心理健康教育课程教学中价值承载的特点

受访专家对心理健康教育课程教学中的价值承载最为认同和接纳。他们看到了心理健康教育课程教学的教育功能，也就比较能接受课程教学中的价值引导，但还是提出要与思想政治教育的价值观教育区别开来。具体观点如下。

1）心理健康教育课程教学具有教育功能，有比较明显的价值引导。这里的价值引导有 3 种具体类型：鲜明的引导、隐性的引导、积极的引导。严格地说，这三者并非并列关系，应该是鲜明引导是一个方向，隐性引导是一种方式，积极引导是一种理念。它们是价值引导的不同层面，都是必须坚持的。

2）在心理健康的知识教育中具体地进行正向的价值引导。专家强调，不要抽象地谈论价值观，甚至不要用一个词来概括价值观，而是要结合课程教学的具体内容进行价值观的引导。比如，在学习动力问题中，要弄清学习动力缺乏的原因，有针对性地帮助解决；在人际关系中，要引导学生多站在别人的角度看待问题，理解他人与自己的差异性，努力将自己融入群体；在恋爱过程中，要有正确的恋爱观和爱情观，要尊重别人的选择与情感表达，要懂得爱与被爱的关系等。

3）明确心理健康教育与思想政治教育价值引导的区别。这一点也是多个专家特别强调的。他们认为，思想政治教育的价值观引导是显性的，是公开明确地进行的，心理健康教育的价值观引导是隐性的，是融入内容中不经意地进行的；思想政治教育是国家核心价值观和社会主流价值观宣传教育的主渠道，是旗帜鲜明地进行的，心理健康教育不是国家核心价值观和社会主流价值观宣传教育的主渠道，并非直接进行教育，也不会强加给学生，但它会把国家核心价值观和社会主流价值观渗透于教学之中进行隐性引导，让学生在不知不觉中接受；思想政治教育是有目的进行核心价值观的传播与培育，更多的是坚持一元的价值引导，心理健康教育在价值引导上，会更加宽泛和广义，它关注的只是价值观是否是积极正向的，是否有益于学生的身心健康，同时强调接纳多元价值观并存。

2. 心理健康教育活动中价值承载的特点

受访专家认为，心理健康教育活动与心理健康教育的课程教学一样具有价值承载的功能，这是毫无疑义的。但与课程教学相比，又有其特点。

1）心理健康教育活动是具有明确的价值导向的。心理健康教育活动是普及心理健康知识和方法的一种载体，它带给学生的一定是积极、健康和充满正能量的东西，比如，积极向上的人生态度和勇于担当的价值追求，乐群合作的精神及不怕挫折和困难的品格，因此，它必然具有明确的价值导向。

2）心理健康教育活动的价值引导是间接的和隐性的。尽管心理健康教育活动具有明确的价值导向，但价值引导的方式却通常不是直接的，而是间接的和隐性的，这也是大多数专家的看法。只是大家在表述时有些不同，有的是比较直接地表达出来，有的则是比较委婉地提示注意这一特点。

3）心理健康教育活动的价值引导方式是多样化的。价值引导寓于心理健康教育的各种各样的活动之中，且往往是不知不觉、不经意地发生的。活动方案的设计理念、各种主题的内容、开展活动的方式等，都可能蕴含有一定的价值导向，都可能在组织开展的过程中进行一定的价值引导。

3. 心理咨询中价值承载的特点

总体上看，受访专家都主张心理咨询应该以价值中立为主，在坚持价值中立的前提下进行价值澄清，最后或必要时再进行价值干预。具体观点可归纳如下。

1）价值中立是不对来访者作价值评判和不把自己的价值观强加给来访者。对价值中立的理解，比较普遍的观点有两个：一是不以自己的价值取向对来访者进行价值评判，也不以社会主流道德观对来访者进行道德评价；二是充分尊重来访者的价值选择，不把自己的价值观强加给来访者，不管来访者的价值观有多么糟糕，也要对来访者给予足够的尊重，在接纳来访者的状态下，才能更好地帮助来访者解决自己的问题。

2）价值中立并不代表咨询师没有任何价值取向和不进行任何价值引导。价值中立虽然强调不对来访者进行价值评判，不把自己的价值观强加给来访者，但并不代表咨询师没有任何的价值取向，因为咨询师也是人，也会有自己的价值观，甚至在咨询中也会不自觉地受到自己的价值观的影响或者无意地用自己的价值观评价相关事物；同时也不代表不进行任何的价值引导，从专家提到的事例看，不管多么坚持中立态度，最后也会有基本的价值立场（如积极向上，健康有为，尊重生命，多元价值等），事实上，心理咨询的目的最终是要让来访者转变认知偏差和摆脱情绪困扰，这里就已经隐含有一定的价值导向和价值观引导了。

3）价值中立的目的是建立良好的咨询关系和更好地进行价值澄清。首先，价值中立的目的是建立良好的咨询关系。有受访专家提出，价值中立在初期是十分必要的，主要目的是通过中立的态度，取得来访者的信任，建立起良好的咨询关系，可以让来访者放心和安全地敞开心扉，说出内心深处的隐秘，让咨询师抓住问题的实质，以利于帮助其尽快地解决存在的心理问题。其次，多位受访专家都提到了价值澄清问题。甚至有专家指出，价值澄清不仅是心理咨询的技术，也是价值干预的方法。由此可以看出，价值澄清在心理咨询中多么重要。当咨询师在中立的态度下与来访者共同探讨他的问题实质与原因时，其实也就是价值澄清的过程。在这个过程中，中立的态度可以帮助咨询师不加偏见地洞察来访者深层的观念与意图，帮助来访者更清楚地认识自己和周围的世界。所以，价值澄清，就是帮助来访者越来越认清自我，越来越认识事物的本质，越来越清楚自己的选择过程。经过价值澄清，一方面，来访者自己变得越来越自信、强大，越来越清晰地了解自己的状态，了解自己缺少什么，懂得自己需要什么，并能作出恰当的自我选择；另一方面，来访者也可能越来越能接纳咨询师的引导，能跟随咨询师来审视自己，最终找到自己想要的答案。

4）绝对的价值中立是不可能的，价值引导是不可避免的。也有受访专家看到，无论我们多么强调心理咨询中的价值中立，都不能保证没有任何的价值引导。因此，他提出，绝对的价值中立是不可能的，价值引导是不可避免的。也就是说，心理咨询坚持价值中立是必要的，但要明白，价值中立是手段而不是目的。价值中立作为手段，是服务于心理咨询目的的，即价值中立应有利于保证心理咨询的有效性。当价值中立无益于来访者的成长与发展时，价值引导是必要的，也是不可缺少的。这时过于强调价值中立或价值无涉反而是不负责任的态度。比如，面对具有自杀意念甚至正在实施自杀的人，我们就不仅仅只有价值中立，而是要适时地进行价值干预和价值引导。

5）心理咨询是先价值中立，再价值澄清，后价值引导。价值中立、价值澄清、价值引导是在心理咨询中经常遇到的概念，其实这就是价值干预的过程：先价值中立，再价值澄清，后价值引导，这也可以看作是价值干预的不同阶段。第一是价值中立阶段，在这一阶段中，价值中立就是充分尊重来访者，无论来访者呈现什么样的价值观，咨询师都不进行评判，更不以自己的价值观影响他。这时，咨询师对来访者应该是无条件地接纳和包容，是极少有价值干预的。但即使是这一阶段，咨询师也已经开始捕捉来访者身上的积极因素，看到来访者自己的力量，这种对来访者的积极面的关注本身，也可以说是对来访者最轻微的、隐含的价值干预，或者说已经在为后期的价值干预做准备了。第二是价值澄清阶段，价值澄清最重要的方法就是分析，对来访者自身的状态、面临的困扰、存在的冲突等进行多视角、全方位的分析，使来访者清楚自己的当下情况、面临的抉择及各种未来的结果，然后让来访者自己作出选择。在这个过程中，咨询师的价值立场与价值取向都可能会表现出来，或者让来访者觉察出来，无形中也就有价值干预的存在。第三是价值引导阶段。也许有部分来访者到达价值澄清阶段就已经达到咨询效果，剩下的就是他自己的领悟与行动。但对相当一部分来访者来说，价值引导是必要的。特别是在发展性咨询中，在还没有完全具备健全人格和成熟应对方式的青年学生来访者中，价值引导阶段十分重要，运用得好，对青年学生的心理成长与心理素质的提升会起到事半功倍的效果。

4. 心理健康教育价值承载的总体特点

（1）心理健康教育价值承载的内容

1）核心价值观、主流价值观和积极健康的价值观。受访专家认为，尽管心理健康教育不是直接进行价值观教育，但它也不应该与国家的核心价值观和主流价值观相违背。因此，核心价值观和主流价值观的内容仍然值得关注，并潜隐性地体现于心理健康教育的课程教学与活动之中。即使是心理咨询，也不能明显违背核心价值观和主流价值观，否则其心理问题也难以得到最终的解决。因为处于一定社会中的个人，如果与国家的核心价值观和社会的主流价值观不一致，格格不入甚至严重冲突，要做到心理和谐与健康也几乎是不可能的。积极健康的价值观引导应该是心理健康教育的底线，也是所有受访专家都或多或少都提到的内容。作为心理健康教育，其倡导的价值观不一定都具有很高的道德境界，但却不能缺少最基本的积极与健康，如果离开积极和健康，心理健康教育也就背离了最基本的人性，其目的也无从实现。

2）积极向上的人生态度和心理问题的应对技能。人生态度本来是人生观的内容，是指一个人如何对待生活中的顺境和逆境，如何看待自己的各种人生遭遇等，但它同时也反映出了一个人的价值观。一种积极向上的人生态度，也是正向积极的价值观的体现，对学生来说也是必不可少的内容。而在大学生活中，学生难免会遇到困难或出现这种或那种的心理问题，因此，掌握必要的心理调适方法与技能，可以帮助他们化解心里的郁结，拥有阳光心态和培养积极向上的价值观。

3）基本的底线价值观和多元价值理念。受访专家认为，基本的底线价值观就是指对生命的态度，要引导学生善待生命、尊重生命、热爱生命和珍惜生命。另外，对人和人的关系问题也需要有基本的立场和态度，比如，友善对待、合作共赢等，这些也是价值引导的方向。多个受访专家都提到对多元价值观的引导，认为社会不仅需要核心价值观和主流价值观的引导，也需要有多元价值观的开放性和包容性，当一个人能够以多元价值理念去接受世界上所有的人和事，接纳周围所有的东西，接纳了自己的人生的时候，才能达到真正的和谐。

（2）心理健康教育价值承载存在的问题

1）心理健康教育的德育化和功利化。由于我国的心理健康教育队伍有一部分与思想政治教育队伍产生了交集，或者曾经是思想政治教育的教师，因此，在进行心理健康教育的过程中，就难免会把思想政治教育的方式方法应用到心理健康教育中，导致心理健康教育的课程教学中会有更多的价值观灌输，活动中过于强调政治性或思想性，心理咨询中也会有直接的价值干预或价值评判等。这些都是心理健康教育德育化的表现，也是心理健康教育中需要避免和小心处理的。心理健康教育功利化主要是一些高校把心理健康教育作为应对学生心理危机发生的手段，甚至认为心理健康教育的目的就是预防学生自杀。这种功利目的导致了心理健康教育的短期行为和短视性视野，心理健康教育被过度工具化，从而违背了其初衷，即心理健康教育是为了提高学生的心理素质，促进学生的健康成长。当然，不是说心理健康教育不能应对或预防学生的心理危机，而是说心理健康教育的功能不仅仅局限于这一方面，它更重要的是一种面向全体学生的素质教育。过于短视的看法，实际上是把心理健康教育变成"救急"工具，不仅会导致对心理健康教育缺乏长期的发展规划，也会妨碍心理健康教育更长远目标的实现，阻碍心理健康教育学科的正常发展，最终也难以起到预防心理危机的作用。

2）教师本身的价值引导意识淡薄。与心理健康教育德育化相反的，就是把心理健康教育看作是完全的价值中立，反对心理健康教育中有价值引导。在调查过程中，我们也发现有个别教师客气地回绝调查，因为他们并不认同心理健康教育有价值引导的说法。在这些教师中，通常有两种情况：一是把心理健康教育中的价值引导看成是思想政治教育中的价值教育，看作是对核心价值观和主流价值观的直接灌输，他们认为心理健康教育不应该如此；二是教师可能从来没有注意过价值观的问题，他们缺乏对心理健康教育中的价值观引导的思考，所以也就难以有意识地对学生进行价值引导，但并不等于他们就没有价值观的影响。其实价值观无处不在，无时不有，教师在教学、指导活动中，甚至在心理咨询中，带入自己的价值观是无法完全避免的。因此，重视价值观的引导，认真地做好恰当的价值观引导，才是真正对学生负责任的态度。

3）完全没有价值引导或过多地进行价值评判。我们从访谈调查中了解到，在心理健康教育中，这两种情况都或多或少地存在，同样也与队伍的学科和专业背景有一定关系。一般的情况是，有思想政治教育背景的教师，自觉或不自觉地会有更多的价值观导入甚至说教，非思想政治教育背景的教师则容易忽视对价值观的关注，仅仅是把心理健康教育看作是知识的教育或方法的传授，从而放弃对学生的价值引导。当然相反的情况也存在，正由于是思想政治教育背景，这部分教师更了解什么是价值教育，因此在实际的心理健康教育中会有比较好的把握，而非思想政治教育背景的教师缺乏对价值教育的清晰认识，更容易有过多的价值评判。但无论如何，两种倾向都是需要注意避免的，心理健康教育既不能变成价值观教育的主渠道，但也不可能完全做到价值无涉。

4）对价值承载问题缺乏统一共识。受访专家基本上都认同心理健康教育中的价值引导，但对什么场合下可以引导什么样的价值观，或者如何进行价值观引导却又看法不一，缺乏统一的认识，现实中的情况则更加复杂。这基本上取决于教育者的个人立场，从而也就导致了前面所说的，或完全没有价值引导或存在过多价值评判。有些人会持一种过度科学主义者的姿态，完全的价值中立甚至价值无涉，把学生困惑的问题又抛给了学生；另一些人则又具有过度的思想政治的敏感性，总是担心学生出差错、走歪路，从而有过多的批评与干预。他们都以为这是对学生负责，但实际上却没能真正帮助学生解决其感到困惑的问题。在心理健康教育中如何科学有效地进行价值观引导，有待进一步探索。

（3）心理健康教育价值承载需要注意的问题

1）教师本身要有清晰和谐的价值观。心理健康教育教师本身的价值观体系是否清晰和谐，会影响到学生。尤其是在心理健康教育课程教学和心理咨询中，这两种教师与学生接触比较紧密的情况下，教师更是不可避免地会呈现出自己的价值观，如果教师自己的价值观不正确，有偏狭，同样会对学生产生不良影响，甚至会给学生带来混乱。因此，才有这样的说法，即咨询师要使自己成长好，才能帮助到来访者。心理健康教育者也一样，只有把自己的价值观梳理清楚了，才有可能传导给学生清楚明确而又积极向上的价值观。由此出发，加强师资培训，抓好教育者本身的价值观教育，帮助教育者理清自己的价值取向，明确自己的价值观念，建立自身和谐的价值体系，是必要的。

2）避免过度价值中立或价值干预的极端倾向。要把握好价值中立和价值引导的分寸，避免过度地强调价值中立和过度的价值干预这两种极端倾向。过度地强调价值中立，会走向价值无涉，导致对处于发展中需要帮助的学生缺乏必要的引导；过度的价值干预会走向价值灌输或说教，会引发学生的逆反心理，导致适得其反或事倍功半，失去应有的效果。这都是心理健康教育特别是心理咨询需要注意避免的。

3）心理健康教育要与时俱进，紧跟时代发展。心理健康教育的对象是青年学生，而青年学生是时代的逐浪儿，他们对世界充满好奇，往往会站在时代发展的前沿，不仅追逐时尚和潮流，同时也更容易接受新奇的思想与行为。因此，在心理健康教育中，我们的价值观也要与时俱进，跟得上时代发展的步伐，对青年学生的价值引导，要关注他们的思想状态和社会热点，切入学生的核心话题，能与他们同步对话，首先以多元价值理念，理解和包容他们的价值追求，尊重他们的价值选择，然后才能适时地进行价值引导。

5. 心理健康教育价值承载的综合结论

心理健康教育中存在价值引导是受访专家的共识性意见，仅仅在程度与方式上有不同看法。根据访谈调查结果，在心理健康教育的价值承载问题上，可以概括出3种综合性的观点。

1）主动引导论。以杨先生和赵女士为典型代表。杨先生认为，在心理健康教育中，不可能没有价值观引导。价值观是信念体系的最深层次，对人们的生活有很大影响，不解决价值观的问题，是很难适应环境和社会的。他主张教师本身要有明确清晰的价值观，并且要积极对学生进行价值观的引导，因为许多学生的价值观系统是混乱不清的，需要帮助他们端正、明晰自己的价值观。但他也认为，价值观的引导首先是要承认价值观的多元，要尊重别人的价值观。作价值观引导，但也不可能强迫他一定要接受。他认为，价值中立是相对的，一般适用于心理咨询前期的咨询关系的建立，在心理咨询后期，就要有价值观的引导或导向。赵女士也认为，自己会把主流价值观告诉学生，要学生关注集群，关注社会，因为如果学生不能接纳主流价值观，就不能融入社会，这对他的社会适应是不利的。心理健康教育更关注个体，但也要让学生明白不能离开集群和社会。

2）隐性影响论。以戴先生和金女士为典型代表。戴先生认为，心理健康教育不能回避价值观问题，但它不是价值观教育，也不同于思想政治教育进行的直接价值观引导。心理健康教育的价值观引导是间接、隐性的，融于心理健康教育的课程教学和各种活动之中，这样做学生也比较容易接受，效果比较好。但同时他们认为，在心理咨询中更应坚持价值中立，否则，咨询的关系不能建立，但随着咨询的深入，价值观的引导也不可避免，甚至有时效果是很好的。金女士并不排斥心理健康教育中有价值引导，但她认为，无论是心理健康教育的课程教学还是心理健康教育的活动，价值引导都是隐含的、渗透其中、不经意地发生的。主流的价值观、积极正向的价值观都可以隐含于心理健康教育的教学与活动里面，不经意地对学生产生正面的影响。至于心理咨询，她认为还是应该坚持价值中立为好。

3）价值中立论。以梁女士为典型代表。梁女士主张在心理健康教育中坚持价值中立，尤其是在心理咨询之中。如果说有价值引导的话，那就是一种积极的、健康的导向。比如，告诉他们什么是健康的、积极的。她强调要划清自己与来访者之间的价值观，要清楚自己和对方的价值观是不同的，主张不把自己的价值观强加给来访者，即使在课堂上，也不会直接告诉学生应该怎么样，不应该怎么样。他们更注重的是价值澄清，帮助、引导学生对自己的价值观进行思考，让他们自己领悟，认为这样更有利于他们自己的成长。应该说，这种观点主要是尽量避免直接的价值引导，但并不就等于没有任何的价值导向与价值观的引导。

关于价值中立的观点，受访专家更多的是强调它体现于心理咨询之中。对心理咨询中的价值中立的观点，几乎是所有专家的共识，但在对价值中立的理解和操作上却有比较大的差异。有人认为心理咨询应该自始至终都要保持价值中立，不作价值评判与价值引导；也有人认为，价值中立只是建立咨询关系的方法，是价值澄清的必需，是价值干预的前奏。心理咨询最终也避免不了要作价值引导。

综上所述，受访专家的观点尽管有诸多不同，但大方向是一致的。即都承认在心理健康教育中是有价值承载的，具体表现为价值导向和价值观引导，区别仅仅在于情境、方式和程度的不同。综合大家的观点，我们认为，比较合理的观点是"综合价值承载论"，即在不同的场域和阶段有不同的价值导向与价值观的处理和对待。也就是说，在不同的教育情境中，其价值承载是不一样的。比如，心理健康教育的课程教学中可以有显性的价值观引导，在心理健康教育活动中则主张隐性的价值观导向，在心理疏导中可能有较多的价值干预，但在心理咨询中则更强调价值中立和价值澄清等。在不同场域和阶段的对价值的不同态度，可以使心理健康教育的价值承载更加灵活和有效。

第四章
心理健康教育价值承载的理论基础

要系统论述心理健康教育的价值承载问题，首先就要了解和探讨其理论基础。我们认为，心理健康教育的理论基础主要包括人性论基础、价值论基础和教育论基础。通过对这些理论基础的挖掘与探讨，不仅可以让研究的脉络更加清晰、完整，也可以帮助我们在分析和解决问题时形成多维度、多层次的思维方式与视角。因此，本章重点探讨心理健康教育价值承载的三大理论基础的本质特征与核心内容，从而为本研究提供更坚实的学理依据和理论支撑。

一、人性论基础

所谓人性，就是人区别于其他事物所具有的质的规定性，也是人本身所特有的本质和基本属性。人性论即关于人的本质和人的基本属性的理论。人的心理健康与人性的关系十分密切，因此，心理健康教育的价值追求与价值选择，都离不开对人性的关注，人性理论是心理健康教育价值承载研究的立论根基。总体上说，马克思主义人性论观点是我们进行心理健康教育价值承载研究的人性论基础和理论依据。具体而言，人类对人性问题源远流长的历史探索，不仅是马克思主义的人性观的丰富思想来源，同时也是我们研究心理健康教育应该汲取的精神营养。人类对人性的探讨很早就已经开始，并随着历史的发展而不断深化和完善。但至今为止，都不能说对人性问题的探索已经完成，因为人类的发展本身也在推动着人性本身的丰富和发展，从而也推动着人性理论和观点的不断拓宽与发展。

（一）中国古代的人性论

在我国有记载的历史中，最先提出人性问题的是孔子，他的著名论断是："性相近也，习相远也。"但对这句话的理解，在学术界可谓仁者见仁，智者见智。有人作性善论的解释，如认为"孔子虽未明言人性善恶，但从他'仁'的思想来看，应该说基本倾向于性善"①。也有人认为，孔子的人性论具有多向度的特征和多层次的内涵，是后来儒家各派人性论的共同思想源头，将孔子的人性论说成是性善论并不符合孔子本人的思想实际。②

我们认为，孔子的意思应该是，人从天生的自然本性而言是很相近的，但后天环境的影响却使人的差别性增大了，说明后天的环境与教育对人性具有重要影响。在这里，孔子的论述并未涉及人性的善恶问题，我们不能武断地推测他的论断一定就是性善论或性恶论，但他对人性的理解确实为后人对人性的探索留下了不同的路径选择，以至于人性善恶之辩的双方乃至多方都能从中找到其渊源。

1. 性善论

孟子从"性善"的取向发展了孔子的人性论思想，初步建立了比较完善的"性善论"人性学说。孟子认为，人性是善的，正如同水向低处流一样。他说："水信无分于东西乎，无分于上下乎？人性之善也，犹水之就下也。人无有不善，水无有不下。"孟子的性善论是建立在他的"四端说"基础上的。孟子说："人皆有不忍人之心。"他认为人先天具有"恻隐之心、羞恶之心、恭敬之心、是非之心"这四种异于禽兽的"善端"。"恻隐之心，仁之端也；善恶之心，义之端也；辞让之心；礼之端也；是非之心，智之端也。人之有是四端也，犹其有四体也。"③孟子还认为，善的行为不是由外而来，而是内在"善端"的扩充。"凡有四端于我者，知皆扩而充之矣，若火之始燃，泉之始达。"④人生的主要任务就是要发掘、培养并发扬这些固有的"善端"，使人成为具有"四德"，即"仁、义、礼、智"的善者。

2. 性恶论

荀子是性恶论的代表。他从人的自然属性出发，认为人性是恶的。他说："人之性恶，其善者伪也。饥而欲饱，寒而欲暖，劳而欲休，此人之情性也。""薄愿厚，恶愿美，狭愿广，贫愿富，贱愿贵。""今人之性，生而有好利焉，顺是，故争夺生而辞让亡焉；生而有疾恶焉，顺是，故残贼生而忠信亡焉；生而有耳目之欲，有好声色焉，顺是，淫乱生而礼义文理亡焉。"⑤即荀子认为人天生有好利疾恶之性，顺应或者放纵它，就会有争夺、残害和淫乱的产生。故人之本性是恶的而不是善的。因此，必须"化性起伪"，才能防止恶行，具有善性。由此可见，荀子虽从人性恶出发，最终还是指向发展人性之善。

---

① 葛荣，柳宏. 中国古代人性论之流变. 南京社会科学，2011（8）：139
② 赵法生. 孔子人性论的三个向度. 哲学研究，2010（8）：55-61
③ 王浩良. 孟子译注. 南昌：百花洲文艺出版社，2010：49-50
④ 王浩良. 孟子译注. 南昌：百花洲文艺出版社，2010：50
⑤ 葛荣，柳宏. 中国古代人性论之流变. 南京社会科学，2011（8）：139

3. 性无善恶论

人性无善恶论的代表是告子。他是在与孟子的论辩中提出自己的观点的。告子把人的自然属性即人的生理本能和欲望等同于人性，认为人性与物性是一致的。他说："生之谓性。"又说："食色，性也。"①而且告子认为，人的自然生理本能是与生俱来的，谈不上善恶。他说："性犹湍水也，决诸东方则东流，决诸西方则西流。人性之无分于善不善也，犹水之无分于东西也。"②即告子认为，人性生来是无善恶之分的，它可以走向善也可以走向恶，是后天的环境和教育使人变善或变恶的。即善恶并非天生的，而是由后天的环境影响与教育造就的，实际上是重视后天环境对人的善恶的影响作用。这有点类似于西方洛克的白板说。

4. 性有善恶论

人性有善有恶论的代表人物是战国时期的世硕和西汉后期的杨雄等。世硕认为，"人性有善有恶，举人之善性养而致之则擅长；性恶养而致之则恶长。如此，则性各有阴阳，善恶在所养焉"。杨雄主张人性是善恶混杂的。他说："人之性也善恶混，修其善则为善人，修其恶则为恶人。"③根据上述意思，他们虽然认为人性有善有恶，但却并非简单地认为，善恶是天生的，而只是表明人的善恶有先天的因子，如果后天教养以善性，则成为善者，如果后天教养以恶性，则成为恶者，起决定作用的还是后天的环境与教化。所以，他们的观点更接近于孟子的"善端"，只是他们认为不只有"善端"，而且还有"恶端"。

5. 性三品论

西汉董仲舒提出了"性三品"的人性论思想。他把人性分为上、中、下三个等级，称作圣人之性、中民之性和斗筲之性。董仲舒认为，圣人之性是先验至善的，所以具有圣人之性的上等人天性至善，无需教化；斗筲之性是生来为恶的，即使教化也不能转而为善，所以具有斗筲之性的下等人天生邪恶，不可教化；中民的本性善恶混杂，虽天生有善质，但能否成善，关键在于接受天意的安排和圣人的教化。他还作了生动的比喻："性如于禾，善如于米。米出禾中，而禾未可全为米也。善出性中，而性未可全为善也。"董仲舒的"性三品"人性论更倾向于认为人性不仅有善有恶，同时也可能无善恶之分，是善是恶或无善无恶，完全因人所属的等级不同而异。这种分等级的人性论反映了封建社会等级划分的特点。

中国的人性论基本上都是在春秋战国时期的思想大发展、大争辩中提出的，并产生了深远影响。后来的哲学家、思想家虽然对其进行了发展与丰富，但基本

---

① 王浩良. 孟子译注. 南昌：百花洲文艺出版社，2010：199-200
② 王浩良. 孟子译注. 南昌：百花洲文艺出版社，2010：199
③ 孔意湘. 从马克思人性观角度分析中国传统人性论. 湖南大众传媒职业技术学院学报，2010（6）：95

内涵始终不变。值得注意的是，中国的人性论主要是围绕着善恶的论争而提出和发展的，因此，东方文化中对人性的讨论也更多的是从伦理道德的层面展开的。中国的人性论无论是性善论还是性恶论，或其他观点，最后都会指向扬善抑恶，区别只是路径不同。如性善论是从人性善出发，认为应该开发人的"善端"，通过自省与教育，把人性善的一面张扬和挖掘出来，人就可以成为善良、有道德之人；而性恶论则认为，既然人性是恶的，就要用法律约束，并通过教育改变人性恶的一面，从而使人改恶从善；人性无善恶论或人性有善恶论则是强调后天环境与教育中的扬善避恶，使人成长为具有良好道德素养的人。

然而，性恶论等观点从来没有在中国漫长的历史发展中占据主流地位。性善论由于得到后来的儒学思想家的传承和统治者的提倡，而成为整个中华民族的人性论的基调和主流，伴随着整个封建社会的发展演变，直到封建社会的灭亡。

其实，人性是复杂的，古代思想家都从某个视角看到了人性某个方面的特点，而他们从不同视角对人性的揭示和理性思考，则丰富了对人性的研究，也为后人理解人性提供了诸多维度，从而加深了对人性复杂性的把握。

（二）西方社会的人性假设

1. 西方社会关于人性的历史探索

西方社会关于人性论的探索可追溯到古希腊时期，哲学家有许多关于善恶的讨论和争辩，但如果以性善、性恶来划分的话，可以分为以智者学派为源头、苏格拉底和德谟克利特等为代表的"性善论"和以自然哲学为源头、亚里士多德等为代表的"性恶论"两大流向，但这种区分在当时是不明显的，这可以从古希腊著名哲学家的人性观中看出。

赫拉克里特认为，世界本原是一团永恒的活火，因此，世界事物"一切皆流，无物常在"。他认为灵魂是火与水的混合物，干燥的灵魂是最智慧和最高尚的。潮湿的灵魂是快乐的但也是卑贱的。人都有趋乐避苦的本能，因此，要把潮湿的灵魂变成干燥的灵魂，就要与自己的欲望作艰苦斗争，放弃物欲的享乐和肉体的快乐，追求精神的快乐和伟大的理想。他从朴素辩证法思想出发，强调善与恶是对立斗争的，又是相互联系和相互转化的。[①] 由此可见，他的人性观具有性恶论的倾向。

苏格拉底讨论过美德与善、知识的关系，说"美德是一种善，知识是一切的善，所以美德即知识"[②]。他并没有明确提出人性就是善的，一般认为，苏格拉底

---

① 罗国杰，宋希仁. 西方伦理思想史（上）. 北京：中国人民大学出版社，1985：76-77
② 罗国杰，宋希仁. 西方伦理思想史（上）. 北京：中国人民大学出版社，1985：107

有性善论的观点，但也有人认为他更倾向于性恶论的观点，因为他说过："智慧（知识）是唯一的善，无知是唯一的恶。"而人生来是无知的，智慧是教育的结果。①

德谟克利特在人性问题上是一个自然本性论者，他把能够引起人们快乐和痛苦的感性知觉当作区分善恶的标准。他认为人生活的目的就是追求幸福，这种幸福是物质的也是精神的。他认为人的感官快乐应该得到满足，但人不能只满足于感官快乐，而应追求灵魂的善。德谟克利特也很重视"善"的研究，但与苏格拉底把善作为理想的标准不同，他注重的是实际的善，即公共的善的研究，他认为善是最好的德性，人可以通过"行善"来完善自己的人格。②

柏拉图则在一切的善的美德之上提出了一个绝对的善，即善的理念。但他又把"善的理念"归结为"神"或"绝对本质"。他认为，"善的本质善的理念是高于一切真理和知识的，是一切理念中居于最上层的理念"。"人生的根本目的就是达到至善。"③由此看来，柏拉图应该是一个客观唯心主义的性善论者。但黎鸣认为，柏拉图也承认人的本性是自私的，因而重视法律的约束作用。④

亚里士多德也对"至善"进行过许多讨论。他反对柏拉图的"善的理念"论，而是从现实生活出发，谈论具体的善行。亚里士多德主张一切的具体行动和职业活动，都是在追求某种目的，是在实现某种具体的善，认为善是一切事物所追求的目的，幸福就是至善。但亚里士多德认为，美德不是天生具有的，而是后天形成的。人是理性的动物，因而都有追求美德的能力。亚里士多德承认人的自然本性，认为人更近野兽而远离神明，多数人生来愚昧、贪婪、残忍，这好像有性恶论的倾向。但他又认为，没有一种美德是违反自然本性的，这又似乎是说人性无善恶或人性是向善的。⑤正因为如此，他一方面主张要通过理性去追求善的美德，另一方面也主张要用法律来免除情欲的影响。

近代的霍布斯、斯宾诺沙、洛克等哲学家基本上都是继承了亚里士多德从人的自然天性看人性的传统，认为人性是恶的，康德、黑格尔甚至得出恶是推动历史前进的原动力的论点，而人与动物的区别只是在于人同时具有理性。深深影响西方人性观和道德观的基督教的"原罪说"，体现的也是人性恶的观点。因此，人性恶是西方文化思想在人性论上的主要倾向，其导致的结果是高度重视制度建设与社会公德，希望通过外在的约束来保证社会的良好秩序。⑥

① 黎鸣. 问人性——东西方文化 500 年的比较（上）. 上海：上海三联书店，2011：19
② 罗国杰，宋希仁. 西方伦理思想史（上）. 北京：中国人民大学出版社，1985：131，135，140
③ 罗国杰，宋希仁. 西方伦理思想史（上）. 北京：中国人民大学出版社，1985：156，157
④ 黎鸣. 问人性——东西方文化 500 年的比较（上）. 上海：上海三联书店，2011：19
⑤ 罗国杰，宋希仁. 西方伦理思想史（上）. 北京：中国人民大学出版社，1985：184，185，206
⑥ 何良安. 中西人性论的不同倾向及其对传统伦理文化的影响. 湖南行政学院学报，2010（6）：98

2. 西方传统管理思想中的人性假设

西方工业革命带来了生产力的提高，也促进了资本主义的发展和生产规模的扩大，社会化大生产对管理提出了更高的要求，管理科学应运而生。而管理家则从管理需要的角度出发，提出了不同的人性假设。

(1)"工具人"假设

这是西方最早的人性假设，产生于管理学尚未正式形成的资本主义早期，是前管理学阶段对人的基本看法，主要是把人当作没有生命的工具而不是当作活生生的人来看待。即资本家把雇佣工人看成是活的机器或是机器中的一个组成部分，他们被当成是会说话的"工具"，任由管理者使唤，他们是在暴力、强迫之下劳动着，甚至过着非人的生活，没有做人的尊严，自身的价值也得不到体现。[①]这种违反人性的、非人化的"工具人"观点至今都没有完全消失。

(2)"经济人"假设

"经济人"的假设最早是由英国经济学家亚当·斯密（Adam Smith）于1776年在其《国富论》中提出来的。亚当·斯密认为，人的本性是自私的，一切经济理论都源于人的利己本性，个人对自身利益的追求是社会发展的最原始动力。因此，他提出了"经济人"假设，即人的一切行为都是为了最大限度地满足自己的利益，工作是为了获得经济报酬。美国管理学家麦格雷戈（D.M.McGregor）对"经济人"假设做了进一步的概括[②]，在麦格雷戈眼中，"经济人"是既懒惰、缺乏责任感，又自私自利、只为金钱而干活的人。泰勒制就是"经济人"观点的典型代表。

(3)"社会人"假设

"社会人"是由美国哈佛大学的梅奥教授提出的。其基本假设是：人是由社会需求而引起工作动机的，并且通过同事关系而获得认同感；员工对来自同事的社会影响力，比对管理者所给予的经济诱因控制更为重视；员工的工作效率随着上司能满足他们社会需求的程度而改变。从"社会人"假设出发，其采取的是"参与管理"的新型管理方式，它关注到组织内部的人际关系，并注意激发员工的积极性。

(4)"自我实现人"假设

"自我实现人"假设是美国人本主义心理学家马斯洛提出的观点。他认为人的需要是多层次的，最高的需要层次就是自我实现的需要，即最大限度地利用和开发自己才能的需要，希望能够有机会获得自身发展和发挥自己的潜能，因此，"自我实现"是他们工作的最大动力，组织应通过安排富有意义和挑战性的任务，满

---

① 李晖，李科峰. 中外"人性假设"的综述. 上海理工大学学报（社会科学版），2004（1）：74
② 麦格雷戈著，韩卉译. 企业的人性观. 北京：中国人民大学出版社，2008：32

足员工的自我实现需要，来激发他们强烈的工作热情，提高工作效率和绩效。

（5）"复杂人"假设

20世纪60年代末至70年代初，美国学者沙因在综合"经济人""社会人"和"自我实现人"三种人性假设的基础上，提出了"复杂人"的人性假设。他认为人的需要和潜在愿望是多种多样的，而且这些需要的模式随着年龄、在社会中所扮演的角色、所处的境遇和人际关系的变化而不断地发生着变化。因此，要根据具体情况，针对不同的人、不同的工作性质，灵活地采取不同的管理措施和方法进行管理。[①]

人性假设在西方传统的管理思想中占有重要地位，可以说西方的管理理论都是建立在一定的人性假设基础上的。随着对人性认识的深化，其管理思想和理论也变得越来越科学和尊重人性。相对于"工具人"假设的野蛮与非人性，"经济人"假设已经开始关注人的需要，但对劳动者的认识依然是否定和贬斥的。"社会人"假设是一个转折，它关注到了员工的生存需要之外的思想感情与人际关系，认为要提高生产效率，仅仅满足工人的福利需要是不够的，还必须组织好集体内部的合作，改善人际关系，使职工参与决策等。"社会人"假设能够认识到人是社会中的人，人的行为不完全只受制于个人的生理、心理因素，还受群体、社会及领导行为的影响。"自我实现的人"假设则进一步看到了人有发挥潜能、实现自我的高层次需要，并在管理上给他们创造条件，使个人目标与组织目标相融合。"复杂人"假设更看到了人的复杂性和差异性，强调的是根据不同的人的需要和工作性质进行不同的管理。

由此可见，人们对人性的认识是一个不断丰富和发展的过程，包含了对人性的看法越来越丰富、多样和具有灵活性。而对人性理解的多样性，是我们尊重每一个个体的前提。作为心理健康教育，也要充分认识到人性在社会中的复杂性，尊重人的不同需要和个性。

（三）当代社会的人性探讨

随着社会和经济的发展，传统的人性假设不足以反映真实的社会现象，于是新的人性探讨不断出现，形成新的人性假设。关于人性的新假设不仅应用于管理领域，甚至变成了人的理想追求。人性探讨也不限于西方学者的研究，其中有我国学者的贡献。在新人性假设中，与传统人性论最相关的是"利己利他"的人性假设。这种人性假设认为，一个人身上同时具有利己和利他两种倾向，只不过由于文化、教育、情景和管理方式等因素的影响和制约，人们的表现会有所差异。利己性是人们为自己谋取利益的一种行为动机和本能，它是个体生存和发展的基

---

① 李晖，李科峰. 中外"人性假设"的综述. 上海理工大学学报（社会科学版），2004（1）：75

本条件；利他性是人们为他人和人类群体谋取利益的一种行为动机和本能，它是人类整体得以共同进步的前提。利己性和利他性并不是全然对立的，利己和利他同时实现是可能的。单纯的利己性并不属于恶的范畴，但利己的过度扩张却容易导致恶的产生和人际冲突；利他性有时需要付出一些个人利益，并不一定都会损害个人利益，利他性的意义在于使得人类社会和人与人之间的关系朝着越来越美好的方向发展。"利己利他"的人性假设的意义在于，提醒管理者要尊重人的利己性，同时发掘和鼓励人的利他性。①

此外，还有"目标人"假设②、"文化人"假设③、"创新人"假设④、"生态人"假设（包括"理性生态人"假设⑤和"社会生态人"假设⑥）等，都是对人性探索的新视野，这些人性假设已经超越了管理学的范畴，不再是针对管理者和被管理者，而是成为社会每一个成员都应该努力的方向，如"社会生态人"假设认为，"社会生态人素质的内在规定性表现在每个人的发展与一切人的发展的统一和人的发展与社会发展的统一。如果把这种内在规定性化为社会对所有公民的一种期待，一种关系到能否成为合格社会成员的期待，关系到能否在社会中生存发展下去的期待，那么，支持和鼓励社会生态人成长的社会机制和社会环境就能够塑造和建立起来"⑦。所有这些对人性的新探讨，都从不同视角拓展了我们对人性的理解及对人性的丰富性和发展性的认识，对我们如何看待现实中的人，把握生活中的人性，具有重要意义。

新人性假设具有两个特点：①与西方传统意义的人性假设相比，西方传统意义的人性假设主要是站在管理者的视角对被管理者的人性假设，是一个单向度的人性假设。在这里管理者作为管理主体是主动的、能动的，被管理者作为管理客体是被动的、服从的。新人性假设的出发点虽然也是为了管理，但又超越了单纯的被管理者模式，其人性假设的对象既包括被管理者，也包括管理者本身。无论是"利己利他人""目标人""创新人"，还是"理性生态人"等，都已经包含了管理者的人性假设在内，所描述的人性特点不仅是被管理者，也包括管理者在内。②新人性假设源于管理科学，又超越了管理科学的范畴，所作的人性假设已经扩展至全社会成员的人性，或者说它已经超越了单纯的管理视域而进入了社会视域，对人性的把握也更具有广泛性和适用性。

---

① 李晖，李科峰. 中外"人性假设"的综述. 上海理工大学学报（社会科学版），2004（1）：76
② 孙蕾. "目标人"的人性假设与成就激励. 商业研究，2001（04）：42-43
③ 黎红雷. "文化人"假设及其管理理念——知识社会的管理哲学. 中山大学学报（社会科学版），1999（6）：96-101
④ 吴昊. "创新人"—种人性假设新理念. 科学管理研究，2000（5）：6-10
⑤ 鲍嵘. 大学与理性生态人培养. 西南交通大学学报（社会科学版），2003（1）：85-88
⑥ 钟贞山，黄平槐，葛刚. 社会生态人：市场经济条件下人的发展目标. 南昌大学学报（人文社会科学版），2006（1）：30-34
⑦ 钟贞山，黄平槐，葛刚. 社会生态人：市场经济条件下人的发展目标. 南昌大学学报（人文社会科学版），2006（1）：34

以上是到目前为止的中外各种主要的人性假设理论，这些具体的人性假设理论丰富和深化了我们对人性的认识。但这些人性假设主要是根据人的某个特质或倾向性对人作出的认识和判断，它们都是从某个方面和侧重于管理的视角来界定和探讨人性，虽然都有其真理性的一面，但总体上是不全面的。因此，如何在他们的理论贡献的基础上进一步加深和拓宽对人性的认识，是马克思主义人性论要回答的问题。

（四）马克思主义的人性论

马克思主义人性论是在总结以往人类思想家对人性的看法和观点，运用辩证唯物主义和历史唯物主义的观点对人性进行历史的、具体的考察的基础上提出来的，它既存在于马克思主义经典作家的论述中，也表现为现当代马克思主义者对人性和人的本质的探索和完善。

1. 马克思、恩格斯关于人性问题的论述

马克思和恩格斯对人性的论述可见于其许多著作之中，其中最早并最有代表性的是马克思的《1844年经济学哲学手稿》（以下简称《手稿》）。在书中，马克思通过对异化劳动的论述来讨论人性问题。虽然马克思并没有直接说出人有三个基本属性，但综合其论述，可以把马克思对人性的看法概括为三个方面，即人的自然属性、社会属性和精神属性（也有人归纳为理智属性），而且三个方面是相互联系、相互制约的。后来的许多著作中，马克思、恩格斯都坚持并丰富和发展了这一观点。

（1）人的自然属性

马克思和恩格斯在许多著作中都提到人具有自然属性，认为人是"自然的、肉体的、感性的"的存在物，人是自然的组成部分。在《手稿》中，马克思直接指出，人具有和动物一样的吃、喝、性行为等自然属性，但又认为人是与动物有区别的。他说："吃、喝、性行为等等，固然也是真正的人的机能。但如果使这些机能脱离人的其他活动，并使它们成为最后和唯一的终极目的，那么，在这种抽象中，它们就是动物的机能。"[①]马克思、恩格斯认为，人只有先有肉体的存在，才可能进行其他的活动。"任何人类历史的第一个前提无疑是有生命的个人的存在。"[②]因此，人永远不能脱离动物性，"人来源于动物界这一事实已经决定人永远不能完全摆脱兽性，所以问题永远只能在于摆脱得多些或少些，在于兽性与人性程度上的差异"[③]。也就是说，人的自然属性是永远存在的，它是人的最基本的属

[①] 马克思. 1844年经济学哲学手稿. 马克思恩格斯全集（第42卷）. 北京：人民出版社，1995：94

[②] 马克思，恩格斯. 德意志意识形态. 马克思恩格斯选集（第1卷）. 北京：人民出版社，1972：24-25

[③] 恩格斯. 反杜林论. 马克思恩格斯选集（第3卷）. 北京：人民出版社，1972：140

性，它对个体人来说起着基础性的作用。

（2）人的社会属性

马克思在《手稿》中指出，"人是类存在物"。"而人的类特性恰恰就是自由的自觉的活动。"①在这里，马克思是把自由的自觉的生命活动（亦即劳动）看作是人的本质或类本质，而这种本质也只有在社会的生产活动中才能得到实现。

马克思还把这种有意识的、社会性的生命活动看作是人与动物相区别的标志。他说："动物和它的生命活动是直接同一的。动物不把自己同自己的生命活动区别开来。它就是这种生命活动。人则使自己的生命活动本身变成自己意志和意识的对象……有意识的生命活动把人同动物的生命活动直接区别开来。正是基于这一点，人才是类存在物。或者说，正因为人是类存在物，他才是有意识的存在物，也就是说，他自己的生活对他是对象。仅仅由于这一点，他的活动才是自由的活动。"②

在《德意志意识形态》中，马克思和恩格斯进一步指出："可以根据意识、宗教或随便别的什么来区别人和动物。——当人们自己开始生产他们所必需的生活资料的时候（这一步是由他们的肉体组织所决定的），他们就开始把自己和动物区别开来。人生产着他们所必需的生活资料，同时也就间接地生产着他们的物质生活本身。""而生产本身又是以交往为前提的。这种交往的形式又是由生产决定的。""以一定方式进行生产活动的一定的个人，发生一定的社会关系和政治关系。"③因此，人的社会属性主要集中表现在生产活动，以及在其中所结成的人与人的关系之中。

（3）人的精神属性

马克思将人的精神属性理解为人的意识、思维、理智、思想等心理和精神层面的东西。他是在人与自然界的关系中，在人的生命活动中把握人的精神属性的。一方面，马克思认为，无论是人还是动物都是靠无机界来生活的，人的肉体生活和精神生活都与自然界相联系。"从理论领域说来，植物、动物、石头、空气、光等等，一方面作为自然科学的对象，一方面作为艺术的对象，都是人的意识的一部分，是人的精神的无机界，是人必须事先进行加工以便享用和消化的精神食粮；同样，从实践领域说来，这些东西也是人的生活和人的活动的一部分。""在实践上，人的普遍性正表现在把整个自然界——首先作为人的直接生活资料，其次作为人的生命活动的材料、对象和工具——变成人的无机的身体。"④另一方面，他把人的生命活动，即人的本质活动，看作是有意识的、自由的、自觉的活动，从而也就把人的精神世界纳入了其中。但马克思、恩格斯认为，人的意识、

① 马克思. 1844 年经济学哲学手稿. 马克思恩格斯全集（第 42 卷）. 北京：人民出版社，1995：95-96
② 马克思. 1844 年经济学哲学手稿. 马克思恩格斯全集（第 42 卷）. 北京：人民出版社，1995：96
③ 马克思，恩格斯. 德意志意识形态. 马克思恩格斯选集（第 1 卷）. 北京：人民出版社，1972：24，25，29
④ 马克思. 1844 年经济学哲学手稿. 马克思恩格斯全集（第 42 卷）. 北京：人民出版社，1995：95

思维、观念、思想等是由人们的物质活动与物质关系决定的，"观念、思维、人们的精神交往在这里还是人们物质关系的直接产物"①。也就是说，人的精神属性是由人的社会属性决定和制约的。

马克思不仅从自然、社会和精神 3 个方面认识和理解人性，而且认为 3 个方面的属性是相互渗透、相互作用、密不可分的组成部分。其中，对人的生命活动尤其重视，并把它看作是人的（类）本质。但异化劳动却把这种生命活动，把人的本质变成仅仅是维持自己肉体生存需要的手段。"异化劳动造成如下结果：……③人的类本质——无论是自然界，还是人的精神的、类的能力——变成人的异己的本质，变成维持他个人生存的手段。异化劳动使人自己的身体，以及在他之外的自然界，他的精神本质，他的人的本质同人相异化。④人同自己的产品、自己的生命活动、自己的类本质相异化这一事实所造成的直接结果就是人同人相异化。"总之，也就是"一个人同他人相异化，以及他们中的每个人都同人的本质相异化"②。而异化劳动之所以产生和存在，是由于私有财产的产生和存在，而私有财产归根结底是私有制的产物。因此，马克思最后得出了消灭私有制，实现共产主义，最终促进人的全面发展的逻辑结论。从这个意义上说，马克思是从对人性的认识出发，经过对资本主义社会的异化劳动的分析推理，最后得出实现共产主义的思想。因此，人性论可以说是马克思主义哲学、经济学的出发点和归宿。

2. 马克思、恩格斯关于人的本质的论述

马克思和恩格斯在很多地方都讲过人的本质问题。马克思在《黑格尔法哲学批判》导言中说过："人的根本就是人本身"，"人是人的最高本质"③，强调的是要从人自身去寻找和理解人的本质。在《手稿》中，马克思也多次提到人的本质和类本质。他说："自然界的人的本质只有对社会的人说来才是存在的；因为只有在社会中，自然界对人说来才是人与人联系的纽带，才是他为别人的存在和别人为他的存在，才是人的现实生活的要素；只有在社会中，自然界才是人自己的人的存在的基础。"④马克思在《费尔巴哈提纲》中关于人的本质的观点如下："人的本质并不是单个人所固有的抽象物，在其现实性上，他是一切社会关系的总和。"⑤这被看作是对人的本质的经典论述，实际上也是《手稿》中关于人的本质的思想的延伸与进一步概括。也就是说，马克思和恩格斯从自然、社会和精神 3 个方面概括出人的基本属性，但在这些属性中，只有社会属性才是人的本质，其他两个

---

① 马克思，恩格斯. 德意志意识形态. 马克思恩格斯选集（第 1 卷）. 北京：人民出版社，1972：30
② 马克思. 1844 年经济学哲学手稿. 马克思恩格斯全集（第 42 卷）. 北京：人民出版社，1995：97-98
③ 马克思.《黑格尔法哲学批判》导言. 马克思恩格斯选集（第 1 卷）. 北京：人民出版社，1972：9
④ 马克思. 1844 年经济学哲学手稿. 马克思恩格斯全集（第 42 卷）. 北京：人民出版社，1995：122
⑤ 马克思. 关于费尔巴哈的提纲. 马克思恩格斯选集（第 1 卷）. 北京：人民出版社，1972：18

~ 140 ~

属性都从属于人的社会性，并在社会实践活动中获得自身。

3. 马克思、恩格斯关于人的全面发展的理论

马克思、恩格斯关于人的全面发展的理论，是建立在他们对人性问题的认识基础上的。正是在对人性的探索过程中，马克思、恩格斯发现了人在私有制社会下的异化现象，以及人的片面的、畸形的发展，只有推翻私有制，实现共产主义，才能使人获得全面发展。

（1）马克思、恩格斯关于人的全面发展的具体论述

恩格斯在《在爱北斐特的演说》（1845）中首次提到人的"全面发展"。他在提出促进共产主义实现的第一个措施，即"由国家出资对一切儿童毫无例外地实行普遍教育"时说："这个措施对我们穷兄弟来说，只是一件公平的事情，因为每个人都无可争辩地有权全面发展自己的才能，而且社会使愚昧成为贫穷的必然结果的时候，它就对人犯下了双重的罪过。"①

1845～1846年，马克思和恩格斯在其合著的《德意志意识形态》中，对人的全面发展作了初步的论述。他们运用唯物史观和辩证思维的方法，考察了社会分工对人的全面发展的影响，说：一方面，社会分工导致了人的片面发展，一是个人职业专门化，二是体力劳动和脑力劳动的分离；另一方面，社会分工必然要求劳动者之间的合作，这又为人的全面发展创造了客观必要的社会条件。但要使人的全面发展得到实现，就必须消灭分工，实现共产主义。只有"在共产主义社会里，每个人都可以在任何部门内发展，社会调节着整个生产，因而使我有可能随我自己的心愿今天干这事，明天干那事，上午打猎，下午捕鱼，傍晚从事畜牧，晚饭后从事批判，但并不因此就使我成为一个猎人、渔夫、牧人或批判者"②。总之，在共产主义社会里，每个社会成员都得到全面发展。马克思和恩格斯还进一步指出："只有在集体中，个人才能获得全面发展其才能的手段，也就是说，只有在集体中才可能有个人的自由。"即"在真实的集体条件下，各个个人在自己的联合中并通过这种联合获得自由"③。

在《经济学手稿（1857—1858年）》中，马克思对人的全面发展作了进一步论述，在谈到社会的三种形态时说："人的依赖关系（起初完全是自然发生的），是最初的社会形态，在这种形态下，人的生产能力只是在狭窄的范围内和孤立的地点上发展着。以物的依赖性为基础的人的独立性，是第二大形态，在这种形态下才形成普遍的社会物质交换，全面的关系，多方面的需求以及全面的能力的体系。建立在个人全面发展和他们共同的社会生产能力成为他们的社会财富这一基

---

① 恩格斯. 在爱北斐特的演说. 马克思恩格斯全集（第2卷）. 北京：人民出版社，1957：614
② 马克思，恩格斯. 德意志意识形态. 马克思恩格斯选集（第1卷）. 北京：人民出版社，1972：37-38
③ 马克思，恩格斯. 德意志意识形态. 马克思恩格斯选集（第1卷）. 北京：人民出版社，1972：82

础上的自由个性，是第三阶段。第二阶段为第三阶段创造条件。"①"全面发展的个人——他们的社会关系作为他们自己的共同的关系，也是服从于他们自己的共同控制的——不是自然的产物，而是历史的产物。要使这种个性成为可能，能力的发展就要达到一定的程度和全面性，这正是以建立在交换价值基础上的生产为前提的，这种生产才在产生出个人同自己和同别人的普遍异化的同时，也产生出个人关系和个人能力的普遍性和全面性。"②这两段话说明，人的全面发展是第三社会形态——共产主义社会的人才有的人性特点，但它需要并必然是由资本主义社会的以交换价值为基础的生产为其创造条件。

在《经济学手稿（1861—1863 年）》和《资本论》中，马克思完善了人的全面发展理论。在《经济学手稿（1861—1863 年）》中，马克思对社会内部分工与生产机构内部分工的科学阐述，以及对剩余价值生产的揭示，为人的全面发展理论研究的深化提供了科学的理论基础。在《资本论》中，相对剩余价值生产得到了进一步完善，这就使得人的全面发展理论真正建立在科学而完备的经济学基础之上，从而也标志着马克思主义关于"人的全面发展"理论的最终成熟。③

由此可见，马克思主义关于"人的全面发展"理论就是一个不断发现发展和逐步丰富完善的过程。根据马克思和恩格斯的观点，人在过去（资本主义社会之前）是得到比较全面发展的，但资本主义生产中的异化劳动导致了人的异化，并把人的生命活动变成了唯一的生存手段；资本主义生产中的社会分工导致了人的片面、畸形的发展，而异化劳动是由于私有财产即私有制的产物，因此，必须积极扬弃私有财产，消灭私有制，实现共产主义，才能获得人的彻底解放，实现人性在更高层次上的复归，使人得到自由而全面的发展。

（2）马克思、恩格斯关于人的全面发展的基本内容

人的全面发展理论是马克思主义人性论的组成部分，也是马克思、恩格斯对人性的全面展开和实现的认识，包含了丰富的内容和内涵，具体可以从以下方面来理解和认识。

第一，从内涵上说，人的全面发展是指人的全部的感知觉、思维和愿望、爱等的全面发展，既包括了人的感性的存在等自然属性，也包括各种社会关系与人际关系等社会属性，以及情感、心理等精神属性，即包括了全部人的本质与属性。因此，获得全面发展的人也就是完整的人；人的全面发展既是指每个人的全部才能的发挥，也是指全体社会成员的全部才能的发挥，即人的全面发展不是指某部分人，而是全体社会成员，是所有的人的解放和全面发展。

---

① 马克思. 经济学手稿（1857—1858 年）. 马克思恩格斯全集（第 46 卷）（上册）. 北京：人民出版社，1979：104

② 马克思. 经济学手稿（1857—1858 年）. 马克思恩格斯全集（第 46 卷）（上册）. 北京：人民出版社，1979：108-109

③ 庞世伟. 论"完整的人"——马克思人学生成论研究. 北京：中央编译出版社，2009：57-58

第二，从实现途径来说，资本主义生产一方面因异化劳动而导致人的异化即人与人相对立，另一方面因社会分工造成了人的片面发展，但同时又为人的全面发展奠定了物质基础；私有财产的积极扬弃、消灭私有制、消灭分工，即推翻资本主义制度，建立共产主义社会，是实现人的全面发展的现实途径。

第三，从实现条件来说，马克思、恩格斯在《共产党宣言》中指出，共产主义是这样的联合体："在那里，每个人的自由发展是一切人的自由发展的条件。"①这段话也说明了人的自由发展与人的全面发展的关系，即人的全面发展是以人的自由发展为前提的，没有人的自由发展，人的全面发展也难以实现。而在马克思、恩格斯看来，"自由"首先意味着劳动的自由及自由自觉的生命活动，"劳动是自由的生命表现"，唯有劳动的自由，才能让人感受到生活的乐趣，也才会充分发挥自己的才能。另外，自由意味着有自由支配的时间，人的全面发展不可能只在劳动中实现，"自由时间——不论是闲暇时间还是从事较高级活动的时间——自然要把占有它的人变成另一个主体"②。自由支配的时间也可以为人的全面发展提供良好的条件。

第四，从实现过程来说，人的全面发展是一个不断完善和逐步实现的客观历史过程，其最终的目标是完整的人。即一个达到全面发展的人就是一个完整的人，但人的全面发展是一个无止境的过程，因此，完整的人是人的发展的永恒目标。人的全面发展不仅仅是个人的，更是全体社会成员的，没有全体社会成员的全面发展，就谈不上个人的全面发展，而没有个人的全面发展，同样也谈不上全体社会成员的全面发展。因此，"人的全面发展"具有全面性、全员性、丰富性、多样性、发展性等特点。

4. 马克思主义人性论的丰富和发展

马克思主义经典作家有着完整而丰富的人性论思想，但毕竟他们没有形成系统的人性理论的体系，也没有专门讨论人性问题的专著。他们为后人留下了巨大的研究空间，而我国的学者对人性的研究，完善和深化了马克思主义的人性理论。

（1）对经典马克思主义人性理论的梳理与发掘

由于历史原因，在相当长的时期内，我国理论界对人性问题是讳莫如深的。对马克思主义经典作家关于人性问题的观点的梳理与发掘，也是在改革开放之后才比较系统地进行，并随着社会开放程度的提高而不断取得进展。从 20 世纪 80 年代初开始的马克思主义关于人的问题的提出③，到马克思主义人的哲学的探

---

① 马克思，恩格斯. 共产党宣言. 马克思恩格斯选集（第 1 卷）. 北京：人民出版社，1972：273
② 庞世伟. 论"完整的人"——马克思人学生成论研究. 北京：中央编译出版社，2009：56
③ 人是马克思主义的出发点——人性、人道主义问题讨论集. 北京：人民出版社，1981：1-289

讨①，再到马克思主义人学的建立②，都有大批的学者对马克思主义人性论进行有益的探索，得出了相当多的成果，它们都以论文和专著的方式来显现和发表。

（2）马克思主义新人性理论的构建

由于时代的局限，马克思主义经典作家的人性理论不能穷尽对人性问题的认识与研究。因此，随着社会的发展，一些学者在马克思主义的世界观和方法论的指导下，在马克思和恩格斯人性理论的基础上展开了对人性问题的新探索，提出了许多有见地的关于人性的见解，如"社会生态人"③、"完整人性理论"④等，都对新时代人性问题有较有系统的研究。

综上所述，关于人性问题的研究成果可谓汗牛充栋，也难以一一评述。从心理健康教育角度看，人性问题是不容回避的。现实生活中的人是复杂的，很难用哪种人性理论进行评价和命名，但关于人性问题的探讨至少给我们对人的认识提供了许多维度和层面，这有利于我们对现实中的人性的分析与解读，也帮助我们开阔了眼界与视域，去尊重和善待我们在社会生活中面对的每一个人。关于人性问题的深入研究，对从事心理健康教育的课程教学、主题活动、心理疏导与心理咨询都有重要意义。

二、价值论基础

价值论作为一种哲学理论，是对价值问题的最一般的认识与探索，它为具体学科领域中的价值问题探索提供了理论依据，对具体学科的价值问题探讨有引导和指向作用。具体而言，马克思主义的价值论观点是我们进行心理健康教育价值承载问题研究的哲学基础和理论依据。为了更好地理解马克思主义价值论观点，有必要追溯价值论的产生与发展过程。

（一）价值论的产生与发展

1. 西方价值论的产生与兴起

恩格斯曾指出："在古希腊哲学的多种多样的形式中，差不多可以找到以后各种观点的胚胎、萌芽。"⑤关于价值问题的探讨，也可以在古希腊时代找到它的萌芽。在古希腊的人类学时期，价值问题第一次成为哲学研究的主题，它的出现标志着哲学主题的第一次转向，即哲学研究的对象由自然界转向人类社会，并深入

---

① 席炳. 马克思主义人的哲学初探. 北京：中共中央党校出版社，1997：1-315
② 庞世伟. 论"完整的人"——马克思人学生成论研究. 北京：中央编译出版社，2009：1-297
③ 钟贞山，詹世友. 社会生态人：人性内涵的新维度——基于马克思主义人与自然关系理论的考察. 江西社会科学，2010（10）：48-52
④ 孙世强. 完整人性理论：构建和谐社会的基础研究. 北京：社会科学文献出版社，2008：1-343
⑤ 马克思，恩格斯. 马克思恩格斯选集（第3卷）. 北京：人民出版社，1972：468

到人的幸福、快乐等个人生活的最深层面。约公元前 6 世纪，泰勒斯通过对世界本原的探讨开创了自然哲学，并成为当时哲学的主流。之后的智者学派创始人普罗泰戈拉首先抛弃自然哲学的传统转向对人的研究，并提出了"人是万物的尺度"这一影响至今的著名命题，从而使哲学研究由自然转向了人本身。这一开创性工作经由苏格拉底的突破与完善，最终奠定了价值论的基础。但当时所讨论的都是具体学科领域的价值问题，且多集中于伦理道德和美学范围。尽管苏格拉底对善的概念的阐述已经超越了伦理学范畴，成为一般的"善"，具有了一般"价值"的意义，并在其哲学中占据核心地位，但仍未达到成为独立的哲学体系的高度。其后的柏拉图和亚里士多德都对这个一般的"善"进行了不同的论述，并赋予其不同意义。柏拉图把它推广到整个宇宙，建立了一个以善的理念为核心的关于整个宇宙的目的论体系，从而为神学目的论奠定了思想基础。亚里士多德认为，"善"是万物及人追求的目的，它的实现就是美德。由此出发，他探讨了不同领域如伦理、政治、经济、法律、社会等的价值问题，力图寻找一般的"善"，从而使他的价值论更为全面和深刻。但和柏拉图一样，他也试图把善扩大到整个自然界，并把神看作是最终的目的和至善，导致了唯心主义的神秘目的论。[①]尽管如此，他们对价值问题的探讨，对后来的哲学家对价值哲学的研究是深有启发和影响的。由此出发，经过近代的发展和洛克、休谟、康德、费尔巴哈等众多哲学家的努力，到 19 世纪下半叶逐步开始了对一般价值论的研究，使价值论最终以理论体系的形式作为独立的哲学学科，从本体论哲学中分离出来，并与其他具体学科的价值问题研究相区别。其中，康德的实践理性学说奠定了现代价值哲学的基础，并为现代价值哲学的兴起提供了理论前提。

价值问题第二次成为哲学研究的主题，是源于 19 世纪中叶新康德主义的兴起。价值哲学正是由新康德主义学派推动而兴起的一门新兴学科。1864 年，德国哥廷根大学的新康德主义者洛采出版了《微观世界：论自然史与人类史，试论一种人类学》，在书中，他把可供观察和研究的领域分为经验事实、普遍规律、各种价值三大领域，并且认为价值才是一切的目的，而经验事实和普遍规律只是达到目的的手段。因此，该书标志着价值哲学的产生，洛采也因此被看作是"价值哲学之父"。之后，他的学生，新康德主义巴登学派的主要代表文德尔斑又把价值提到了哲学的中心地位。文德尔斑认为，哲学是关于普遍意义的价值学说，哲学也只有作为普遍有效的价值的科学才能继续存在。文德尔斑从康德的二重世界（现象世界和本体世界）出发，把世界划分为"事实世界"和"价值世界"，并把哲学对象归结为价值和评价问题，重视意志、情感的作用。[②]简言之，以文德尔斑为代表的巴登学派的基本出发点是：自然界和历史性文化二者之间是存在着差别的。自然

---

① 张书琛. 西方价值哲学思想简史. 北京：当代中国出版社，1998：24-40
② 张书琛. 西方价值哲学思想简史. 北京：当代中国出版社，1998：138-139

界可以用规律来解释，历史性文化必须由领导文化的价值来解释和理解。①

从价值哲学的产生看，虽然具有唯心主义性质，但哲学研究的这一转向，使人们进一步认识到了自然科学与人文科学的区别，并在科学主义大潮中再一次凸显了人文科学的意义。②

20 世纪初，随着价值哲学从德语世界传到英语和法语世界，美国、英国、法国等国也开始重视对价值问题的研究。1926 年美国的培里出版了《一般价值论》，全面论述了价值问题，这标志着价值哲学开始了新的建构。③价值学也真正地在英语世界里成了独立学科。现代西方的价值学是在西方的价值哲学的基础上发展起来的一门以价值理论为专门研究对象的分支学科，它以一般价值论为内容，是日益发展的各门价值学科的概括和总结。第二次世界大战期间，由于战争的需要和唯科学主义的盛行，价值问题一度被冷落。第二次世界大战结束后，随着全球性价值危机的突出，科学主义逐渐失势，价值学再度复兴。20 世纪 50~70 年代，价值问题终于又成为诸多流派的热点话题，作为独立学科的价值学也得到丰富和发展。价值学的专著和文章大量涌现，其中影响较大的是美国哲学家佩珀的《价值源泉》（1958）和罗杰斯的《正义论》（1971）④，它们再次推动了价值理论的研究及其对社会问题的关注。而以詹姆斯和杜威为代表的实用主义价值论，以萨特为代表的存在主义价值观和柏格森的生命价值学说，都分别对其国家乃至整个世界产生了重大和久远的影响。

总之，西方价值学（论）一开始是从总结各个具体的价值学科入手，综合运用哲学和各门具体科学的方法，最终朝着综合化的方向发展。到 20 世纪中叶，价值理论的研究已摆脱了囿于各门具体科学之中的状况，作为一个分支学科开始了独立发展的历程。随着价值理论研究的深入，价值学也日趋完善化和系统化。

2. 中国价值论的兴起与发展

在我国，虽然在中国古代哲学中有丰富的价值思考与学理资源，但始终没有形成独立的学科形态。我国价值哲学（或价值论，下同）的真正研究开始于 20 世纪 70 年代末到 80 年代初。与西方不同，我国的价值哲学兴起没有走从具体科学的价值问题探讨到一般价值哲学的发展道路，而是从对人的价值的研究直接切入到一般价值问题的理论探讨。在中国期刊论文数据库中，查询到的最早有哲学意义的价值论的文章是 1983 年郑庆林发表的《价值论的哲学探讨》，作者认为，"作为哲学研究对象的价值，不同于作为人类劳动凝结的商品的'价值'，但却可以相当于商品的或物的'使用价值'"。由此出发提出了"价值就是客体对于主体的有

---

① 王克千. 现代西方价值哲学述要. 辽宁大学学报，1989（1）：36
② 张书琛. 西方价值哲学思想简史. 北京：当代中国出版社，1998：150-165
③ 冯平. 哲学价值论转向和价值哲学理念的重建. 价值之思. 广州：中山大学出版社，2003：4-8
④ 张书琛. 西方价值哲学思想简史. 北京：当代中国出版社，1998：200

用性、是客体的一种满足主体需要的属性"，并进而把价值看作是关系的范畴，认为"价值就只是存在于主、客体的关系之中，或者说，客体的自身属性只是在同主体需要的联系中才表现为价值。价值既不存在于单独的客体之中，也不存在于单独的主体之中"①。

1985 年，李连科发表了《关于马克思主义哲学价值论的探讨》，他从人的需要问题进入价值的研究领域，首先论述了马克思主义哲学包含有价值观点和价值论内容，并认为主体-客体关系是马克思主义哲学价值论的理论前提，进而用唯物主义和辩证法观点对主体-客体关系展开论述，以证明马克思主义哲学价值论的唯物性和辩证性。②这反映了我国学者从一开始就想把价值论纳入到马克思主义哲学的范畴，作为其中的组成部分。同年，他出版了我国第一部价值论的著作——《世界的意义——价值论》。③他认为，价值是客体属性与主体需要的特定关系，价值的本质有三个要点：来源于客体，取决于主体，产生于实践，并由主客体关系出发构建了其价值论体系，从而为价值哲学在我国的确立作出了重要贡献。④

随着改革开放的深入发展，带来了外来文化与价值观念对本土文化和价值观念的深度冲击，让人们经受着从未有过的内心冲突与焦虑，也引发了更多的学者和专家对价值与价值观问题的深入思考和研究。1987 年，李德顺先生的《价值论》出版，如果说李连科的著作是价值哲学的开山之作，那么，李德顺的这本著作则是价值哲学的奠基之作，他是从发展和完善马克思主义哲学的高度探讨价值问题，把价值与真理的统一看作是马克思主义哲学的一个基本原则，并从真理与价值统一的高度重新思考马克思哲学的变革的实质和本真精神，重新审视和理解马克思主义哲学体系。⑤因此，中国的价值哲学在 20 世纪 90 年代后迅速升温为热点。在这一过程中，关于价值的理论探讨取得全面的进展，不仅出版了一批国外主要流派的价值哲学专/论著，发表了数以万计的文章，也出版了我国学者的一批专著等。这些专著主要是对价值哲学的许多基本问题，如价值哲学的地位、主客体关系、价值的本质、价值的分类、价值的规范、价值的创造、价值的实现及价值观念的演变等进行了广泛而深入的探讨，对中国传统价值哲学和西方价值哲学也进行了比较系统的梳理和评价。

进入 21 世纪，价值哲学不仅作为马克思主义哲学体系的重要组成部分，而且作为独立的学科，在学者的努力下得到不断丰富和完善。2001 年 6 月，由中山大学马克思主义哲学与中国现代化研究所及中山大学哲学系主办，由国际价值研究

---

① 郑庆林. 价值论的哲学探讨. 哲学研究，1983（8）：29
② 李连科. 关于马克思主义哲学价值论的探讨. 社会科学研究，1985（4）：2-6
③ 李连科. 世界的意义——价值论. 北京：人民出版社，1985
④ 李连科. 在价值哲学的领土上拓荒. 人文杂志，1985（2）：43-48
⑤ 马俊峰. 中国价值论领域的奠基之作. 中华读书报，光明网，http://www.gmw.cn/01ds/2007-12/05/content_706627.htm

学会、中国社会科学院哲学研究所和湖北大学哲学研究所协办的"走向新世纪的价值哲学——中国首届价值哲学国际研讨会"在中山大学珠海校区召开，会议就"21 世纪哲学的使命和价值哲学的重建""全球化与价值冲突问题""价值研究的传统难题""现实问题的价值论研究"等问题进行了充分讨论，会议展示了价值哲学研究的新特点和新趋向：①价值哲学涵盖的主题、采取的进路、动用的资源处于不断扩展中。②价值哲学日益与个体和社会生活贴近。特别提出价值哲学应回归生活世界，应更内在地参与人的生活，而不是仅仅满足于拟科学的认识。③价值哲学与实际生活的关联方式多样化。有的学者直接构建或倡导一种价值理念；有的学者是构建一种价值理论，然后把它应用到社会生活中处理具体的价值问题；还有的学者是先引进一种理论，然后用现实价值问题的经验修葺引进的价值理论。①

价值哲学研究的多样化和多向度及其对社会生活的贴近，使得价值哲学和人类命运紧密相连，更彰显了其对社会持续和谐发展和人类生活美满幸福的重要意义与作用。

3. 价值论产生、发展和转向的动因与启示

价值论在东西方的产生与发展，都是社会发展和人类探索未知领域的必然结果。

（1）价值哲学是传统哲学研究面临危机和挑战的产物

19 世纪末与 20 世纪初，科学主义的兴起与大行其道，带来了人文科学的退缩和被忽视，哲学也因学科的不断分化和科学主义的兴起而出现了新的危机，面对哲学被抽空的威胁，一些哲学家向社会领域拓展研究空间。因此，正是在哲学面临挑战时，新康德主义建构了价值哲学，价值成了其核心概念，也成为哲学新的研究中心。

（2）价值哲学的产生与发展是源于现实生活的需要

当科学主义迷信风靡全球，科学技术展示其无所不能的威力之时，人们却越来越发现，科学并不是万能的，科学技术的发达，可以给人们带来富足和优裕的物质享受，却难以给人们带来幸福生活，更无法解决人类社会的许多矛盾与冲突，是什么支配着人们的思想、情感和行为，使人与人之间存在如此大的鸿沟和疏离？科学无法作出满意的回答，这就给价值哲学等人文学科留下了巨大的研究空间。

（3）价值哲学的转向源于对人文世界和人类命运的关注

面对科学主义的窘境，哲学家开始了对过去的反思和新的探索。他们发现，原来世界并非只有一个，在科学世界之外，还有一个与人类命运息息相关的人文

---

① 冯平. 走向21世纪的价值哲学. 国际学术动态, 2002（5）：1-5

世界。人文世界与科学世界是截然不同的，科学世界关注的是事实与客观规律性，人文世界关注的是人性、精神与价值。因此，哲学不仅仅只是探究自然世界的本原和规律问题，而且更应该关心人类的命运与探究人性的本质，这就是价值哲学的使命。因此，价值哲学就其本质而言可以归结为人的哲学。

哲学研究的这一转向，使人们更深刻地认识到了自然科学与人文科学的区别，认识到了科学精神与人文精神的不同，并在揭示人文精神力量的同时，感悟到人类的未来取决于人性的本质。只有当人类深刻地领悟人性并自觉地约束自己的时候，才能走出唯科学的樊篱，用更为宽广的胸怀与长远的目光触及未来的远景，也才能使人类真正拥有永久的未来。

价值哲学的转向及其对价值问题的研究，也为具体学科的价值问题探索，为现实生活中的价值观念的厘清提供了方向和理论依据。心理健康教育的价值承载问题的探讨，也自然不能脱离价值哲学的理论指向与发展的轨迹。因此，坚持马克思主义价值论的指导，便是我们的不二选择。

（二）马克思主义的价值论

我国的价值论来源于西方的价值哲学，但运用马克思主义的辩证唯物主义的立场与方法，摒弃了其唯心主义和形而上学的观点，形成了马克思主义的价值论，从而使得我国的价值哲学具有了新的内涵与特点。

1. 价值和价值观

在价值哲学中，对价值的定义可谓众说纷纭，其观点有十几种之多。一般可为两大类：首先是一元论观点，包括了主观说、属性说、实体说、人道价值论、时间价值论、历史价值论、劳动价值论等诸多学说，它的特点是将价值的本源归结为一种元素，该元素构成了价值的本质，决定着价值现象、价值活动及其属性。其次是二元论观点，包括满足说、效应说、关系说和负熵说等几种观点。这类观点所强调的是主体因素与客体因素对价值的共同作用，认为价值本质具有双重建构，不是其中一种因素便可决定的。①这些不同观点都是从不同视角和层面对价值进行界定，都有一定的合理性，反映了价值本身的复杂性和人们对其认识的多面性。我们认为，二元论观点更为合理，而把它们整合起来则更有说服力。其中，满足说与关系说、负熵说与效应说的观点比较接近，可以融合，而关系说和效应说的相互补充，可以使人们对价值的认识更加完善。

关系说是我国学者比较早提出且得到普遍认同的观点。它把价值看作是一个关系范畴，主要涉及主体与客体的效用关系。主体与客体的关系是价值得以产生

---

① 刘泉水. 价值本质研究综述. 社会科学研究动态，2000（9）：6-8

和赖以存在的前提，没有主体和客体的关系存在，就不可能有价值产生。单独的主体或客体都不能构成价值，即价值离不开客体，也离不开主体，价值体现的是客体事物是否满足主体人的需要的一种意义关系，当客体事物满足了主体人的需要时，人们就认为它是有价值的，否则就认为是无价值的；当客体事物对人有正性影响时，人们认为这是积极的、正的价值，而当客体事物对人有负性影响时，人们认为这是消极的、负的价值。此时，主体的需要是主导方面，即客体是否有价值或价值的性质完全取决于主体的需要。但主体的需要具有不确定性和主观性，从而使得客体的价值性也随之改变。这是关系说的不足之处，也是要把关系说提升到效应说的依据。

王玉樑是效应说的最初提出者和主要代表。他的效应说是建立在关系说之上的，他试图克服关系说"过于强调主体需要，忽视客体作用"的不足，但他并不全盘否定关系说。他认为，关系说以主体需要界定价值难以确证价值的客观性，并容易夸大价值主体的作用，忽视了价值客体的作用。特别是对理解人的价值等更是造成了很大困难。但主体需要并非没有意义，作为主体的内在尺度，它决定了主体的价值取向和实践目的。只是这种根据主体尺度确定的价值是主体的内定价值，它不一定对主体有真价值。是否有真价值，要看客体对主体是否产生积极的效应。这种效应是客体对主体的实际价值，亦即客观价值。其中产生正效应是正价值或真实价值，产生负效应是负价值或虚假价值。因此，客体对主体有无价值，应以是否对主体产生良好效应为标准，而不能以是否满足需要为标准。而这种效应（或作用和影响）是在主客体相互作用和价值活动（即实践）中产生的，而不是客体单方面对主体的作用和影响（或效应）。所以，价值是主体和客体相互作用过程中客体对主体的效应。它在重视价值主体作用的同时又不忽视价值客体的作用。以效应界定价值，既揭示了价值的普遍性，也有利于确证价值的客观性，更坚持了价值的实践性。①

效应说虽然在一定程度上克服了关系说的局限，但它以主体和客体的互动中的效应为评价标准，依然存在效应的积极与否由谁来评价的问题，最后还是要回到主体（个人主体或社会主体）上来。因此，关系说和效应说的相互补充（关系说可以看作是效应说的低级形式，效应说也可以看作是关系说的更高形态），才更有利于解释价值的概念和本质，关系说重视根据主体需要来界定价值，虽有陷于主观的一面，但主体的需要不等于主体认识或认可的需要，它也是可以客观评估的，这有利于发掘潜在价值；效应说其实并不否认关系说，而是对它进行了深化和丰富。效应说着眼于用效应（即结果）评估价值，虽有它的好处，但这种过于强调结果的评估方式容易忽视潜在或预期的价值。在心理健康教育中，重视客体

---

① 王玉樑. 客体主体化与价值的哲学本质. 哲学研究，1992（7）：17-19

对主体的积极效应是必要的，但主体需要或主体的判断也有重要地位。因为心理的体验是主观的，客体是否有价值，首先还是取决于主体的判断，只有主体认为有价值的东西，才会对自己产生正向的影响；认为没价值，就可能没有影响；认为是负价值或者是对自己不利的东西，则会产生负面影响或者产生伤害性影响。但有时客体对主体需要的满足并不能当下就被主体自身所认识，也就不能及时地产生积极效应。因此，如果要进行价值评价的话，也不能只凭一时或当下的效应。出现这种情况，主要是因为教育对象对教育内容的领悟是有滞后性的，也许当教育对象遇到具体问题时，这种积极效应才会发生。因此，心理健康教育既要重视当下的价值和意义，又要避免短期效应的功利目光。

但无论是关系说还是效应说，论述的都是客体的价值，都没有回答主体自身的价值问题。如果说作为客体的价值是表现在对主体的积极效应上，那么作为主体的价值则体现于其获得的积极效应，即获得的尊重与满足上。主体的价值其实是建立在客体价值之上的，没有客体的价值，也就没有主体的价值，但没有主体的价值要求，客体的价值也无从实现。人是主体与客体的统一，因此，人的价值也体现于自己的获得与奉献之中。每个人都是通过获得尊重与满足来体现自己的主体价值，通过社会贡献与满足他人来实现自己的客体价值。但一个人如果不去创造其客体价值，他的主体价值也无法得到实现。总之，人的价值是主体价值与客体价值、个体价值与社会价值的统一。

在对价值的理解上，也有人对用以人为主体的主客体关系来界定价值提出了质疑。如生态主义者认为，要将一切生命有机体作为价值主体；更有学者把价值主体拓展为超越生命有机体而指向整个自然界。如佘正荣认为，"价值是自组织系统的本质特性，是自组织系统在进化过程中'有目的地'维持自己而固定在稳态结构中的成果以及它向更高水平发展的超越性活动"[①]。因此，他提出自然界本身也有其内在价值，并进一步指出，否定自然本身的价值是由于西方近代科学思维将价值本源归结为人的主体性，把价值局限于人际领域而造成的。正是这种否定自然的内在价值的人类中心论观点，导致了人类缺乏对待自然的伦理态度，相反，是把自然当成一种为我所用之物，采取征服的态度和机械的方法去研究和开发它，以满足人类自身的需要，最终导致了自然环境的急剧恶化和人类陷入自己造成的困境。且不说这种观点是否完全正确，但这种尊重自然界本身的价值理念的提出，却有利于人类对自己的行为进行反思，有利于人类与自然界化敌为友，建立人与自然的和谐关系。而这种对待自然界和客观事物的认识态度和价值观念，在心理健康教育中也是要强调和提倡的。

价值观是与价值紧密相连的概念，凡是有人的地方都会产生价值，也会有价

---

① 佘正荣. 自然的自身价值及其对人类价值的承载. 自然辩证法研究，1996（3）：17-18

值观存在。当我们谈论价值或表达一事物是否有价值、有用或有意义时，就在表明我们的价值观或价值观念。因此，价值观无处不在，无时不有，并时刻影响着人们的思想和行为。广义的价值观相当于价值论，是一种哲学理论，是关于价值的学说和理论体系。从本质上说，价值观是人们对价值问题的根本看法，是人们在处理价值关系时所持的立场、观点和态度的总和。它渗透在社会的政治、经济、道德和文化领域及个人生活的方方面面。①狭义的价值观是价值观念的简称，是指人们对周围的具体事物（包括人、事、物）的意义、重要性及作用的评价和看法，也是人们关于好坏、得失、善恶、美丑等具体的价值立场、看法、态度和选择。

价值观与价值观念在概念上虽然非常接近，有时甚至可以相互替代，但严格地说是有区别的。首先，价值观是由价值观念提升而来，是对价值关系更为根本的认识。价值观更抽象，价值观念则更具体。价值观是价值观念的理论基础，价值观对价值观念起决定和指导作用，价值观念则体现价值观。其次，价值观是世界观的组成部分，具体表现为信念、信仰、理想等，价值观念则表现在对具体事物的价值关系的看法和态度上，价值观与价值观念在层次上有根本区别。最后，价值观比价值观念更具稳定性。价值观念作为对某类价值关系的认识，会随着具体的价值关系的变化而改变；价值观是长期积淀而形成的，具有稳定性和持久性。②

现实生活中，每个人对客体事物的价值判断都可能是不一样的，而一个人对不同事物的价值判断也是不一样的。因此，便有形形色色的价值观念，而人的价值观是由许多价值观念所组成的，这些价值观念在个体中按轻重缓急排列组合起来就形成了个人的价值（观）体系。不同的人有不同的价值观念和价值体系。价值观作为价值的意识与判断，它是决定人的行为的心理基础，人的思想和行为总是不自觉地、或多或少地体现出他们的价值观和价值取向。价值观涉及人们生活的方方面面，它是人们行为活动的取舍标准，是主导和影响人们行为方式的重要参照系，并具体地影响着人们做事的行为方式、手段及其对结果的选择。价值观一经形成，便具有相对的稳定性和持久性。但在一个多变的社会里，价值观因面临着多元化冲击，从而也表现出一定的多变性和多样性的特点。

2. 价值的本质

价值本质既是价值哲学研究的理论基石，也是整个价值论体系的逻辑起点。对价值概念的探讨必然要走到对价值本质含义的理解和阐述上。价值定义的众说纷纭也导致了价值本质观点的纷呈。有的学者把价值的本质归结为"有用性"；有的学者则认为价值的本质是主体的本质力量对象化或主体性的对象化等，后一种

---

① 陈章龙，周莉. 价值观研究. 南京：南京师范大学出版社，2004：3
② 陈章龙，周莉. 价值观研究. 南京：南京师范大学出版社，2004：5-6

观点在学术界影响较大。

在价值的本质问题上，王玉樑的效应论观点值得关注。他主要是从主客体的功能关系上揭示价值的本质。王玉樑认为，既然价值是客体对主体的效应，那么价值的本质就体现在这种效应之中。客体对主体的效应包括对主体生存、发展、完善的效应。客体对主体生存的效应，是价值的初级本质；客体对主体发展和完善的效应，是价值的较深层次的本质；客体对社会主体发展、完善的效应，是价值的更深层次的本质，也是价值之所以为价值的根本点。客体对社会主体发展、完善的效应，是制定客体价值的最高标准。他认为，从主客体的对象性关系方面来探讨价值的本质，把价值的本质看作是主体本质力量的对象化，这实际上是从价值的来源来理解价值本质，这种观点虽有道理，但却有失片面，它在肯定主体的本质力量的同时却忽略了客体的性质。因为并非所有的客体都是人的本质力量对象化的产物，而价值的生成不仅取决于主体的本质力量，而且取决于客体的属性。况且本质力量对象化的结果可能是创造价值，也可能是破坏价值或产生负价值等。从这个意义上而言，价值的本质不是主体客体化（对象化），而是客体主体化，即客体属性在主客体的相互作用过程中转化为主体的内在机体和本质力量，使主体得到改造、充实与发展。不仅人化自然，而且非人化自然，其价值都取决于客体主体化。"完整地说，价值的本质，是客体主体化，是客体对主体的效应，主要是对主体发展、完善的效应，从根本上说是对社会主体发展、完善的效应。真正的价值，在于使人类社会发展、完善，使人类社会更加美好，上升到更高境界。"[1]因此，客体主体化是价值的一般本质。

坚持价值的本质是客体主体化，用客体对主体的效应作为衡量价值的根本标准，注重的是实际功效、作用和影响，这些是可以通过实践检验的，具有科学性和客观性，从而克服了关系说的"主体需要"的主观性、不确定性和"主体本质力量对象化"的片面性，同时也能很好地解释人的价值及其实现问题。"人的社会价值，是人作为客体对社会主体的效应，其本质在于促进社会主体的发展、完善；人的自我价值，是人作为客体对自身的效应，其本质在于促进自我健康发展和更加完善。"[2]所以，人的价值的实现，不仅要看作为客体的人是否满足社会主体的需要，促进了社会的发展和完善，也要看其是否促进了个体自身的发展和完善。亦即实现自我的发展完善与社会的发展完善相统一，这是最完美的价值实现。

效应说实际上也给出了人类活动所应追求的价值目标，任何的人类活动，其最终都应指向既有益于个体，更有利于群体和社会的发展和完善。心理健康教育的价值追求也不能违背这一道理。心理健康教育的价值目标虽然首先是促进个体

---

① 王玉樑. 客体主体化与价值的哲学本质. 哲学研究, 1992（7）: 20-23
② 王玉樑. 客体主体化与价值的哲学本质. 哲学研究, 1992（7）: 24

的身心健康，但最终的目的却是有利于促进整个社会的和谐与发展。

3. 价值的结构

关于价值的结构，学术界探讨得极少。价值的结构可以理解为是对不同价值分类的整合。价值分类会因划分维度的不同而表现出差异性，把价值分类整合在一起，有利于更好地理解和把握价值的不同层面的内涵，也有利于从不同侧面与维度理解价值和价值体系。

（1）从内涵上看，价值包括价值目标、价值手段和价值评价

价值目标是主体追求的对其具有重要意义的目标，可分为个体价值目标和群体价值目标；价值手段是主体为达到价值目标而采取的方式、方法和途径，其中又可分为价值选择与价值实现；价值评价是主体根据一定的价值标准对客观事物有无价值和价值大小作出的判断，也有个体评价与群体评价之分。价值评价在价值观中具有非常重要的地位，它决定着主体的价值取向。

（2）从心理上看，价值包括认知价值、情感价值和意志价值

认知价值是指对事物价值属性的感知、理解，以及对事物价值大小形成的认识和作出的评价。情感价值是指一个人对形成价值认识的事物所产生的相应的情感体验，或是肯定的情感，如尊敬、同情、喜欢等，或是否定的情感，如鄙视、憎恨、厌恶等。意志价值是指一个人采取措施，克服困难，以追求自己认为有价值的东西或实现自己确定的价值目标。[①]

（3）从层次上看，价值包括核心价值、重要价值和次要价值

这是价值或价值观由内到外的表现。核心价值观又可叫主导价值观，它在个体中起主导作用，支配着个体的主要思想与活动，影响着人的生活态度与追求目标。重要价值观是由核心价值观衍生出来的价值观念，通常表现在处理人与人的关系上，是一种人际关系层面的价值观。次要价值观则是个体生活层面的价值观。核心价值观是由个体的世界观决定的，主要表现在处理人与社会、人与自然的关系上，也表现在他对个体生命意义的价值判断和理想信念的追求上，它具有最高的价值意义，比如，个人主义或集体主义、人类中心主义或生态主义等，它在价值观中也是起最为关键的作用。个体的核心价值观不一定就是社会的主流核心价值观，正因为如此，以社会的核心价值观引导个体核心价值观才成为必要。重要价值观是由主导价值观延伸出来表现于处理人与人的关系上的价值观，一个人的主导价值观不正确，很可能就会影响到其对待他人的态度和行为，也就比较容易引起人际冲突，或引发心理问题。次要价值观作为个体生活层面的价值观，反映的往往是个体的生活喜好与个体行为习惯，通常只对个体有意义而对他人和

---

① 王红时，范晓玲. 价值观与大学生心理健康关系的研究. 长春大学学报，2008，4（2）：73-75

社会影响不大。

（4）从主体上看，价值包括个体价值、群体价值和社会价值

个体价值是指个人需要的满足或对个体产生积极效应，主要有两种途径：一是指自己对自己的个人需要的满足和积极效应，即通过劳动与创造对个人的身心健康与个人发展起积极作用；二是社会或他人对个体需要的满足和积极效应，表现为社会或他人对个人的尊重、承认与积极效应。群体价值是指个体对某个组织或集团的需要的满足或产生的积极影响，以利于实现组织和集团的生存与发展。社会价值是指个体对自己所处的社会历史阶段中占统治地位的社会集团及其所代表的整个社会的需要的满足，在社会经济、政治、文化和生态建设中具有积极的意义，对维护社会稳定、促进社会进步起积极作用。

（5）从客体上看，价值包括物质价值、精神价值和制度价值

物质价值是指自然本身或经过改造的自然物满足主体生存与发展的物质需要的效用关系，包括自然物价值和人化物价值。精神价值是指客体与人的精神文化需要之间的效用关系，具体表现为客体以其精神内容丰富主体的精神世界，提高主体的精神品位，拓展主体的精神境界，活跃主体的精神生活，又可分为科学价值、道德价值和审美价值等。制度价值在于满足人们对社会稳定、均衡、协调发展和人际融洽、和谐关系的需要。[①]物质价值、精神价值和制度价值都是为人服务的，都是为了满足人的需要而存在与发展起来的。

价值结构可以使我们从不同层面和视角探讨心理健康教育的价值问题，有利于我们加深对心理健康教育的价值承载的认识。心理健康教育总体上发挥着对学生个体和群体，以及对社会的积极效应，不仅有益于个体身心健康与自我发展，也有利于大学生整个群体的心理素质的提高和精神面貌的振奋，从而也有利于整个社会的和谐与发展。

4. 多元价值的和谐共生

当今社会，人们越来越发现，我们遵循的法则和规范是如此不同，甚至有的是相互对立、难以调和的。在如此背景下，要形成统一的价值观和建立统一的价值体系是非常困难的事情。在多元的社会时代中，我们发现，每个人的价值标准是可以不一样的，不同的价值观念支配着人们的行动，也影响着我们的情绪。在现实生活中，无论是忧郁的心情还是幸福的感觉，不完全在于我们拥有多少的物质财富与地位名望，而更与我们拥有怎样的观念与态度有关。价值观从来没有像今天这样影响我们的生活，主宰我们的行动，改变着我们看待世界的目光。不同的价值理念、不同的态度和看法如何才能避免冲突与敌对，实现和谐共存、共生

---

① 阮青. 价值哲学. 北京：中共中央党校出版社，2004：197-230

共荣，是当代社会迫切需要解决的难题。

然而，在一个民主和自由的多元时代，将不再是你死我活的竞争，而是合作共赢的共生。美国著名的政治学家塞缪尔·亨廷顿，基于其政治立场和偏见，提出了文明冲突的观点，并特别强化了中华文明与西方文明的冲突。但他忽视并淡化了如下问题：①文明冲突的背后实质上是利益的冲突；②美国坚守其霸权地位和实行霸权主义的一贯立场的根源是维护美国的利益；③世界格局的变化，经济全球化带来的国家之间的经济渗透、文化交融和军事力量的抗衡，使得冲突不可能以激烈的战争方式进行而又能绝对地保证一方获胜。全球性战争一旦爆发，将对整个人类世界和地球家园都是毁灭性的打击。因此，当今时代，共生共赢共进步才是人类社会发展的理想之道，因此，共生的理念日益凸显。2015 年，习近平总书记在对美国的国事访问中提出的构建新型大国关系，实际上倡导的也是合作共赢的共生理念。

共生现象本是生物界两种生物之间的寄居共栖关系。因此，对共生现象的理论研究，最早是从生物学家开始的。1879 年，德国真菌学家德贝里首先提出了共生的概念。100 多年后，共生现象受到越来越多的关注，共生现象的理论研究已逐渐由生物学领域延伸到其他科学领域及社会科学的许多领域，共生也就常用来比喻人际、组织、民族、社会和国际的共存和共处的关系，再进一步就是借喻不同文化和价值观之间的相互独立又相互渗透的共存并济的关系。

共生理念在中国古代已经出现，并绵延至今。它根植于中国传统的"和"文化之中。早在西周末年和春秋战国时期，中国就出现了"和同之辩"。史伯和晏婴都论述过"和与同异"与"弃同取和"的道理，并主张要"和而不同"。"和"就是有差别的多样化事物的和谐统一和共生共存。这种"和而不同"的思想观念就是共生理念的最初萌芽，后来经过儒学思想家在理论上不断完善，统治阶级在实践中不断倡导应用，"和"文化成了中国传统文化的主流思想与表现形态，也成了中国优秀传统文化的基本精神和核心价值。"和为贵"的人生哲学对中华民族的价值理念、思维方法、心理结构和行为方式都产生了广泛而深远的影响。

20 世纪 60 年代，日本的黑川纪章在其《共生的理想》一书中预言："21 世纪将是共生的时代。"到如今，作为著名建筑设计师的他认为，这一预言得到了证实。他指出，"科技与文化艺术、科技与自然，相辅相成共生共存的关系创造出最为尖端的研究课题、成果，仿真模拟技术、三维动画、生态汽车、生物能源等的快速发展正是其中杰出的代表。与地球环境、生态系统共生的建筑、都市，也就是生态建筑、生态都市是 21 世纪的新课题、新文化"[①]。作者看到了人与自然及社会之间共生共荣的大趋势。

---

① 黑川纪章. 共生的时代. 城市建设，2004（7）：21

　　然而，共生并非只存在于自然系统和社会系统，它同样存在于观念系统，适用于文化和价值观体系。复旦大学的胡守钧教授在其专著《走向共生》中，系统地论证了社会共生论的观点。他提出了社会共生论的"六大原理"，认为社会共生态主要表现在"经济共生态、政治共生态和文化共生态"三大领域，其本质是人际共生，而人与自然共生是人际共生的基础。其中，他对文化共生态的理解是："诸种文化主体在合理的度之下分享资讯、自由创造并且传播精神产品所形成的文化和谐关系，包括外来文化与本土文化共生态、传统文化与流行文化共生态、科学文化与神秘文化共生态、诸种哲学共生态、诸种宗教共生态、诸种政治理论共生态、诸种经济理论共生态、诸种道德理论共生态、诸种科学理论共生态、诸种教育理论共生态、诸种学校共生态、诸种文艺共生态等具体形式。"①

　　北京大学汤一介教授也说过："21 世纪不是东西方文化的相互对立和排斥、相互不理解的世纪，而是相互沟通、相互完善、相互学习的世纪。"②还有学者指出，面对全球化对传统价值观、民族认同和文化多元的冲击，民族文化发展战略应走"和而不同"的道路，承认不同民族国家的人们具有不同文化和不同的价值观，并以"有容乃大"的包容心态和宽容精神去对待异质文化的理念、习俗、生活方式，通过平等对话、理智沟通去最大限度地化解不同文化之间的张力和冲突，相信不同的民族与文化只要共生共存，不互相对抗，就会为当代世界增添新的色彩与活力。③正是这种共生共荣的理念，让我们在面对不同的价值观念时，既不是敌对，也不是同化，而是共生。

　　然而，多元价值的共生并不否定一元价值的存在。社会需要多样性，但社会也需要统一的秩序。这种统一秩序是社会自组织系统的特性，它不仅为某个政党、集团、组织所需要，而且为全体社会成员所需要。维系一个社会的正常秩序，需要有共同的价值规范。越来越多的人认识到，在坚持个人独立的同时，还必须使自己的行为与他人协调一致，在追求自己的个人利益的同时也尊重别人的个人利益，才能最终实现自我利益的最大化，否则只会两败俱伤。因此，在一个社会中便有了对共同价值规范的要求，这种公共理性使多元价值在寻求共同性中与一元价值追求达成和谐统一。因此，在一定的社会时代，主流价值观便成为全体社会成员自觉遵守的共同价值规范。而现在的社会主义核心价值观，就可以作为主导价值观而成为我们社会共同遵守的价值规范。但与此同时，也不能以一元价值观否定其他价值观念的存在。一元只有以多元为基础，才能为自己提供丰富的资源和营养，才能让自己牢固地扎根于坚实的大地。因此，一个理性的社会，应该是多元价值和一元价值的和谐统一，以多元价值体系保证人们有充分的价值

----

① 转引自白峻. 求同存异共生共赢——读胡守钧教授新著——走向共生. 探索与争鸣，2002（9）：49
② 转引自祁进玉. 共生时代与超越地域的文化共同体. 中国民族报，2006 年 10 月 13 日/第 010 版：1
③ 王筱青. 全球化背景下的文化冲击和文化共生. 求实，2005（2）：91-92

选择的权利和自由；同时，又坚持核心价值观的主导作用，以核心价值体系引领和统帅人们的思想，使多元价值回归核心与主流，形成以核心价值观统领之下的多样统一。多元价值共生的理念在心理健康教育中具有重要意义，是心理健康教育所应倡导的价值理念，它贯穿于整个心理健康教育的所有活动之中。

总之，马克思主义价值论是心理健康教育价值问题的哲学基础。马克思主义价值论的基本观点对心理健康教育的价值承载的探讨有引导和定向作用，是我们进行心理健康教育中的价值承载问题研究的理论依据。

三、教育论基础

（一）教育本质的历史探究

教育是一项在古代就已经开展的活动。但对"教育的本质是什么"这一问题，直到今天都不能说已经完全研究清楚。从词源学上，我国常把教育理解为"教"。象形文字的"教"表示的是：儿童必须学习认为是经典的内容和遵从经典的要求，如若违背，成人则手持棍棒对儿童进行惩罚。西方的"教育"（education）来源于拉丁语的"educare"，有"引导、引出"之意，表示引发儿童的内在潜能，使之变成现实。两者表达的都是如何"教"之理，即指教学方法问题。

从教育思想看，在中国古代，主要是一种内发论的教育观，即重视教育对人的内在善性的引发。如"以善先人者谓之教。"（《荀子·修身》）"教也者，长善而救其失者也。"（《礼记·学记》）"大学之道，在明明德，在亲民，在止于至善。"（《大学》）西方教育家对教育的认识，可以归纳为三种观点，即个人本位的教育本质观、社会本位的教育本质观和文化本位的教育本质观。个人本位的教育本质观主张从个人自身完善的发展需要出发，使儿童的本性得到和谐发展。社会本位的教育本质观主张教育应该根据社会发展要求，促进个体的社会化，培养一个社会或国家需要的公民。文化本位的教育本质观把教育看作是文化化的过程，主张教育从文化社会中选择文化材，个体通过对文化材的自由选择，使人格心灵得到陶冶，最终使人性达到完满。[①]由此可见，从古代到近代，从西方到东方，教育都被看作是一种教会"做人"（包含做事在内）的活动，外求成为合格公民，内求道德境界完善。

然而，西方工业革命后，由于生产力的发展，社会对科技人才的需求大幅度增加，科学教育和技术教育在西方兴起，教育表现为直接为社会经济发展服务。于是，人文教育失落，代之以工具性教育，即学校是为社会培养适应各种社会分

---

① 冯建军. 现代教育学基础. 南京：南京师范大学出版社，2005：84-86

工需要的工具性人才，他们的生命活动也变成了唯一的满足生存需要的手段，他们可能是"经济人""社会人""技术人"等，但都是片面发展的单向度的人，从而失去了作为一个人的丰富的自我和自由的个性。

在我国现代化建设过程中，也需要大量各层次的科技型人才，因此，在刚刚恢复以经济建设为中心后，我国的教育也难以摆脱工具教育的目的。即使到现在，工具性教育仍占据主要地位。就是在政府的教育决策中，也历来只强调教育的社会工具价值，强调培养社会主义建设事业接班人，从而忽视了教育在培养个性、促进人的潜能得到尽可能发展方面的价值。由于工具性教育把教育当作社会发展的工具，重在培养经济发展、政治管理和文化传承的工具，唯独缺乏对人的关注和对人的生命的尊重与开发，因此，培养出来的人往往缺乏鲜明的个性、独立人格和创造活力。著名的"钱学森之问"——"为什么我们的学校总是培养不出杰出人才？"深刻地道出了中国教育的切肤之痛。培养杰出的创新人才已经成为当代教育最迫切的追求和理想，而教育向"人"的回归也许正是其路径之一。

（二）教育的本质及其价值彰显

早在 20 世纪 80 年代，我国就开始了对教育本质问题的探讨，至今形成的观点不下几十种，但却难以达到统一的看法。进入 21 世纪，对教育本质的探讨呈现出多元化趋势，也提出了一些新观点，如有人以复杂性理论的复杂思维对教育本质进行研究，认为教育世界是一个意义世界、是一个文化世界、是一个不确定的世界，教育世界的根基在于日常生活。[①]

从历史上教育家对教育的认识和我国近几年来教育本质讨论的新进展看，教育作为一种"活动"已经成为人们的共识。具体观点有：第一，教育是人类特有的一种社会活动，是一种区别于动物、使人类能在社会中生存和发展的社会性活动；第二，教育是以影响人的身心发展为直接目标的活动，这使教育活动区别于人类的其他活动；第三，教育是使人的身心向善发展的活动，这是区分教育是积极还是消极、正面还是负面的标志；第四，教育是教育者和受教育者以教育资料为中介客体的交往活动，教育对人的发展的促进是在双方的交往中实现的；第五，教育是以人自身为对象，是受教育者自我建构的实践活动，强调教育的自我教育特点。从终极意义上而言，教育是人的精神的自我建构。[②]这一系列"活动"，虽然有利于我们理解教育是什么，但毕竟不是对教育本质的概括性定义。

综合以上观点，本书认为，对教育的本质可作如下理解：教育是通过教育者和受教育者以教育资料为中介的交往，有目的地促进人的求真向善悦美，以实现受教育者身心和谐发展和精神自我建构的社会实践活动。这种理解淡化了教育的

---

① 张晖. 复杂视野下的教育本质研究. 宁夏大学学报（人文社会科学版），2011（4）：182-184
② 冯建军. 现代教育学基础. 南京：南京师范大学出版社，2005：87-88

工具性（但并不否定工具性，对社会而言，工具性是需要的，而掌握谋生技能和本领也是个体社会化的重要内容），强调了教育对"人"的关照，也彰显了教育对人的尊重与人的价值实现的成全。

纠正教育的价值取向的偏差，使教育由工具教育回归到"人"的教育，是许多教育家和学者的共识。1989 年，《教育研究》把"教育与人"作为第一个选题，集中发表了一批文章，揭开了教育关注"人"的序幕。综观改革开放 30 多年来中国教育发展的价值追求，从 20 世纪 80 年代以经济建设为主导，到 90 年代微观教育领域对人作为主体的发现，进而到 21 世纪初确立关怀生命的教育价值取向和公平教育的发展取向，体现了教育本身由"工具性"逐步向"人性"的转变。党的十七大确立了科学发展观的主导地位，把它应用到教育领域，就是必须坚持以人为本的教育思想，坚持教育公平的原则，进一步突出人在教育中的价值和地位，把教育与人的尊严、权利、自由、发展和幸福联系起来，使教育真正成为人的教育，成为不断地解放人、发展人、完善人的事业。①

（三）教育新理念的产生与发展

教育向"人"的回归，产生了教育的新理念和新思想，也带来了教育的新变化，其中尤为值得关注的是生命教育、生命化教育和全人教育的提出与实践。

1. 生命教育

生命教育兴起于 20 世纪 60～70 年代。1968 年美国学者杰·唐纳·华特士出版了《生命教育》一书，首次正式提出生命教育的思想，也揭开了生命教育的序幕。华特士首先在美国加利福尼亚州开始倡导和践行生命教育思想，到 20 世纪 90 年代美国中小学的生命教育基本普及，生命教育理念从此广为流行。除美国本土外，澳大利亚、日本、英国等国家，都纷纷开展了生命教育，生命教育的实践在全球得到迅速发展。

我国是在 20 世纪 90 年代开始重视生命教育的。起因是素质教育的兴起及青少年学生中出现越来越多的自杀现象。教育部甚至在多个文件中提出并倡导把生命教育作为思想道德建设的重要载体，科学有效地实施生命教育活动，并将生命教育纳入全民素质教育内容中。因此，生命教育在我国也开始受到重视，并逐步落实到各级学校的教育之中。如今，生命教育已成为心理健康教育的重要组成部分，引导学生热爱生命，敬畏生命，尊重生命，成全生命，是心理健康教育追求的价值目标。

---

① 冯建军. 向着人的解放迈进——改革开放 30 年我国教育价值取向的回顾. 高等教育研究, 2009（1）: 20-25

2. 生命化教育

生命化教育即"化育生命的教育"（冯建军），就是"对可能健全的生命的成全"（张文质）。生命化教育是"人"的教育的生动表现，它是建立在生命教育观的基础之上的，是生命教育的进一步拓展与深化。生命化教育源于 20 世纪 90 年代教育界对主体性教育的提出和讨论的大背景，萌生于一位哲学家对教育的思考（黄克剑），成型于一位教育家对教育精神的领悟（张文质），并落实于基础教育的一线教学实践中（乡村教学实验）。2001 年，一项由张文质倡导并命名为"生命化教育"的实验正式在福建省城乡学校及全国各地的一些学校展开。它的推动不是政府行为，而是教师对教育改革的热切期望。[①]

生命化教育是指把教育看作是生命的过程和生命的存在形式。教育的目的在于用知识启迪智慧，将智慧融入生命，最终提升生命的意义。点化和润泽生命是教育的核心，为此，教育要关注生命的完整，要凸显生命的灵动，张扬生命的个性。[②]教育不仅要关注生命的发展，也是生命与生命交流的过程。

黄克剑教授把"授受知识，开启智慧，润泽生命"看作是生命化教育理念的基石。他说："由知识教育向生命化教育转化的底蕴在于人的真实生命的复归"，"这种教育把每个人都视为一个运思和创意的原点，把每个人都视为一个知识和灵感的凝结中心"。他还把生命化教育理解为"成全"和"生命的在场"，将"成全每一个健全和富有个性的人"作为教育的目标。而张文质认为，要成全学生，先要成全教育的生命，要追求教师生命的幸福。教师与学生的生命共生与互动，都会对对方的生命以滋润：学生在教师的引导下逐渐成长，教师则在学生的影响下永葆青春。[③]

张文质对"生命化教育"的内涵作了全面的论述：第一，生命化教育是对每一个生命个体内在地蕴含的可能更健全的生命的成全。第二，生命化教育是随顺人的生命自然的教育，是把人从自然状态引导到应然状态。第三，生命化教育是个性化的教育，强调对每个独特的生命都应耐心、包容、理解和成全。第四，生命化教育是人的心灵觉悟的教育，最重要的就是人生意义的觉悟。第五，生命化教育是一种范本教育，通过范本的直观达到心智的开悟。第六，生命化教育强调学校目标建构，即建构一个"优质的、充满人性温馨的美好校园"[④]。

另一位关注生命化教育的教育家冯建军教授则把生命化教育的特征概括为：①敬畏生命，包括珍视、保护生命和体悟生命的价值和智慧人生；②解放儿童，

---

① 张文质等. 生命化教育的责任与梦想. 上海：华东师范大学出版社，2006：2
② 冯建军. 生命与教育. 北京：教育科学出版社，2005：2，8-10
③ 张文质等. 生命化教育的责任与梦想. 上海：华东师范大学出版社，2006：4-5
④ 张文质等. 生命化教育的责任与梦想. 上海：华东师范大学出版社，2006：3-39

即承认儿童生活的独特价值，让他们的生活充满童真、童趣和童稚；③融入生活，即教育要回归生活，进行"为生活的教育"，实现教育与生活的整合；④充满人文关怀，即把人当作主体，当作有血有肉的鲜活生命，把教育过程看作是生命与生命的交流，在交流中教育者要尊重、激励体验、宽容每一个生命个体，让教育过程充满温馨和阳光。①

总结起来，生命化教育的基本内涵包括：第一，生命化教育是敬畏和敬重生命的教育，包括尊重、珍视、热爱、保护生命，给生命以尊严感、庄重感和神圣感。②第二，生命化教育是随顺人的生命自然，成全人的生命可能的教育。每一个生命个体都有生命的潜能，都内在地蕴含有更健全的可能性。生命化教育就是要随顺人的善端，把人美好的潜在特质尽可能地发挥出来，把人的禀赋中属于他个人的、有其独特性的"内在而真实的力量"培育出来，把人从自然状态引导到应然状态。第三，生命化教育是个性化的教育。它肯定人的天性和独特性，对人的各不相同的特性由衷尊重，对每个生命都能做到耐心、包容、理解和成全。第四，生命化教育是人的心灵觉悟的教育，最重要的就是对人生意义的觉悟，能体悟到生命的意义、价值和智慧人生。③第五，生命化教育是一种充满人文关怀的教育，即把学生当作主体看待，予以最大程度的尊重、鼓励与关爱。

总之，生命化的教育，在起点上，直面人的生命，珍惜、尊重、欣赏生命；在过程中，通过人的生命，遵循生命的本性，提倡生命在场，开启生命智慧；在结果上，润泽生命灵魂，追寻生命的意义和价值，提升人生的境界，提高生命的质量。直面生命是前提，循于生命是保证，完善生命是目的。教育只有做到使三者协调一致，才能实现其生命的本质，才是完整的生命化教育的内涵。这种珍视生命和激发生命的理念，正是心理健康教育所需要的。在心理健康教育中，教师要让学生有一种生命在场的状态，让学生此时此刻体验生命的存在和流动，让学生在感受生命美好的过程中，学会爱自己，学会珍惜自己和完善自己。

3. 全人教育

全人教育（holistic education）的思想古而有之，许多中外哲学家、思想家和教育家都有过论述。如古希腊时期的亚里士多德就提到过"善人""完人"的理想人格。全人教育是在 20 世纪 70 年代从美国兴起的一种以促进人的整体发展为主要目的的教育思潮。美国教育思想家隆·米勒（R. Miller）第一个从现代意义上提出这一概念。所谓全人教育，是相对于作为工具的"半人"教育而言的，其目

---

① 冯建军. 生命与教育. 北京：教育科学出版社，2005：170-185
② 冯建军. 生命与教育. 北京：教育科学出版社，2005：170
③ 张文质等. 生命化教育的责任与梦想. 上海：华东师范大学出版社，2006：39

的是针对教育目标工具化倾向的一种矫正。概括地说，全人就是真正全面发展的人、和谐统一的人，是具有主体性并能够把握自己命运的人，是作为人的人而非作为工具的人，是在精神和心理上整全而非残缺的人。[①]

就其理念而言，全人教育是一种整合以往"以社会为本"与"以人为本"的两种教育观点，形成既重视自然生命，又重视价值生命[②]，既重视社会价值，又重视人的价值的教育新理念。就其内涵而言，全人教育首先是人之为人的教育；其次是传授知识的教育；最后就是和谐发展心智，以形成健全人格的教育。因此，全人教育把目标定位为：在健全人格的基础上促进学生的全面发展，让个体生命的潜能得到自由、充分、全面、和谐、持续的开发，最后达到个人与社会、身体与心灵、学养与人格、专业与通识的平衡，使个人成为"人格健全、智慧卓越、知能优化、身心和谐，生活技能纯熟、具有审美和文化涵养的全面发展的人"[③]。简而言之，全人教育就是培养学生成为有道德、有知识、有能力、和谐发展的"全人"。

冯建军教授是我国全人教育的提倡者，他所理解的全人教育是建立在三维生命思想之上的。他认为，人的生命具有三重：自然生命、精神生命和社会生命。不同的生命维度，有着不同的生命意蕴和承载，但又是全息的，它们相互关联，相互包容，相互融通，并互为前提，互为因果，构成了完整的生命全景图，并在生命的流程中实现着人与自然、与自我、与社会的交换与协调。"全人教育包括自然生命的教育、精神生命的教育和社会生命的教育，其中它们各自内部又包含相应的体育、智育、道德教育和审美教育等，共同构成一个复杂的、完整的教育网络和有机统一的教育体系。其中的每一种教育，既相对独立，又相互开放。""全人教育是一个整体，每一种教育在这个整体中都具有开放的自律性。"[④]全人教育实际上也可以理解为是以马克思、恩格斯的人的全面发展和完整的人的实现为归宿的教育，即它最终达到的就是人的自由与全面的发展和完整的人的实现。

综上所述，生命教育、生命化教育和全人教育既相互区别又相互联系。生命教育强调的是对生命的珍爱、尊重与保护；生命化教育强调的是生命的在场与对生命的成全过程；全人教育则强调的是生命的健全、完整与完善，这是生命的最高形态。生命教育是生命化教育和全人教育的前提，因为只有在生命的完好存在和生命处于最佳状态，才能进入生命化教育和全人教育，全人教育是生命化教育的结果，同时它又包含于生命化教育之中。心理健康教育作为一种关注个人身心健康和成长发展的教育，也应该具有生命教育、生命化教育和全人教育的理念，

① 张勇军. 论全人教育思想的哲学基础及其借鉴意义. 职教论坛, 2011 (3): 31
② 彭香萍, 莫焕. 全人教育的理想模式. 求索, 2006 (12): 126
③ 肖海涛. 台湾中原大学全人教育理念考察报告. 煤炭高等教育, 2001 (4): 34
④ 冯建军. 生命与教育. 北京: 教育科学出版社, 2005: 208-209, 245

并以此为旨归，将其融于具体的心理健康教育的全过程之中。

总而言之，人性论、价值论和教育论构成了心理健康教育价值承载的理论基础，心理健康教育的价值承载基本上都是在这三大理论的框架内进行讨论，心理健康教育的价值理念、价值目标及其实现途径，都综合性地反映了这三大理论的本质特征。

第五章
━━━━━━━● 心理健康教育的价值理念 ●━━━━━━━

　　心理健康教育的价值承载具有丰富的内涵，主要体现于心理健康教育所拥有的价值理念和价值目标，以及具体的心理健康教育过程中的价值引导等方面。心理健康教育的价值理念反映了心理健康教育的本质特征，也反映了心理健康教育的价值理想和价值追求。心理健康教育的价值理念是进行心理健康教育的出发点和基本价值取向，也是心理健康教育价值承载的基本层面和基本要求。心理健康教育价值理念的确立，是心理健康教育由自发走向自觉的标志。本章将重点探讨心理健康教育的基本价值理念和具体价值追求。

一、心理健康教育的基本理念

　　心理健康教育的最终目的是为了人，确切地说，是为了每一个学生的身心健康与生命成长。心理健康教育的价值理念也是从人出发，从有利于学生的身心健康与生命成长这一根本目的来确定的。心理健康教育的价值理念可分为基本价值理念和具体价值追求两个层面。二者的区别在于，基本价值理念就是指在心理健康教育过程中所秉持的基本信念和价值取向，具有基础性和抽象性的特征，它融入性地体现于心理健康教育的全过程；具体的价值追求则是心理健康教育过程中必须体现和遵循的具体价值观念和价值要求，更具方向性和指导性，它体现在对心理健康教育的具体指导和践行实施上。

　　关于心理健康教育的价值理念，在我国学术界未见系统的论述。一些观点散见于关于心理健康教育的论文中，提出的理念有人本性[①]、积极性[②]等，发展性理念虽然也有人提出，但更多是作为心理健康教育模式来论述的。也有学者从"坚持把道德健康放在首位；树立积极的学生观，着重促进学生的心理发展；确立个性化教育观，坚持服务个人与服务社会相结合"3 个方面对大学的心理健康教育

---

　　① 卢爱新. 以人为本：高校心理健康教育理念发展的必然选择，中共济南市委党校学报，2009（2）：88-91
　　② 魏然. 以积极心理学理念引导高校心理健康教育. 高等教育研究，2010（3）：23-25

理念进行探讨①，但总体上显得散乱和缺乏统整性。我们认为，心理健康教育的基本价值理念可概括为 4 个方面。

（一）人本性

人本思想有着很深的理论根源，最早可追溯到古希腊时代对人的幸福、美德等问题的探讨，并直接源于现代的价值哲学与人性哲学。从历史文化的视角来看，它与近代西方文艺复兴时期对人的尊严与价值的倡导与推崇直接关联，并体现在西方现当代的主流价值观之中。在我国，随着 20 世纪 80 年代人学和价值哲学的兴起，人本思想日益被重视。2003 年 10 月，党的十六届三中全会报告中提出了"以人为本"的科学发展观，即"坚持以人为本，树立全面、协调、可持续的发展观，促进经济社会和人的全面发展"。2012 年 11 月，党的十八大报告中将"科学发展观"确立为党必须长期坚持的指导思想，这是对科学发展观理念的一个提升。其中人本性是科学发展观的根本价值属性，也是科学发展观的核心和精髓。以人为本之"本"，包括根本性和出发点，以人为本就是一切活动都要以人为出发点，并以人为归宿；以人为中心，也以人为目的。以人为本内含着对人的生命本体的关注，对人的人格尊严的尊重，对符合人性的生活条件和生活方式的肯定，对人类的自由全面发展的追求。②

心理健康教育的出发点和归宿都是人，它是以关心个体人的身心健康和生命成长为根本的。离开了人，心理健康教育就没有目的和意义。因此，人本性应该是心理健康教育最重要的基本理念。在高校的大学生心理健康教育中，人本性就是以学生为本，就是要求遵循人性的特征和大学生的心理活动规律，树立良好的人本意识，尊重人，关心人，成全人。在心理健康教育中要把具体的个人放在第一位，以学生为根本，为学生着想，以学生的身心健康和生命发展为第一要义和最终旨归。因此，人本性理念又具体表现为以下方面。

1. 目的的人本性

从目的看，心理健康教育的落脚点是人本身，是为了个体人的身心健康和生命成长，而人是一个复杂的生命整体。根据马克思主义的人性论观点，人性表现为人所具有的生物性、社会性和精神性的和谐统一。人的生物性反映了人的自然性，这是人与生俱来的特性，实际上也是人的生存发展的载体，顺乎人性首先就是指不违背人的自然性。但人还有社会性，人是依赖于社会性才能成其为人，社会性还对人的自然性起引领和制约作用，它以文化观念和道德规范的形式把人的生物自然性控制在适度范围，从而使人能与他人、环境和谐相处。此外，人还有

---

① 何放勋. 论大学心理健康教育理念. 当代教育论坛，2008（1）：64
② 卢爱新. 以人为本：高校心理健康教育理念发展的必然选择，中共济南市委党校学报，2009（2）：88

精神性，人与所有其他生物的最大区别就是人的精神性，或者说人是精神的存在物，正因为人有精神世界，从而使人能够超越其生物性和社会性直达自己的内在本原，使人摆脱物质世界的困扰，获得心灵的解放和宁静。心理健康教育的目的就是让人能够把三者和谐地统一在一起，既认识和接纳人的生理需要，恰当而适度地满足自我的生理需求，又妥善地处理好自己与他人、社会、自然的关系，并能摆脱内心的困扰和冲突，获得精神的自由和解放，最终得到内外和谐，实现自然生命、社会生命和精神生命的统一，促进整个生命的成长与发展。

2. 内容的人本性

高校心理健康教育的内容是根据大学生的身心特点及其存在的生理、心理和精神层面的问题而设计的，构建心理健康教育的内容体系也应该体现出人本性。首先，要符合科学性。即心理健康教育是建立在科学心理学的基础之上的。心理健康教育的内容要遵循心理学发展的规律和符合人的心理发展的阶段性特点，要尊重科学事实，以最新的科学研究成果为依据来阐明理论观点，不能对学生产生误导，更不能因内容的不科学而对学生造成伤害。其次，要符合文化性。文化性是人的社会性的表现，具体的个人总是生活于一定的群体和地域中，他也必然受到这一人群和地域文化的影响，从这一意义上，可以说，人是文化的产物。进行心理健康教育也要考虑到我们民族文化和地域文化的特殊性，在价值引导的层面更是要考虑到本民族文化、特定地域文化和国家思想意识的特点，发现人的文化背景，承认人的文化差异，尊重人的文化选择，体现本土文化特点。最后，要符合人文性。心理健康教育的内容要体现出对人的关怀和爱护。一切以人为重，要尊重人的价值，维护人的尊严。要有对生命的爱惜，要把生命教育融入心理健康教育之中，让学生体验生命的过程，引导学生尊重生命，敬畏生命，爱惜生命，实现生命；要有对人性的深刻理解和认识，以及对人性的体恤，既有对人性美的弘扬，也有对人性弱点的包容和宽待；要有对人的心灵的关爱，理解人的精神追求，提升人的精神境界，呵护人的精神家园；还要有对整体个人的成全，即把人当作一个复杂的统一体，从各个方面给人的成长发展创造良好的环境和氛围，使人的生命之花自然绽放，健康成长，全面发展。

3. 方式的人本性

心理健康教育的形式多样，方式的人本性就是在进行各式各样的心理健康教育的过程中，都体现出以人为本的理念。首先，在心理健康教育的教学活动中，运用的方式方法既注意发挥人的主体性和主动性，又注意保护人的自尊心和自信心，通过理论与实际相结合的教育方法，使积极健康的价值观得到升华，正确的思想行为不断牢固，模糊的认识变得清晰，偏激的观念得到端正，各种认知错误和行为偏差逐渐克服，从而既能悦纳自我，又能与人和谐相处，并保持高效的学习与工作效率。其次，在心理健康教育的课外活动中，也要从人的本性出发，有针对性地定期开展丰富多彩的主题心理活动，引导学生积极投入到心理健康教育的实践之中，通过亲身参与，深刻体验，独立思考，培养言行统一的行为习惯，使学生获得身心愉悦和心灵的充实，以达到"春风化雨，润物无声"的效果。最后，在心理咨询中，不管是个体咨询还是团体辅导，都要体现出对来访者的尊重和爱护，包括尊重来访者的隐私，为来访者严守秘密；注意语言、表情、行为不对来访者造成伤害；以客观中立的态度对待来访者，以宽大的胸怀理解和包容来访者，对来访者的情感与行为不作道德评价和价值判断。只有在不伤害来访者的前提下，才能有效地进行价值干预，帮助其解决心理问题，促进其人格成长和身心的健康发展。归根到底，在所有形式的心理健康教育活动中，都要尊重学生、理解学生、包容学生、激励学生和成全学生。

（二）积极性

积极性的思想很早就已经产生，分析心理学家荣格就认为，心理咨询和治疗不仅仅只是消除症状，而且是促进人格的发展和完善，但在当时并没有引起足够的重视和产生广泛影响。人本主义心理学的产生，彻底改变了对人的心理的病理性看法，更多地看到人的积极因素，肯定人的优点和长处；也更多地关注健康的和正常的人，认为这些人身上即使出现了心理问题，也只是暂时性的，可以依靠自己的力量解决的，他们仅仅是暂时的混乱、迷茫或遗失自我，只要心理学家帮助他们探索自我，拨开迷雾，澄清认识，他们就可以走出自己的心理阴霾，获得身心的健康。所以，罗杰斯提出了来访者中心疗法，以"不评判""不指导""不主动"为原则，进行无条件积极关注的心理咨询与治疗，目的就是发掘来访者自身的积极力量和巨大潜能，使其运用自身的心理能量解决自己的心理问题。

20 世纪末与 21 世纪初兴起的积极心理学把人本主义心理学的观点进一步向前推进，积极心理学主张关注正常人的健康积极的心理品质，强调对生活中的积极因素的研究，并把关注人的积极面凸显出来作为一种心理咨询和治疗的方法。积极心理学认为，积极的原意是"实际而具有建设性的"或"潜在的"，积极既包括外显的积极，也包括潜在的积极。而现代心理学所倡导的积极，更主要的是寻找并研究社会或社会成员中存在的各种积极力量，并在社会实践中对这些积极力量进行扩大和培育。在这个过程中，人类要有意识地为全体社会成员寻找或创造一种良好的社会环境和积极的社会氛围，使每个成员的积极力量能在这种环境和氛围中得到充分表现和发挥，并进而培养全体社会成员个体层面和集体层面的积极品质。①

积极心理学的一个重要发现是，积极和消极是两个完全独立的定义性变量，即积极并不是消极因素消除后的附属结果，消除消极并不自然就产生积极。因此，提倡积极就具有深远的意义。关注和提倡积极不是偶然之念，而是客观力量的推动。一是人有倾向积极的本性。心理学家的研究发现，人类个体在生活中更倾向于表现积极和向往积极。二是社会需要积极因素。人类历史发展的历程表明，正是人类的积极思想和积极品质促进了社会的繁荣与进步。因此，积极不仅是驱散消极和应对困境的有效途径，同时也是创造财富与幸福的源泉。②

心理健康教育的积极性基本理念，就是以积极心理学理论为指导，在心理健康教育的过程中彰显积极，发掘积极，肯定积极。通过积极的教育内容和积极的方法途径，激发学生的积极情感，培养学生的积极品质，开发学生的心理潜能，最终形成积极的人生态度和健康的人格特质。积极性价值理念具体表现在以下几个方面。

1. 倡导积极内容

积极的心理健康教育并不回避冲突，也不粉饰问题，但却不把注意力过多地放在人的阴暗面和存在的心理问题与障碍上，而是强调关注积极因素，选择积极内容，从积极的角度去关注可能存在的问题。我国首创积极心理健康教育的孟万金教授把积极心理健康教育的内容概括为 14 项，即增进主观幸福感；提高生活满意度；开发心理潜能；发挥智能优势；改善学习能力；提升自我效能；增加沉浸体验；培养创新能力；优化情绪智力；健全和谐关系；学会积极应对；充满乐观希望；树立自尊自信；完善积极人格等。③对这些内容也主要是进行正面阐述和积极肯定，从而让学生在关注积极中培养积极心态、积极情感、积极行为和积极品质。

2. 开展积极活动

积极性价值导向提倡心理健康教育的全面渗透和全员参与。因此，开展各种课外活动或校园文化活动也不失为心理健康教育的有效方式。但在各种活动中，都应该以积极为前提，无论是主题班会活动、手语歌、心理情景剧、微电影，还是心理素质拓展训练、系列影视节目、心理漫画和团体活动等，都应该是蕴含积极因素的。首先，在所有方案的设计中，都要考虑到活动本身能给学生带来什么正面的影响和积极作用；其次，让所有学生都积极参与到各种具体情景中，使学生在互动中认识、思考、分析、体验、领悟，从而把参与性、情景性、互动性和体验性融合在一起，多途径、多方位、多维度地激发学生的知、情、意，让学生

---

① 任俊. 积极心理学. 上海：上海教育出版社，2006：10
② 任俊. 积极心理学. 上海：上海教育出版社，2006：11-17
③ 孟万金. 积极心理健康教育. 北京：中国轻工业出版社，2008：8-9

体验积极的情感，习得积极的行为，唤醒积极的力量和培养积极的品质。

3. 肯定积极行为

积极性价值导向要求所有心理健康教育工作者，在任何情况下都不要忘记他人的优点与长处。特别是在心理咨询中，无论面对什么样的学生，不管是有一般心理问题还是有严重心理障碍，都应该充分发掘和肯定他的积极面。应该相信，既然向往积极是人的本性，那么任何人都会有好的一面，有值得肯定的地方，只是它需要我们去发现和挖掘。比如，一个容易多愁善感的人，他的感受能力和观察能力也会比较强。换个角度，我们看到的就不是他的多愁善感，而是他的感受性和观察能力。根据德国积极心理治疗学派的创始人诺斯拉特·佩塞施基安的重新阐释问题的观点，任何的心理问题都可以重新阐释，并找到其积极的一面。因此，就是面对通常认为一无是处的人，也要善于发现他的积极一面，在对其积极性的肯定中唤起他对生活的希望和做人的尊严。经常肯定一个人的积极行为，不断鼓励其重复积极的行为，就可以改变一个人的不良习惯，并培养起积极的行为习惯和积极的心理品质。

4. 培养积极人格

人格是心理品质的综合表现，积极的心理品质其实就是积极的人格特质。积极性的价值导向强调人的积极品质的培养，这些积极的心理品质包括自尊、创造、努力、宽恕、勇敢、坚持、热情、善良、爱、正直、领导能力、合作能力、自制、感恩、虔诚等，它们综合起来就形成了积极人格。因此，积极的人格是通过积极的心理品质的培养来实现的，当一个人积极的心理品质通过积极的行为培养起来的时候，积极的健全人格就自然形成了。

概括地说，积极性的基本理念就是一切从积极出发，用积极的视角去解读各种现象；用积极的内容和途径培养积极向上的心态；用积极的活动过程唤起积极的情绪情感体验；用积极的评价和反馈巩固积极的效果；用积极的态度获得积极的人生和满意的生活；用积极的行为塑造积极的人格。

（三）发展性

心理健康教育的发展性基本理念不仅是针对矫治性的心理健康教育理念，根据学生的心理发展需要而提出的，它还反映了我国心理健康教育的特殊性，体现了心理健康教育作为思想政治教育的重要组成部分所具有的特性。也就是说，发展性理念不仅是心理健康教育发展的必然选择，也是由我国人才培养目标和思想政治教育的性质决定的。

我国高校早期的心理健康教育主要是以心理咨询的方式进行，并且是以解决心理问题和防治心理障碍为主的障碍性心理咨询模式或矫治性心理咨询模式。到20 世纪 90 年代初，发展性理念开始进入学者的视野，有学者提出，高校心理咨询更应重视面向广大健康学生的发展性咨询，实施"促进发展为主，防治障碍为辅"的咨询模式，并认为这是由高校的培养目标和教育对象的特点所决定的。而思想政治教育人员参与心理咨询，更是使高校心理咨询突破障碍性咨询模式，在更广阔的天地里为广大学生服务，并形成了中国高校心理咨询的特色。①此后，陆续有一些学者提出发展性心理辅导、发展性心理健康教育等。马建青教授进一步提出，发展性咨询应成为我国学校心理咨询的基本模式。他认为，发展性咨询模式是指根据个体身心发展的一般规律和特点，帮助不同年龄阶段的个体尽可能地圆满完成各自的心理发展课题，妥善地解决心理矛盾，更好地认识自己和社会，开发潜能，促进个性的发展和人格的完善。②林崇德教授也强调，学校心理健康教育必须是教育模式，而不能是医学或医疗模式。从教育模式出发，学校心理咨询的重点是发展性咨询，同时辅之以障碍性咨询。③一些学者还探讨了发展性心理健康教育模式、体系和心理健康教育的发展性标准，加深了人们对发展性心理健康教育的认识和理解。到现在，发展性心理健康教育已经得到高校师生的普遍认同并达成了共识。简言之，发展性作为一种价值导向在心理健康教育中得到了充分重视和广泛的应用。所谓发展性价值导向，就是通过全员性心理健康教育，引导全体学生认清自己的潜力与特长，发展自己的各种能力，确立有价值的生活目标，承担起生活的责任，扩展健康的生活方式，发展建设性的人际关系，发挥主体性、主动性、创造性，以及作为社会一员的良好社会功能，过积极、满意而有效率的幸福生活。④具体来说，发展性既是全体学生的发展，也是每个学生的全面发展与可持续发展，是学生整体潜能的充分开发。心理健康教育的发展性基本理念体现在如下方面。

1. 具有全员性

心理健康教育发展性基本理念首先要具有全员性。全员性是发展性心理健康教育的实施方式，也是发展性心理健康教育的基本保证。全员性的特征有以下几个方面。

（1）教育客体的全员性

即心理健康教育要面向全体学生。发展性问题是全体学生都可能会遇到的问题，因此心理健康教育也从为少数有心理问题的学生提供援助、支持、矫正、治

---

① 马建青. 从障碍性咨询到发展性咨询——我国高校心理咨询发展述评. 当代青年研究，1992（6）：19
② 马建青. 发展性咨询：学校心理咨询的基本模式. 当代青年研究，1998（5）：7
③ 林崇德. 积极而科学地开展心理健康教育. 北京师范大学学报（社会科学版），2003（1）：32
④ 赵冰洁，王秀勇，黄建烽. 发展性心理辅导模式的理论研究. 西北大学学报（哲学社会科学版），2003（2）：145-148

疗转向面向全体学生，关心全体学生的健康与发展。大学生进入大学后，面临新的人生阶段，在其社会化的过程中，对于自我的成长、素质的提高、潜能的开发有着强烈的渴望和追求，但也会遇到各种困难与阻力，难免会产生心理的困扰和内心的矛盾与冲突，这就需要有人帮助他们去解决这些矛盾与冲突，为自己的发展扫清障碍。

（2）教育主体的全员性

即全体教职员工都可以参与心理健康教育。发展性心理健康教育不是部分教师的专利，也并非都需要专业人员来解决，甚至一些专业性较强的发展性问题由专业教师帮助解决可能更为有效。同时，学生自己也可以作为教育主体，对自己进行自觉的自我教育。因此，要充分利用高校教师资源，甚至所有教职员工和学生自身的力量，共同帮助学生解决发展性的问题，促使学生更好地规划未来，发挥潜能，发展自己。

2. 体现适应性

适应和发展是人生的两大主题，适应是发展的前提，发展是适应的结果，只有适应才能发展，只有发展才能更好地适应。因此，发展性价值理念也可以反映适应性的价值导向。从大的范围来看，适应包括对自然环境的适应和对社会环境的适应。大学生的适应也包括这两方面，但更主要是对社会环境的适应。大学生从中学到大学，面临的是新的环境与社会关系，需要进行重新适应。而在大学学习的过程中，也会遇到许多新问题，依然面临新的适应，只是适应的范围和强度有所变化而已，大学生毕业时还面临着对整个社会大环境和职业环境的新的适应。因此，大学生的适应包括环境适应、生活适应、学习适应、人际适应、角色适应等。大学生必须通过认知和行为的自我调节达到上述各方面的适应，来完成自己这一阶段的社会化。在这个过程中，一些学生可能会对新环境产生明显的不适应，如对生活习俗无法认同，对新的学习感到困难，对新的人际关系难以融入等，长久下去便会引发心理问题，产生自卑、焦虑、抑郁、恐惧等不良情绪或心理障碍，严重的甚至会出现躯体化症状乃至自杀行为。

适应性心理健康教育，主要是解决学生成长过程中，在处理人与环境之间的关系时遇到的实际问题与出现的心理困扰。即通过心理健康教育，帮助学生认清问题实质，排解心理困扰，减轻心理压力，增强适应能力，有效预防严重的心理问题，获得个体的健康成长。具体到大学生活中，就是通过生活指导、学习指导、社交指导等方式，解决学生的生活适应、学习适应与人际适应等方面的问题，帮助学生顺利而有效地度过大学生活。[①]适应性是发展性的基础环节，只有解

---

① 向前. 大学生发展性心理健康教育体系探析. 中国成人教育，2005（3）：11

决好适应性问题，才可能有进一步的发展。

3. 着眼发展性

着眼发展性即着眼于学生的发展需要，保证学生在其人生过程中具有持续发展自我的动力与能力，为此，必须激发学生的成就动机，培养学生各方面的能力，全面提高学生的心理素质。具体体现为以下几个方面。

（1）自我认知能力的培养

人要发展自己，首先就要认识自己。因此，首要任务就是培养学生的自我认识和评价能力，客观地认识自己，积极地悦纳自己，正确看待自己的优缺点，树立自信心和确立自尊感，激发成就动机和心理潜能，努力发展自我和不断超越自我，为自我实现奠定良好的基础。

（2）智力和能力的培养

首先是进一步提高一般能力，其次是发展特殊能力和专业能力。大学阶段是青年大学生智力发展的高峰时期和关键阶段，不仅一般能力如观察力、注意力、记忆力、想象力和思维力能够得到进一步提高，而且学习能力、专业能力、实践动手能力和创造力等也可以得到极大发展。大学阶段，应继续完善大学生的一般能力，同时着重培养大学生的学习能力、专业能力与实践能力，并特别要激发学生创造的动机、兴趣和愿望，通过创新实践活动，培养创造意识和创造能力。

（3）情绪管理能力的培养

主要是培养大学生的认识、管理和调控情绪情感的能力。具体表现为准确地觉察、表达和评价自己情绪的能力；调节自己的情绪以促进情绪与智力发展的能力；识别和理解他人的情绪并妥善处理和协调人际关系的能力；乐观地面对生活和体验积极情绪情感的能力。

（4）意志品质与能力的培养

主要是指培养大学生良好的意志品质和自我控制能力。即提高意志品质的自觉性、果断性、自制性和坚韧性，发挥意志在制订行动计划和执行计划过程中的能动调节作用，培养面对和努力克服困难的勇气、决心和顽强的毅力，提高应对和承受挫折的能力。

（5）健全人格的培养

人格是认知、情感和行为的有机统一，表现为个性倾向性、个性心理特征及综合的心理品质。发展性价值理念下的心理健康教育就是通过自我潜能的开发，智力因素和非智力因素的培养，最终获得人格的完善和整体心理素质的提高。[1]

---

[1]　向前. 大学生发展性心理健康教育体系探析. 中国成人教育，2005（3）：12

（四）健康性

1948 年，世界卫生组织对健康的定义是："健康不仅意味着疾病和虚弱的消除，健康是身体、精神的完全健全及与社会和谐的状态。"即健康有三个要素："体格健康，精神健康，与社会和谐融洽。"1990 年世界卫生组织对健康的定义作出了新的解释：健康包括躯体健康、心理健康、社会适应良好和道德健康。新定义增加了道德健康，这实际上是强调了精神层面的健康。综合以上观点，可以把健康理解为包括 4 个方面或 4 个层次。

1）躯体健康。这是最朴素的健康观，也是健康的最低层次和最基本的要求，即躯体处于完好状态，身体系统的各个器官结构和谐，功能发挥正常，身体感觉舒服，通俗地说，就是身体处于"没病"的良好状态。

2）心理健康。即自我认知积极，充满自信并悦纳自己，知、情、意的功能正常发挥和相互协调，情绪饱满愉悦、乐观向上，生活满意有幸福感，学习工作处于高效状态。

3）人境健康。这是指人与社会、人与自然的融洽状态，即自我与社会、自然建立起一种良性的互动状态，是人对社会和自然环境的良好适应，一方面，能把良好的环境因素纳入到自我的系统之中，并充分利用其条件发展自己；另一方面，能与恶劣的环境因素划清界限，不同流合污，保持人格独立与良好的判断力。

4）道德健康。这是健康的最高层面，对其他 3 个层次的健康具有统合和引领作用。道德健康主要体现于对己、对人、对社会和对自然的态度和行为上。对自己而言，道德表现为：对自己生命的尊重和爱护，挖掘自身的生命力量，彰显生命的意义和实现自我价值；对他人而言，则为人正直坦荡，处世宽厚大度，与人互助友爱等；对社会而言，勇于承担社会责任，努力维护社会公平、正义和公众利益；对自然而言，具有环保意识和生态理念，表现为爱护环境、适度消费、低碳生活等。

以上 4 个方面或层次相互影响并共同作用，形成了人的全面的健康状态。在 4 个方面的健康中，后三者即心理健康、人境健康和道德健康也可以理解为广义的心理健康，这样健康就可以概括为两个方面：身体健康和心理健康，通称身心健康。健康性基本理念下的心理健康教育，具体体现于两个方面。

1. 具有整合性的心理健康观

健康性的价值理念主张从广义上理解心理健康，并把这种理念贯穿于心理健康教育的始终，以促进 4 个方面的健康为宗旨，构建心理健康教育的课程教学体系，开展积极的心理健康教育活动和进行心理咨询与心理辅导等。即心理健康教育的目标就是要达到以心理健康为主，与身体健康、人境健康和道德健康协调统一的一种全面健康的状态。只有人的全面健康，才会有人真正的心理健康。或者说，心理健康实际上体现为 4 个方面的整合性健康。这就要求在心理健康教育中不可偏废任何一方，而要通盘考虑到 4 个方面的统一与和谐。

2. 用道德健康统领心理健康

道德健康在 4 个方面的健康中具有特别重要的地位，它是最具价值倾向性的健康观念。价值的冲突通常也表现为道德的冲突，进行价值判断其实也就是进行道德评价。道德是文化的产物，是人在社会化的过程中习得的。道德是人处理一切事物的出发点和行动的指南。崇高的道德反映的是人的精神的最高层面，也是人所能达到的最高的精神境界。但道德的健康并非以泯灭人性为代价，最理想的道德不是以牺牲个人来成全他人或社会，而是最大限度地兼顾到个人、他人和社会的利益。社会发展的最终目标是为了个人的幸福和生活水平的提高，只是在特定的条件和特殊的情况下，牺牲个人利益甚至献出个人生命才是必要的。因此，道德健康更主要的是表现在对个人与周围关系的平衡之中。具体来说，就是表现在一个人能合理适度地处理好自己与自身、他人、群体、社会和自然的关系上。从这个意义上而言，人境健康也可以上升到道德健康的范畴。因此，当道德健康达成时，其他方面的健康就容易得到，心理健康也就自然实现。道德健康统领心理健康，还因为在心理因素中，起中枢作用的是人格，因此心理健康的核心是人格健康，而道德是人格中的关键因素，健全的人格是以道德的健全为基础的，因此，有道德健康才会有人格健康，最终才会带来人的心理健康直至整体健康。

也许有人担心，用道德健康统领心理健康，会导致心理健康道德化，这种担心不无道理。但只要我们把握好道德的尺度，不过度或片面使用道德标准，就可以避免这种现象，还道德健康以本来的面目。况且，广义上，道德健康是心理健康的组成部分，它是心理健康的精神范畴，道德健康归根结底是人的精神世界的和谐与安宁，是心理健康的最高体现。

二、心理健康教育的价值追求

心理健康教育的价值追求是其基本价值理念的具体体现，它更具方向性和指导性，在心理健康教育实践中发挥着方向引领和具体指导的作用。

（一）关爱生命

心理健康教育是针对人、关注人、发展人、成全人的教育，因此其出发点和归宿点都应该是人。然而，人是多姿多彩、复杂多样的，由此，心理健康教育应该回归到人的最初状态，即人的生命存在，从生命的起点出发去追寻作为人的尊严、意义和价值。因此，关爱生命应成为心理健康教育首要的价值追求，其核心是"维护生命尊严，成全生命价值"，这既是人本性价值理念的具体体现，也是心理健康教育最为本质的价值承载，它以生命教育和生命化教育为理论基础。

生命教育是指一种领悟生命意义、提升生命质量、获得生命价值的教育活动。它倡导认识生命、珍惜生命、尊重生命、爱护生命、享受生命、超越生命，尤其强调对自然生命的尊重、珍惜和保护，是一种热爱生命的教育。生命化教育即"化育生命的教育"（冯建军），就是"对可能健全的生命的成全"（张文质）。如果说生命教育是一种静态目标，那么生命化教育就是一种动态追求。生命化教育是建立在生命教育基础之上的，但又可包含生命教育，同时也是对生命教育的进一步拓展与深化。这样的生命化教育可具体化为关爱生命的价值追求，在心理健康教育中具体表现为如下方面。

1. 重视生命教育，维护生命尊严

生命教育兴起于 20 世纪 60～70 年代的美国，到 90 年代，美国大中小学基本普及了生命教育。随后，生命教育在全球得到迅速发展。我国的生命教育开始于 20 世纪 90 年代，起因是素质教育的兴起和青少年、大学生中出现越来越多的自杀现象。教育部在多个文件中提出并倡导把生命教育作为思想道德建设的重要载体，科学有效地实施生命教育活动，同时要求将生命教育纳入全民素质教育中。从此，生命教育开始在我国各级学校教育中受到重视。随着心理健康教育的兴起与发展，心理健康教育也把生命教育纳入自己的范围，并把它放在重要位置上。因此，在高校，也基本上是把生命教育融入到心理健康教育之中，将生命教育作为独立形态或独立课程进行的情况不多。

首先，生命教育必须遵循生命发展的特点：其一，生命是平等的、自由的；其二，生命是具体的、独特的、有鲜明个性的；其三，生命具有不断向上发展的内在动力，有一种由内向外生发的激情；其四，生命是完整的、身心统一的自组织系统。生命教育必须依据生命发展的需要和动力，循着生命的自然发展规律，引导生命走向完整、和谐与无尽的境界，保证生命发展的无限可能性，并促进生命意义的不断超越。

其次，生命教育有 3 个层次：一是唤醒生命意识。即对学生进行生命的自我意识、责任意识、忧患意识、和谐意识、尊严意识的教育，引导学生热爱生命，敬畏生命，尊重生命，创造生命，让每一个人都有过更有尊严的生活和成为更有价值的生命的意识。这是最低层面的生命教育，也是目前许多高校的生命教育所达到的层次。二是开发生命潜能。主要是引导学生了解生命的本质，认识生命的潜能，激发生命的能量，以成全可能的更为健全的生命。即引导学生完善人格，

努力成才，使他们能够不断地超越生命的现实状态迈向完美人生，以创造生命存在的最大意义与价值。①这是生命教育的中间层次，并未被人们所充分认识和感悟。三是提升生命质量。主要是引导学生感受生命的美好，体验生命的当下状态，感悟活着的意义，享受生命的快乐与幸福。这是生命教育的最高层次，也是人之所以成为人的最高表现。生命教育的 3 个层次是逐层递进、相互联系和相互渗透的。当这 3 个层次的教育成了一个有机整体时，才能真正做到维护生命的尊严和提升生命的质量。

2. 体验生命在场，感受生命快乐

如果说生命教育更多的是尊重和热爱生命的教育，那么生命化教育则是生发和成全生命的教育。生命化教育把教育看作是生命的过程和生命的存在形式。"人是自然生命和价值生命的双重存在，无论是自然生命的发育完善，还是精神生命的成长都离不开教育，教育是人的生命存在方式，受教育是生命的一种发展需要。"②也就是说，教育不仅要关注生命的发展，而且其本身也是生命与生命交流的过程。黄克剑教授把教育理解为 3 个维度，即"授受知识，开启智慧，润泽生命"，并把生命化教育理解为"成全生命"和"生命在场"。而张文质则将"成全每一个健全和富有个性的人"作为教育的目标，并提出要成全学生，先要成全教师的生命。只有教师的心理健康和精神富有，才能给学生以健康的心灵和阳光的心态。所以，"生命化教育要追求教师生命的幸福"。教师与学生的生命共生与互动，都会对对方的生命以滋润：学生在教师的引导下逐渐成长，教师则在学生的影响下永葆青春。③基于此，心理健康教育的过程不仅仅只是一个传授知识的过程或者开展一些形式性的活动，同时也应该是一个化育生命和激发生命的过程。在心理健康教育过程中，教师以主体的身份，引导学生以主体的形式体验生命的在场，通过主体与主体的生命碰撞和心灵的互动，激发生命的活力，发掘生命的潜能，感受心灵的变化，并在教育的过程中，使师生都能够时时感受到自己生命的搏动与飞扬，感受生命的快乐、幸福与美好，最后达到生命的自觉。即在生活中自觉地丰富生命的内涵，激发生命的潜能、体会生命的精彩，领悟生命的意义，创造生命的价值，提高生命的质量。

3. 关注生命整体，实现生命价值

教育的目的在于用知识启迪智慧，将智慧融入生命，最终提升生命的意义。点化和润泽生命是教育的核心，为此，教育要关注生命的完整，要凸显生命的灵

---

① 张国民，佘双好. 必须重视大学生生命教育. 山西农业大学学报，2007（6）：169
② 冯建军. 生命与教育. 北京：教育科学出版社，2005：2
③ 张文质等. 生命化教育的责任与梦想. 上海：华东师范大学出版社，2006：5

动，张扬生命的个性，成全生命的全部。[①]

从人性的视角看，人是自然生命、社会生命和精神生命的统一体。因此，心理健康教育也应该从这 3 个层面去关注生命。具体表现为：一是随顺人的自然生命。即尊重人的生命存在的自然价值，让人拥有生命的尊严；肯定人的天性和人的独特性，对学生各不相同的特性应由衷地尊重，对每个不同的生命都应做到耐心点化、包容过错、理解独特，以及成全他的合理追求和梦想。二是激发人的善性和能量。相信人心具有向善性和积极向上的力量，它是人类千百万年进化和积淀的结果，也是人类群体生存智慧的结晶。心理健康教育就是要把个人内在而真实的善良本性和生命的潜能激发出来，使之有益于社会、他人和自我。三是催化人的心灵觉悟。人的精神存在是人区别于动物的本质特征。任何人都会有精神上的追求和需要精神的涵养，没有精神上的寄托，人就会觉得空虚、无聊，甚至失去意义感。精神世界是一个可以让人休憩和疗伤的住所，拥有可贵的精神家园，可以使人哪怕是在坎坷的人生中也能感受到生活的意义和做人的幸福。

"关注生命整体，实现生命价值"的落脚点应是全人教育。概括地说，全人就是真正全面发展的人、和谐统一的人，是具有主体性并能够把握自己命运的非工具性的人，是在精神和心理上完整的人而非残缺的人。[②]全人教育是一种整合了"以社会为本"与"以人为本"的教育观点，形成既重视社会价值，又重视个人价值的教育新理念。全人教育也可以理解为是包含了自然生命、社会生命和精神生命的教育，这些不同的生命维度，有着不同的生命意蕴和承载，但它们又是全息的，相互关联，相互包容，相互融通，并互为前提、互为因果，构成了完整的生命全景图，并在生命的流程中实现着人与自然、与自我、与社会的交换与协调。[③]因此，全人教育是人的生命的整体开发，能促进人的生命整体价值的实现。

总之，关爱生命的价值追求体现在：在起点上，直面人的生命，珍惜、尊重、欣赏生命；在过程中，遵循生命的本性，提倡生命在场，开启生命智慧；在结果上，润泽生命灵魂，追寻生命意义和生命价值，提升人生的境界，提高生命的质量。直面生命是前提，循于生命是保证，完善生命是目的。只有三者协调一致，才能实现生命的本质，才是完整的生命体现。这种珍视生命、激发生命和实现生命的价值追求，承载着关爱生命的全部内涵。心理健康教育应该是生命在场的教育，它不是心理健康教育理念的简单传递与被动接受的过程，而是充满着生命灵动与人文关怀，体现着心灵润泽和心灵点化的过程。在心理健康教育中，教师首先要有一种生命在场的状态，然后带领学生进入生命在场的状态，让学生此

---

① 冯建军. 生命与教育. 北京：教育科学出版社，2005：8-10
② 张勇军. 论全人教育思想的哲学基础及其借鉴意义. 职教论坛，2011（3）：31
③ 冯建军. 生命与教育. 北京：教育科学出版社，2005：208-209

时此刻地体验生命的存在和流动，在实时地感受生命美好的过程中，学会珍惜自己和爱护自己，并在追求生命意义的实现中提升自己和完善自己，最终让生命绽放出最美好的光辉。这样心理健康教育也就成了学生心理成长的乐园和获得满意生活与幸福感受的福地。

（二）提倡积极

提倡积极的价值追求是积极性价值理念的具体体现，它来源于积极心理学理论，也是积极取向的心理健康教育关注的焦点。积极性的价值理念在 21 世纪以来备受我国高校心理健康教育的重视，它的核心是"关注积极因素，培养积极品质"。

积极心理学是 20 世纪末至 21 世纪初在美国心理学界兴起的一种新的心理学理论，它的首倡者为美国心理学家塞里格曼和西卡特米哈伊。1997 年塞里格曼就任美国心理学会主席，1998 年他正式提出要建立"积极心理学"学科，并提出了积极心理学的 3 个层面的研究内容：在主观层面上，研究积极的情感体验，如幸福感和满足感、希望和乐观主义等；在个人层面上，研究积极品质与积极人格，如爱的能力、工作能力、勇气、交往技巧、审美能力、创造性等；在群体层面上，研究积极的社会组织系统，即建构有利于公民形成良好美德和职业道德的社会组织系统，包括健康的家庭、和谐的社区、有效能的学校、有社会责任感的媒体等，核心是加大对人类自身存在的诸多正向品质的研究和培养。[①]从此，越来越多的心理学家达成共识，开始涉足这一研究领域，逐渐形成了世界性的积极心理学运动。

2007 年，孟万金教授在继承中国优秀传统文化和借鉴西方积极心理学理论的基础上，提出了以积极和发展为取向的心理健康教育的理论和实践体系，从而成为我国积极心理健康教育模式的创始人。他针对以往"以问题为取向"的心理健康教育观，提出了面向全体，以积极预防和发展为取向，有目的、有计划地培养师生和全民"积极向上心态、奠基幸福有成"的新理念。他认为，积极心理健康教育就是"对人性坚持积极的评价取向，加强人自身的积极因素和潜能的开发，以人固有的、实际的、潜在的及具有建设性的力量、美德和善端为出发点，用积极的心态对人的心理现象（包括心理问题）进行解读，以激发人自身内在的积极品质，提高心理免疫力和抵抗力，让每个人学会创造幸福，分享快乐，保持生命和生活的最佳状态。亦即就是从积极视角入手，以积极的价值取向，运用积极的内容、方法塑造洋溢着积极精神、充满乐观希望和散发着春天活力的健康心灵"[②]。从此出发，孟万金教授根据我国国情和学校心理健康教育的实际情况，提出了积极

---

① 任俊. 积极心理学. 上海：上海教育出版社，2006：3-4
② 孟万金. 积极心理健康教育. 北京：中国轻工业出版社，2008：4

心理健康教育的原则、方法、模式和内容。

孟万金教授的积极心理健康教育理念是针对全体国民和全体学生的，只是他探索的重点主要是中小学的心理健康教育，但他提出的理念、原则和方法同样也适用于高校的心理健康教育。目前，积极取向的心理健康教育理念也得到了高校心理健康教育工作者的接纳，他们也在纷纷探讨如何在高校进行积极心理健康教育。北京航空航天大学的马喜亭教授在孟万金教授的积极心理健康教育理论研究和实践探索的基础上，进一步探讨了高校积极心理健康教育的意义、途径与方法，并指出积极心理健康教育模式成为心理健康教育发展的里程碑，为高校心理健康教育的实践探索提供了理论指导，使目标更清晰、内容更丰富、形式更多样、效果更显著，它将会成为高校心理健康教育发展的主流和方向。[①]

因此，提倡积极应成为高校心理健康教育重要的价值追求，具体表现在如下几个方面。

1. 积极看待人性

古今中外有诸多的人性论观点，其中性善论和性恶论是长期争论的焦点，它们各执真理的一面，但又都不是对人性的全面描述。积极心理学和积极心理健康教育也并不全面探讨人性，只是从积极取向入手，看到人性的积极面，选择人性善作为自己的出发点，以人的向善性为价值取向，相信人都有积极向上的动力和自我实现的需要，重视个体人的积极因素和心理潜能的开发，培养个体的积极心理品质，塑造健全人格。同时，立足于人有向善的本性，从每个人的善端出发，拓展其人性中与人为善的方面，使其人性向善的方向丰富与发展，从而树立起坚固的屏障，抵御社会上的种种丑恶现象的影响和侵害。因为当一个人树立了以善为本、以善立身、与人为善的人生信念后，他也就有了追求善和坚持善的内在能量，这时任何邪恶力量都不容易使其产生动摇。

2. 增强积极体验

积极的情感体验主要是指幸福感、满足感、希望和乐观主义及其获得的途径等。心理健康教育就是要注重让生命在场的每一个学生在所创设的情景中，体验自己的积极情感，学会分享快乐，创造幸福，对未来心怀憧憬，具有乐观的生活信念，保持生命的最佳状态，提高心理免疫力和应对逆境的抵抗力。在现实社会中，当人被积极的情感充盈、时时感受到生活美好时，即使面临种种难以克服的困难和个人的种种不幸遭遇，也能够相信人间真情，体验人间真爱，对未来的生活充满信心与希望。

---

① 马喜亭. 高校积极心理健康教育模式探索. 北京教育（德育），2011（07-08）：14

3. 培养积极品质

积极心理学发现，人都有积极的心理潜能，都有自我成长的能力。因此，积极心理学主张关注人的积极因素，培养人的积极品质和积极人格。人的积极品质有很多，如爱的能力、工作的能力、人际交往技巧、对美的感受力、对未来的关注，还有勇气、毅力、宽容、自尊、自信、友好、为善、亲和、灵性、天赋、智慧和创造性等。积极性心理健康教育就是要利用一切时机，坚持以正面肯定和激励的方式，对学生的积极品质予以肯定、鼓励、激发、强化、巩固和完善，促使其养成积极的思维品质、意志品质、情感品质及积极的行为习惯。

4. 构建积极环境

积极心理学认为，积极是人类固有的一种本性，但这种本性并不会自发地表现出来，它是人的心灵中的积极种子，需要精心培育才会发芽生长。所以，要让人的积极品质表现出来，就必须创造良好的社会环境和具有良好的社会支持系统，即人需要激励才能更好地表现出自己的积极品质。①新的心理学研究也表明，青少年经历更多发展性的有利因素，则更有可能形成如助人及获得成功等积极的行为与品质，经历更少发展性的有利因素，则他们更有可能形成诸如酗酒、吸毒、反社会及暴力等危险性行为。因此，给学生提供一个安全的、健康的和积极的环境，能增进学生的心理复原力与积极的心理品质。②由此可见，积极的社会支持系统是保持积极健康心理和养成积极品质的外在保障，积极心理健康教育应该通过创建积极的校园文化和构建良好的人际环境，为大学生提供良好的心理环境，让学生在积极、向上、进取、快乐、宽松、自由的校园文化环境和人际环境中得到熏陶、浸润和激发，使其具有积极进取、健康向上、与人为善、和谐互助的精神风貌和自觉养成独立自主、勤奋努力、勇于创造、敢于担当的品质特征。

5. 进行积极引导

积极引导就是指对学生应始终坚持积极的、正面的引导。积极心理健康教育面对的不仅仅是有心理问题的人，更主要是心理正常的普通人。这里特别强调了面向全体学生，使所有学生都获得心理健康教育和服务。首先，向学生传授能激发其积极向上的教育内容和人物事迹，使他们能看到人间的温暖和大爱，建立起美好世界的信心，始终给予学生正能量的影响；其次，对每个学生的身心给予关注和帮助，努力发掘学生的积极品质，激发学生的积极力量，帮助学生获得积极发展，从而使每个学生的心理更健康，内心更强大，精神更充实。其最终目的是

---

① 任俊. 积极心理学. 上海：上海教育出版社，2006：11-12
② 庞红卫. 积极心理学导向——美国中小学心理健康教育发展新趋势. 中小学心理健康教育，2009（1 下）：23-24

促进所有学生的全面发展，提高他们的生活质量、幸福感和满意度。

6. 予以积极解读

不仅要以积极的观点来解读人的正常心理现象，而且对个体的心理问题甚至严重的心理障碍，都应该运用积极的观点进行解读，以激发出其自身内在的积极品质和建设性的力量。如积极心理疗法的创始人诺斯拉特·佩塞施基安就是通过"重新阐释"来找出心理问题的积极面和发现来访者自身的力量，给人以希望和转机。他认为，在心理治疗中，积极的做法就是接受自己和别人当前的现状，同时也要看到自己和别人将会达到的状态。他把患者理解为有自助能力的个体，积极的心理治疗就是要关注患者的潜在能力和再生能力，这样才能把患者当作可以自我帮助的主体，而不是消极的受苦者。[①]这种积极的解读能够帮助患者从对自己的否定性评价和不自信的性格中走出来，通过激发自己的积极力量来恢复心理健康。

（三）促进发展

促进发展的价值追求是发展性基本价值理念的具体化。它的核心是"开发心理潜能，促进个体发展"，在实践中体现为发展性的心理健康教育模式。发展性心理健康教育深得高校同行的认同，目前高校的心理健康教育基本上是按发展性的教育理念设计的，实施的也基本上是发展性的心理健康教育模式。发展性的心理健康教育理念不仅贯穿于心理健康教育的课堂教学和心理健康教育的校园文化活动之中，也体现于心理咨询之中，成为发展性的心理咨询，这是高校心理咨询的主要表现形式。对于发展性心理健康教育，许多心理学家进行过较为详细的论述，如发展性心理咨询的早期代表人物布洛克尔（D. Blocker）曾指出，发展性心理辅导关心的是正常个体在不同发展阶段的任务和应对策略，尤其重视智力、潜能的开发和各种经验的运用，以及对各种心理冲突和危机的早期预防和干预，以便帮助个体顺利完成不同发展阶段的任务。早在 1984 年，国际心理学联合会就指出，心理辅导强调发展的模式，即心理辅导的目的在于努力帮助辅导对象扫除正常成长过程中的障碍，得到充分的发展。[②]由此可见，发展性是心理健康教育中由来已久的一种共识。

在中国，发展性心理健康教育的提出与大学生的心理特点与发展需要密切相关。大学生心理健康状况调查表明，存在心理问题的学生为 20%～30%，这就是说，绝大多数学生的心理是处于健康状态，但就是大多数心理健康的学生也会面

---

① 诺斯拉特·佩塞施基安著，万兆元，何琼辉译. 寻找意义——一种循序渐进的心理疗法. 北京：社会科学文献出版社，2010：128-131

② 张明霞，李桂凤，李颖杰. 大学生心理健康教育发展性理论模式与实践体系构建研究. 中国劳动关系学院学报，2006（4）：104

临发展性的心理困扰。由于大学生正处于人生发展的关键阶段，无论在生涯规划、职业选择、专业学习，还是情感生活、社交拓展等方面，都会面临许多疑虑和困扰，需要得到帮助、支持和鼓励。要不要帮助他们正确认识自我，明确追求目标，使其更好地成长和发展？正是这样的思考导致了发展性的价值理念在心理健康教育开展不久就很快得到接纳和认同，并得到我国高层的肯定。2002 年，教育部在《普通高等学校大学生心理健康教育工作实施纲要（试行）》中明确规定，高等学校大学生心理健康教育工作的指导思想是："全面贯彻党的教育方针，以全面推进素质教育为目标，以提高大学生的心理素质为重点，促进学生全面发展和健康成长。"要求"坚持面向全体学生，坚持正面教育。根据学生身心发展的特点和教育规律，提高大学生适应社会生活的能力，培养大学生良好的个性心理品质，促进大学生心理素质与思想道德素质、文化素质、专业素质和身体素质的协调发展"[①]。这里体现的就是发展性心理健康教育的价值追求。

在发展性价值理念的指导下，高校开展了发展性心理健康教育的模式建构。发展性心理健康教育模式就是以大学生的发展需要为基础，顺应大学生心理发展水平和特点，解决大学生在自我发展中出现的问题，促进大学生心理健康成长的一种模式。而发展性心理健康教育模式的构建，标志着心理健康教育迈入了一个重要发展时期，即由重病理、重矫正的心理咨询与心理辅导模式转变为重发展、重预防的心理健康教育模式，由服务于少数学生转为面向全体学生，由关注现实问题转向关注未来发展问题等。教育的内容由以问题性、障碍性内容为主转变为以发展性、积极性内容为主，心理健康教育的目的也由消除心理障碍转变为促进心理发展，从而形成了真正意义上的发展性心理健康教育。

发展性的心理健康教育与积极性的心理健康教育密切相关。根据孟万金教授的观点，积极性的心理健康教育包含发展性的心理健康教育。他指出，"积极心理健康教育功能包含了发展性功能、预防性功能和补救性功能"[②]。

然而，尽管发展性心理健康教育和积极性心理健康教育有许多共同之处，如都是针对调适性、补救性的心理健康教育的不足而提出，都注重个人潜能开发和促进人格完善，强调积极的情感体验，面向全体学生等，但具体来说，它们还是有区别的。首先，它们的出发点不同，积极性心理健康教育是从积极的人性观出发，强调人的善性和积极性，而发展性心理健康教育则是从人的心理发展观点出发，强调心理发展不同阶段的任务与特点。其次，它们的侧重点不同，积极性心理健康教育注重于开发人的心理潜能和培养人的积极心理品质，而发展性心理健康教育则注重顺应学生的心理发生发展规律，按不同发展阶段的任务与特点要求，从认知、情感、意志、人格等方面促进学生的心理成长与全面发展，以及整体

---

① 姚本先. 学校心理健康教育——理论研究与实践探索的整合. 合肥：安徽大学出版社，2008：529
② 孟万金. 积极心理健康教育. 北京：中国轻工业出版社，2008：8

素质的提高等。也就是说，发展性的心理健康教育的根本就是促进学生顺利发展。因此，促进发展也就成为高校心理健康教育重要的价值追求。具体表现如下。

1. 转变心理健康教育观念，促进学生自我发展

发展性的价值理念或价值追求意味着心理健康教育由关注部分学生的心理问题，拓展为关注全体学生的身心健康、人格完善及全面的成才发展。这就要面向全体学生进行心理健康的普及性知识教育和技能训练，帮助大学生确立正确的自我意识，提高学习能力，培养积极的情感体验，消除学生对心理问题和心理咨询的误解，使学生学会接纳不完满的自我，探索自我发展方向，制定自我发展规划，自觉运用心理学的原则和方法，解决发展中所遇到的常见心理问题，在助人与自助的实践中，提高心理调节能力和自我提升能力，最终促进学生的自我发展、和谐进步、健康成才。

2. 顺应学生心理发展特点，帮助学生完善自我

大学生的年龄大致在 18～23 岁，正处于心理发展的青年期，其身心发展特点主要表现为：生理发育已经成熟并达到体能高峰；思维能力发展有较高水平，逻辑与抽象思维能力迅速提高，但还不成熟；情感发展迅速，情感反应丰富，情感体验细腻、强烈而跌宕；意志的自觉性、目的性、坚持性和果断性得到很大提高，但自我调控能力还不稳定；自我意识中的理想自我与现实自我逐步统一，自我评价更为理性与客观等，但依然存在缺乏自我同一的困扰。总体上，大学生的心理比较成熟但仍不稳定，因此既充满活力，也充满矛盾；既有理性的自制，又常常陷入强烈的情感冲突之中不能自拔。发展性心理健康教育就是帮助学生认识自己的心理特点，对自己存在的心理困惑或发展过程中存在的一些问题坦然接受，积极面对，努力克服或转变，使自己在具体的生活历练中逐步成长和成熟。

3. 根据学生不同阶段特征，妥善处理心理问题

大学生的心理发展过程可分为 3 个阶段，即心理适应阶段、全面发展阶段、职业定向阶段。心理适应阶段主要是在大学一年级，其主要特征是对环境的不适应和思想的不稳定，易产生恋旧感、孤独感、失落感和自卑感。全面发展阶段是指大学二、三年级，主要特征是积极追求精神上的丰富和多方面地发展自己的能力。这是大学生活全面展开和深化的关键期，往往思想活跃、兴趣广泛、求知欲强并注重能力的培养，人生观、世界观全面形成并趋于稳定。职业定向阶段主要是在大学四年级，主要特征是为职业选择和定向做最后的准备，对未来产生美好的憧憬但又有些不安，他们开始冷静地分析自身的素质和能力，不少学生会因认识到自身知识与能力的不足而更加勤奋地学习，希望把以前没学好的知识补上，

把没做完的事情做好，力求按照未来的角色来丰富和完善自己。但是也有少数学生已经放弃努力，得过且过，破罐子破摔。由此可见，大学生心理发展是有阶段性的，每个阶段有着不同的主要矛盾和心理特征。但发展阶段的划分是相对的，各个阶段之间互相渗透、互相影响。发展性心理健康教育就是要帮助大学生处理好不同心理发展阶段面临的不同问题，顺利走过人生的关键阶段，获得健康发展并为成才打下良好的基础。

4. 尊重学生的独特个性，促进学生自由全面发展

我们知道，每个生命个体都是独一无二的，每个人都有其独特的个性与不同的潜能。大学时期是大学生心理能力发展的重要阶段，也是个体成长的关键时期。根据埃里克森的人生发展阶段理论，人生可以分为 8 个不同阶段，它们分别是：口唇期（0～1 岁，基本信任对基本不信任）；肛门期（1～3 岁，自主对羞愧和怀疑）；生殖器期（3～6 岁，主动自发对罪恶感）；潜伏期（6～12 岁，勤奋对自卑）；两性期（12～20 岁，同一性对角色混乱）；青年期（20～25 岁，亲密对疏离）；成年期（25～65 岁，生产对迟滞）；成熟期（65 岁至生命终结，自我统整对失望）。每个阶段都有其特殊的任务，每个阶段的任务能否顺利完成，都会对下一阶段任务的完成产生影响，如果任务受阻，不能很好地完成，将会影响下一阶段任务的完成，严重的甚至会出现心理问题或导致心理危机。[①] 同理，大学阶段的心理发展是否充分与全面，也会关系到今后整个生活的顺畅与事业的成功。发展性心理健康教育就是要帮助学生发现自己的特点，挖掘自己的潜能，发挥自己的优势，同时尊重每个学生的个性特征与心理特长，尊重学生的人格特质与价值取向，让学生得到自由而全面的发展。

（四）引导适应

适应总是与发展相伴随的，适应是发展的前提，发展是适应的结果。因此，引导适应是发展性基本价值理念的又一具体体现，也可称为适应性心理健康教育理念。不同个体的适应有 3 个层面的含义，即生理适应、心理适应和社会环境适应。对大学生来说，心理适应与社会环境适应更为重要。

著名心理学家朱智贤曾把适应区分为狭义与广义两种。狭义的适应即心理适应，是指在遭受心理挫折后人们采用自我防卫机制来减轻压力，以恢复心理平衡的过程，通常表现为无意识的适应过程。广义的适应即社会环境适应，是指当外部环境发生变化时，主体通过自我调节系统作出有效反应，使自己的行为发生改变，潜能得以充分发挥，内外环境重新恢复平衡的心理过程，这是一种有意识的

---

① 许燕. 人格心理学. 北京：北京师范大学出版社，2009：225-331

自主适应过程，同时也是人的社会化的过程，即个体使自己的行为符合社会的要求和改变环境，以使自己能够获得更好的发展。①

适应在皮亚杰那里表现为人与环境的平衡过程，皮亚杰认为，有机体是在不断的运动和变化中与环境取得平衡的，它可以概括为两种相反相成的作用：同化和顺应。同化是个体把环境因素纳入机体已有的图式或结构之中，以加强和丰富主体的行为；顺应是改变主体的行为以适应客观环境的变化。适应状态就是主体通过同化和顺应来达到机体与环境的相对平衡。如果人与环境失去平衡，就需要改变自己的行为以重建平衡。这种从平衡到失去平衡，再到平衡的恢复的动态变化过程，就是适应。②概括地说，适应就是主体的变化和平衡的恢复。

适应新的环境与生活，是大学新生面临的新课题，大部分学生面临新环境时经过一段时间的自我调整，可以较好地适应整个大学生活，但也有部分学生在适应新生活的过程中会出现各种各样的心理问题。高校心理健康教育最基础的任务，就是引导大学生适应大学生活，进而培养大学生的社会适应能力。从这个意义上而言，引导适应也应该是心理健康教育的具体价值追求，其核心是"增强适应能力，提高社会适应性"。心理健康教育的过程首先就是要培养和提高大学生的适应能力，注重引导大学生适应大学生活环境，适应学校的人才培养模式，适应大学的学习生活并做好未来职业发展规划，适应大学生的人际关系并积极进行健康交往，全面提高大学生自身的社会适应能力。具体做法如下。

1. 根据新生的心理特点，做好新生心理辅导

大学新生正处于中学向大学的转变时期，不仅面临着生活和学习环境的改变，同时也面临着认知与人格的新发展。在这一阶段，大学生会显现出如下的矛盾性心理：第一，个性的依赖性与独立性。大学新生的年龄为 18 岁左右，正处于向成人的过渡时期。无论从法律上还是从心理发展上，都是想摆脱依赖而独立自主，在这个心理断乳的过程中，一些学生一方面想独立自主，另一方面又留恋依赖，面对独立生活，有可能会产生害怕心理和出现固着或退缩行为。第二，心理的开放性与闭锁性。一方面，进入大学需要建立新的人际关系，渴望与人交往，因而需要心理的开放。但处于这个阶段学生的内心世界体验丰富，并具有隐秘性和闭锁性的特点，他们不想把自己的心思告诉别人，导致了心理的封闭和行为上远离他人，也阻碍了交往的发展。第三，情感的丰富性与两极性。进入青春期后的青年，情感开始丰富起来，并有许多细腻的体验，但这种丰富性却因为情绪管理能力的不足而呈现出明显的跌宕起伏，具有时而高涨时而低落，时而激昂时而颓废的两极性。这些特点也会延迟到大学阶段，从而使部分学生出现情绪失控，

---

① 贾晓波. 心理适应的本质与机制. 天津师范大学学报（社会科学版），2001（1）：19-20
② 林崇德. 发展心理学. 杭州：浙江教育出版社，2002：101

在挫折和失败后更是容易情感低落，采取不当的应对方式。心理健康教育要针对学生的这些心理特点，进行课程教学和心理辅导，点拨学生的心理迷误，化解学生的心理冲突，平衡学生的情绪情感，引导学生选择积极的应对方式，逐步适应新的环境与大学生活。

2. 关注学生适应问题，及时提供心理服务

首先，大学生的适应性心理问题，主要产生于新生阶段。刚刚入学的学生，面对新的生活环境、人际关系和新的学习内容与方法，如果不能进行及时的自我心理调整，就可能由于对新环境和新生活的不适应而产生孤独、寂寞、空虚、无聊、迷茫等心理，并带来情绪体验上的紧张、不安、烦恼与痛苦。其次，在大学的其他阶段，当学生遇到新的问题时，也可能会出现不适应的情况，如二、三年级的专业课学习，四年级即将走入社会所面临的职业发展问题等，也可能导致心理问题的出现。因此，学校应密切关注学生中存在的心理适应问题，通过一定的心理辅导与心理疏导，帮助学生走出封闭的自我，驱散心头的阴霾，在新的生活中获得心理的成长。

3. 发展朋辈心理互助，发挥同辈群体作用

"朋辈"（peer）即"同等的人"，有"同辈朋友"之意，通常是指年龄相同/相当者或生活境遇相似者，他们具有共同的价值观念、人生经验、生活方式或关注相同的问题等特点。朋辈心理互助是人类社会普遍存在的一种社会现象，当人们在生活中遇到挫折、烦恼等各种问题时，往往求助于自己的同龄朋友以寻求解决问题的建议和指导，并希望得到情感上的关心、安慰和鼓励。

朋辈心理咨询是朋辈心理互助的基本形式，它产生于 20 世纪 60 年代的美国，后因效果显著而于 70 年代被广泛应用于美国的各类学校和社区。美国高校中的朋辈心理咨询主要是从学生群体中选拔出朋辈辅导员，经过一定的培训和督导，为受助学生提供支持、鼓励或行为示范，帮助他们解决学习、生活和各种心理问题的一种"准专业心理咨询"。研究表明，朋辈心理咨询在帮助学习困难学生提高学习能力和帮助交往不顺的学生提高人际交往技巧等方面具有很好的效果。[①]正因为如此，朋辈心理互助在适应性心理健康教育中有着特殊的作用。经过一定培训的朋辈心理咨询员，可以通过自己的亲身经历和实际经验，言传身教地帮助在适应新生活和新情况中有困难的学生，使他们得到鼓励和支持，或在榜样的示范作用下，获得积极行动的力量，顺利地度过适应期，促进心理成长。

---

① 石芳华. 美国学校朋辈心理咨询述评. 上海教育科研，2007（8）：52，55

（五）主动预防

高校的心理健康教育最早是由对有心理问题和心理疾病学生的心理咨询和心理治疗开始的。主动预防的心理健康教育理念是在矫治性的心理咨询效果不理想的情况下提出来的。在实践中，人们发现，矫治性的心理咨询工作，并没有减少学生心理问题的出现。相反，随着我国改革开放的发展和社会的巨大变化，也带来了不少的社会问题和心理冲击，大学生中的心理问题日益增多，恶性心理事件也频繁发生，这引起了高校心理健康教育工作者的重视和反思。他们认识到，对学生的心理问题进行补救式的矫正是远远不够的，还必须主动预防学生心理问题的发生，把心理问题消灭在萌芽状态，或者根本不让它有产生的土壤与机会，于是提出了预防性的心理健康教育的价值理念，而主动预防是预防性的心理健康教育的核心，要在此基础上进一步构建预防性的心理健康教育模式。

有人把预防性心理健康教育等同于发展性心理健康教育，其实二者是有区别的。发展性心理健康教育关注的是心理和人格的成长与发展，而预防性心理健康教育虽说不像矫治性心理咨询那样只关注有心理问题的学生，以及帮助这些学生摆脱心理困扰和克服心理障碍，但预防性心理健康教育主要关心的是学生潜在的心理问题，即针对学生可能产生的心理问题，主动进行预见性的防范工作。它是在学生的心理问题还处于萌芽状态，或者还没有出现之前，就通过疏导的方式予以解决或防止其出现或恶化。它重在防患于未然，把工作做在问题出现的前面。大学阶段，学生的心理发展还未完全成熟，在生活、学习、交往的过程中也会遇到新问题，其中有许多是可以预见的共性问题，在处理这些问题的过程中，大学生可能存在各种心理困扰或者遇到心理挫折，这就为我们提倡主动预防提供了现实依据。主动预防的价值追求包括如下方面。

1. 做好心理普查和危机预警工作，消除大学生的心理隐患

高校要更新心理健康教育观念，改变临时性和救火式的心理干预方式，建立长期性、制度化的完整和系统的心理预防与危机预警机制，做好学生心理问题的预防工作。第一，学校心理健康教育部门可以通过心理测量建立大学生心理健康档案，掌握大学生的基本心理状态。第二，通过多部门参与，建立大学生心理健康教育的联动机制和危机预警机制，实时监控有严重心理问题的学生或因发生重大生活事件而出现心理危机的学生，必要时提供主动的心理支持与援助。第三，开展心理健康知识的普及工作，端正学生对心理咨询的看法，提高学生自觉维护心理健康的意识，使他们在出现心理问题特别是心理危机时能及时求助，或者发现其他同学出现心理异常时能及时提供帮助。

2. 针对不同阶段学生可能出现的心理困扰，做好预防性心理普及工作

大学阶段，处于不同时期的大学生遇到的心理问题也是不一样的，因此，要主动、有针对性地做好预防性心理健康服务工作。首先，针对刚进入大学校门的新生，为防止他们出现适应不良问题，要及时地对全体学生进行心理适应教育：一是帮助学生认识自我，了解环境，转变认知，做好生活与学习规划；二是引导学生学会自我调适和排除困惑，减少心理问题的产生；三是为学生主动适应学校环境和大学学习生活提供各种心理帮助和朋辈互助。其次，对面临毕业、即将走出校门、奔赴工作岗位的学生，则进行社会适应的教育，帮助他们认识社会要求，了解工作的艰辛和人际的复杂，做好适应社会的各种心理准备。最后，面对处于心理亚健康状态和已经出现轻微心理问题的学生，帮助他们认识心理困扰，调整心理冲突，消除心理困惑，增进心理健康，以减少心理疾病发生的可能性。

3. 针对不同类型学生可能出现的心理问题，做好预防性心理教育工作

不同的学生面临的现实问题和由此导致的心理问题是不一样的，因此，应提供不同的帮助。如针对学困生的心理问题、贫困生的心理问题、网络成瘾学生的心理问题等，都可以通过个别辅导、团体辅导及朋辈辅导等形式，进行预防性的心理健康教育。如针对存在学习困难的学生，进行自信心训练、学习方法转变和学习能力提升等方面的心理帮助和一对一的朋辈指导与陪伴，让他们尽快适应大学的学习生活；对家庭经济困难的学生，进行自立、自强、自爱、自重的教育及朋辈示范，使他们端正对经济困难的认识，不以贫困为耻，不因贫困自卑，而是树立自尊自爱、自强不息的精神，通过自己的努力和外界的帮助等办法，渡过经济难关，顺利完成学业。

4. 针对遭遇打击学生可能出现的心理危机，做好预防性心理辅导工作

心理危机主要是指当人们遭遇重大生活应激事件或者发生灾难性事件，因无法使用通常的应对办法来解决这种突如其来的灾祸或重大挫折时，所产生的一种失常性心理反应和情绪状态。心理危机其实是对重大挫折的无能为力，这时的当事人由于面临精神的巨大创伤而可能导致非理性行为乃至精神崩溃。因此，预防性心理辅导应该成为危机应对的一种重要方式。即在一些学生面临重大生活应激事件或者发生灾难性事件之时，及时地进行心理危机的干预，给予必要的帮助和周到的心理支持，增加其心理能量，帮助其化解可能产生的心理危机或避免可能出现的心理疾病。这也是预防性心理健康教育的功德所在。

（六）及时矫治

矫治性心理健康教育又称补救性心理健康教育，属于通常所说的传统的心理健康教育。这是我国最早开展的心理健康教育，主要通过心理咨询和心理治疗的方式，对少数存在心理问题或心理障碍的学生进行心理帮助和行为干预，使其摆脱心理困扰，克服心理障碍，恢复心理健康。经过近 30 年的发展，心理健康教育走过了从矫治性心理健康教育到预防性心理健康教育，再到发展性和积极性的心理健康教育的历程。然而，正是最初的这种矫治性心理健康教育，促进了我国心理健康教育的发展，并在发展中继续发挥作用。

从矫治性心理健康教育到预防性心理健康教育，再到发展性和积极性的心理健康教育，是一个认识的逐步深化的过程，也是理念不断提升的过程，同时还是心理健康教育不断拓展和扩大的过程。但发展性和积极性的心理健康教育并不否定传统意义的心理健康教育，相反，是对它的继续、丰富、发展和完善。因此，在高校的心理健康教育中，也依然要有矫治性或补救性的心理健康教育，及时矫治就是这一教育模式的核心，主要表现在以下方面。

1. 针对具有一般或严重心理问题的学生，开展专业性心理咨询

发展性和积极性的心理健康教育面向全体学生，是以课程、团体辅导和校园主题心理活动等方式进行的，甚至也可以融于学科教育之中。但对少部分有一般或严重心理问题的学生则需要特别的教育方式，有针对性地、个性化地解决这些问题，通常是以个体咨询或团体咨询的形式进行。个体心理咨询是帮助大学生解决个体性心理问题的重要方式；而团体心理咨询则是解决大学生中共性心理问题的有效方式，如学生中共性存在的人际交往障碍问题、大学生的情感困惑问题、大学生的生涯发展问题及大学生的自信心培养等，都适合采取团体性心理咨询的方式进行。

2. 针对具有严重心理障碍或心理疾病的学生，做好综合性心理服务

一些学生由于长期的心理问题的积累或者由于出现严重的生活事件，从而导致出现严重的心理障碍或心理疾病等，如果不能及时发现和适当处理，则有可能导致心理危机或酿成恶性心理事件。因此，这部分学生应成为学校心理咨询工作特别关注的对象，建立心理档案和追踪制度，通过个别的心理咨询，帮助其摆脱严重的心理困扰，恢复身心健康。另外，对怀疑有严重心理障碍或心理疾病的学生，除了及时觉察和发现外，学校应该有畅通的转介机制，让他们得到及时的心理治疗。

3. 针对出现心理危机状态的学生，及时做好心理危机干预工作

心理危机是指在发生重大负性事件后，个体无法用通常的应对方式进行心理调适而产生的严重挫折反应。它是一个人的心理崩溃状态，这个时候如果不能得到有效的帮助，将可能导致严重后果，直到危及生命。补救性的心理健康教育最重要的工作，就是对处于危机状态中的学生给予及时的干预，让他们能够走出危

机，恢复生活常态。一是对那些心理疾病急性发作的学生，给予密切关注，进行实时监控，发现危急情况及时转介处理；二是对出现心理危机的学生进行及时干预，然后进行康复性的心理咨询。心理危机干预的具体步骤是：第一，发现出现心理危机或处于心理危机状态的学生，及时向有关部门通报，以在最短的时间内进入危机干预程序；第二，在个体处于心理危机状态之时，主要是帮助其恢复心理和情绪的平衡状态，化解心理危机；第三，在心理危机得到缓解的情况下，帮助其心理重建，获得应对危机的力量，在渡过心理危机后获得心理成长。

补救性心理健康教育的价值追求体现的是"一个都不放弃"的人本精神。对积极性和发展性心理健康教育来说，更多的是挖掘人的潜能，促进人的发展，提升人的素质，处处体现的是一种积极向上的活力和激励精神。但对有心理问题特别是严重心理疾病的学生来说，如果不能有效地解决其承受的心灵痛苦，就不可能有好的发展和提升。因此，对他们来说，我们更不能放弃，在做好转介工作，使其得到及时治疗的同时，还要提供更为具体、周到和个性化的心理服务，帮助其化解内心冲突，摆脱心理疾病的困扰，实现自我重建，恢复生活的信心与活力。

"主动预防"和"及时矫治"的价值追求主要表现为"防治心理病患，维护心理健康"。不仅积极主动地"防"，更要及时努力地"治"。"防"是为了不出现严重的心理问题，保持心理健康状态；"治"是出现了心理障碍要及时求助，不延误时机，尽快使心理恢复健康。

综上所述，6个方面的价值追求是心理健康教育的4个基本价值理念的具体化，也是心理健康教育价值承载的具体内容，它们各有其关注的重点和不同的任务，可以解决不同层面的心理问题。当然，从普遍的意义上而言，关爱生命、提倡积极、促进发展、引导适应的心理健康教育理念更为重要，它们是高校心理健康教育的主要方面和重要表现，但主动预防、及时矫治的心理健康教育价值理念是高校心理健康教育的有力补充，同样不能忽视和放弃。高校心理健康教育只有把这6个方面整合起来，形成整合性的心理健康教育模式，并综合实施，才能真正地使心理健康教育惠及每一名学生。

第六章
心理健康教育的价值目标

心理健康教育价值承载的第二个重要表现就是心理健康教育的价值目标。高校心理健康教育的价值目标是根据大学生的生命成长与心理健康维护的需要来确定的，它反映了心理健康教育的本质要求，是心理健康教育价值理念的集中体现。心理健康教育的价值目标既是从事心理健康教育活动的指南针和方向标，也是心理健康教育的最终归结点。本章主要探讨心理健康教育的价值目标及其具体实现。

一、心理健康教育的总体价值目标

学术界专门探讨心理健康教育目标的研究成果并不多，探讨心理健康教育价值目标的就更少。而心理健康教育的目标和心理健康教育的价值目标则既有联系，又有区别。从联系上看，它们都指向学生，都是为了提高学生的心理健康和心理素质，开发心理潜能和促进自我发展。如有学者提出高校心理健康教育的总目标是"帮助大学生树立心理健康意识，预防和缓解心理问题，优化心理品质，增强心理调适能力和社会生活的适应能力，挖掘心理潜能，渐臻自我实现"[1]。有学者把高校心理健康教育的目标进行了层次划分，即初级目标是解决"心理问题"；中级目标提高心理素质；高级目标是开发心理潜能，达到自我实现。[2]

心理健康教育的目标和心理健康教育的价值目标的区别在于：心理健康教育的目标更多是从维护学校的和谐与稳定的工作角度来考虑，具有社会价值或工具性的特点；而心理健康教育的价值目标则是从教育对象应该具备和获得的心理健康与心理发展的需要角度来考虑，更具有体现个体价值或尊严的特点。综合地说，高校心理健康教育的总体价值目标从低到高可以分为 4 个层次，即维护心理和谐→提高心理素质→促进全面发展→实现生命价值。这 4 个层次是具有内在关联性的逐层

---

① 刘正荣，陈家麟. 论科学构建高校心理健康教育目标. 扬州大学学报（高教研究版），2005（2）：36
② 吴先超. 高校心理健康教育目标体系探析. 武汉理工大学学报（社会科学版），2005（4）：596

递进的关系，其中维护心理和谐是最基础的层次；心理素质提高和个人全面发展是中间层次；生命价值实现是最高层次。生命价值实现是建立在前 3 个层次顺利实现的基础之上的，是对前 3 个层次的提升。4 个层次最后整合为一个整体，综合地反映了一个人的生命全部。心理健康教育要实现的就是对个体全部生命的成全，以及对人类社会和谐的终极追求。

（一）增进以心理和谐为核心的整体健康

人的心理是对外界客观事物的反映。从认知的角度而言，人不仅能认识自身以外的外部世界，同时，人还把自己当作对象或客体来认识，这种自我认识同样包括了自然的身体、内在的心理活动，以及个体与外界的关系。从这个意义上而言，人的心理和谐，向内，是指人的身体与心理各自内部的和谐，以及身心之间的和谐；向外，则指整体的个人与外部的他人、社会和自然之间的和谐。因此，广义的心理和谐是指个体的身心和谐、个体心理各因素的和谐，以及心理与外部世界的和谐。心理健康教育最基本的价值目标就是增进以这种广义的心理和谐为核心，包括人的身体健康、心理健康、人境健康和道德健康在内的整体健康。

从心理健康的标准看，虽然心理健康可以反映在许多方面，也可列出诸多条目，但最基本的就是对内和对外的适应与和谐。因此，心理健康教育首先就是要建立起以心理和谐为核心的整体心理健康观，引导学生获得全面的心理和谐，促进他们的整体健康。具体来说，广义的心理和谐具体包括如下方面：①生理心理的和谐，即身心和谐。现代心理学证明，人的生理和心理是密不可分、相互影响的。不仅生理会影响心理，而且心理也会影响生理，唯有生理与心理的和谐统一，达到身心平衡，才能达到生命个体的内在和谐。②心理因素的和谐，即心理内部各因素之间的协调一致。首先是心理过程的和谐，表现为人的知、情、意的协调一致与积极发挥；其次是个性心理的协调稳定，即保持自己需要与动机的统一，以及气质、性格与能力的协调。③心理发展的和谐。即心理发展过程中的认知、情感、意志和人格的和谐发展，以及不同发展阶段任务的顺利完成，并保持向积极品质和健全人格发展。④人格结构的和谐，表现为能够妥善处理好自我与本我、现实、超我之间的关系，使本我、自我和超我达到平衡状态。⑤自我概念的和谐。表现为悦纳自我，能看到自己的优点，并经常获得成功的体验，具有良好的自我感觉，具有积极进取、充满自信的自我概念。⑥人与环境的和谐。即实现人与人、人与社会及人与自然环境的和谐，3 个方面不仅和谐共处，而且协同发展，共荣共进。以上 6 个方面的和谐，构成了人的整体心理和谐，也奠定了人的心理健康及整体健康的基础。

（二）提高以人格完善为根本的心理素质

心理素质是人的整体素质的重要组成部分。它是以先天的生理素质为基础，在后天环境、教育、实践活动等因素的影响下逐步发生、发展而形成的稳定的、综合的心理品质。心理素质可以划分为一般心理素质和特殊心理素质。一般心理素质是指具有普遍适用价值，在人们的生活、工作、学习及人际交往中都能发挥作用的心理素质；特殊心理素质是指具体领域和不同职业类型所特别需要具备的心理素质，如教师的心理素质、运动员的心理素质、航海人员的心理素质等，他们除了具备一般的心理素质外，还要具有本行业和职业所特殊需要的心理素质。特殊心理素质是在一般心理素质的基础上发展和形成的，因此，作为大学生的心理素质培养，我们更关注的是一般心理素质，学生具备良好的一般心理素质，将对其形成和发展特殊的心理素质起到基础性作用。

人的综合心理素质是多种心理品质的综合表现，可以从智力和非智力两方面来理解和把握。能力是人的智力方面的综合素质的表现，人格是非智力方面的综合素质的反映。它们都是心理素质的核心内容，但二者相比较，人格比能力更为根本。因此，从这个意义上而言，我们需要确立的是以人格完善为根本的心理素质观，在这一理念上形成的心理素质结构模型，就是以智力（能力）因素为基础，以人格为核心，以非智力因素的需要、动机、情感、意志、兴趣、性格等因素为表现形式的"奖杯"式的心理素质结构模型（图6-1）。

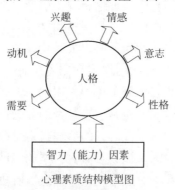

心理素质结构模型图

图6-1　心理素质结构模型图

这一模型反映了心理素质是个体在智力和能力的基础上，以人格为核心，整合非智力的需要、动机、兴趣、情感、意志、性格等因素所形成的综合素质。或者说，心理素质既以统合的形式表现为综合性的人格特征，又以具体的心理品质表现于人的需要、动机、兴趣、情感、意志、性格等各个方面。心理素质结构模型既强调智力和能力素质的基础作用，又重视以人格为核心的非智力素质。据此，对于大学生综合性心理素质的培养，应从两个主要方面着手。

1. 发展以创造力为核心的能力素质

首先，全面提升大学生的基本智力因素，如观察力、记忆力、想象力、思维力与注意力等，这些基本智力因素所形成的综合能力素质是整个心理素质结构的基础。其次，有针对性地加强大学生思维能力的培养，如发展思维的辩证性、思维的变通性和思维的实用性，提高大学生的思维水平，使其更好地适应现实生活的需要。最后，重点培养大学生的创造能力，以适应社会发展对创新型人才的需求，也为其将来的职业发展与事业成就奠定基础。

2. 发展以人格为核心的非智力素质

在智力和能力素质的基础上，围绕着人格核心，发展人的各种非智力素质，重点包括几个方面：一是形成独立自我；二是培养良好情商；三是增强应对能力；四是完善健全人格，最后以整合的方式提高大学生的综合心理素质。

（三）促进个人与社会的共同发展

人是社会的存在物，任何个人都离不开社会。社会由个人所组成，个人是社会的细胞。个人与社会密不可分的特性决定了个体发展与社会发展必须和谐统一，个体发展以社会发展为前提和基础，社会发展又有赖于个体的充分发展，并以个体发展为目标。因此，在发展的问题上，既要实现个人的全面发展，也要促进社会的全面进步，心理健康教育的目的就是要引导学生认识到个人与社会的不可分割性，把个人发展与社会发展结合起来，在获得自我发展的同时也促进社会进步，实现个人与社会的共同发展，最后促进社会的整体和谐。

1. 坚持毕生发展与重点发展相结合的个体发展观

在个人的发展问题上，心理学家有许多的研究，有 3 种发展观值得特别关注。

（1）心理的毕生发展观

这是德国的巴尔特茨等于 20 世纪 70 年代提出来的。他们认为，心理发展贯穿于人的生命的全过程，有些新特点和新形式是在发展过程中逐步出现并得到增强的；发展总是由生长和衰退两方面结合而成的；不同心理机能发展的形态和变化速率是有差异的；年龄并非影响心理发展的唯一因素，心理成熟度（年龄阶段）、社会历史文化、非规范事件及三者的相互作用是心理发展的重要影响因素。总之，发展是延续一生的、全面的、协调的、持续的过程，它具有多维度性（生物、认知和社会情绪）、多方向性（获得与丧失、生长和衰退）、可塑性（承认存在发展关键期，但也认为任何年龄都可以发生变化和进行改造）、情景性（受生物构造、生理环境、认知过程、社会文化环境等的影响）和综合性（成长、维护和调节）的特点。①

（2）心理发展具有阶段性

第一，心理学研究发现，个体的发展存在特殊关键期。在这一时期，个体对某些事物或行为会特别敏感，及时强化会使这些功能与心理特点得到迅速发展，错过这一时期，就错过了某些心理发展的最佳时期。如公认的儿童敏感期有：口头语言发展是 2~3 岁；注意力发展是 3 岁半左右；掌握数的概念是在 5~5 岁半；坚持性行为的发展在 4~5 岁最为迅速；0~4 岁是儿童形状辨认能力发展的敏感期等。抓住这些关键时期，给予相应的教育和强化，能收到事半功倍的效果。第二，美国著名心理学家埃里克森把人的心理发展过程划分为 8 个阶段。他认为，每一个阶段都有自己的发展任务，其发展是否顺利，会影响到下一阶段的发展。人在每个发展阶段中，都会面临积极与消极两方面的品质，如果各个阶段都保持向积极品质发展，就算完成了这一阶段的任务，逐渐形成健全的人格，否则就会产生"危机"，出现情绪障碍，导致人格的不健全。②

（3）心理发展的最近发展区

苏联心理学家维果斯基提出了最近发展区的观点。他认为，所谓心理的发展，是一个人的心理在环境和教育的影响下，在低级心理机能（生物进化的结果）的基础上，逐渐向高级的心理机能（以语言为中介的思维、注意、逻辑记忆等）转化的过程。他强调，心理发展的高级机能是社会文化-历史发展的产物，个性或人格的形成是高级的心理机能发展的重要标志。在心理的发展中，教育教学起到了重要作用。在教学与发展的关系上，他提出了 3 个观点：最近发展区；教学应走在发展前面；学习有最佳期限。他把最近发展区定义为"实际的发展水平与潜在的发展水平之间的差距"，这个差距是可以借助他人的帮助而消除的。由此，他强调了教学的重要性和教师的主导作用，并提出教学应走在心理机能形成的前面，建立在正在开始又尚未形成的心理机能的基础上，才不会错过学习的最佳时期。③

根据以上研究结果，从人的发展过程看，人既处于毕生发展中，同时也有不同阶段的发展重点和发展的最佳时期。因此，心理健康教育就是使学生确立毕生发展与重点发展相结合的个体发展观，既坚持终生发展的观点，又立足于大学阶段的发展重点，引导学生以人的全面发展为目标，了解不同心理发展阶段的发展特点，认识当前心理发展的任务及自我发展的实际情况，抓住发展的优势，纠正发展中存在的问题，弥补心理发展的过失，保持心理发展阶段的内外和谐，促进

---

① 余双好. 心理咨询与心理健康教育. 北京：中国人民大学出版社，2007：45-48
② 林崇德. 发展心理学. 杭州：浙江教育出版社，2002：74-75
③ 林崇德. 发展心理学. 杭州：浙江教育出版社，2002：95-98

人的全面发展。其具体表现为两个方面：一是开发人的心理潜能。科学家研究发现，人具有巨大的潜能，但人的潜能却未能得到很好的开发。加德纳的多元智力理论为人的心理潜能的开发奠定了理论基础，一个人要获得成功，作出不凡成就，就必须注重潜能的开发。二是促进人的自由全面发展。人的自由发展包括人的生命活动的自由发展和人的个性的自由发展；人的全面发展既指人性的全面发展，也指人的才能的全面开发；既指每个人的充分发展，也指全体社会成员的全面发展。人的自由发展和人的全面发展是辩证统一的，它们相互依存、相互制约、相互促进。人的自由发展为人的全面发展准备了前提条件，而人的全面发展是人的自由发展的目标和归宿。高校心理健康教育的最终目的，也是促进每个学生的全面成长及其自然、社会和精神属性的全面彰显。

2. 坚持个人与社会相统一的共同发展观

个人与社会是密不可分的，个人不能脱离社会而存在，社会则是由个人所组成的。个人与社会的相互依存和相互促进的辩证关系，决定了个人发展与社会发展是相辅相成的。

1）社会发展是个人发展的前提和基础。个人不能离开社会而存在，个人的发展也不能与社会发展相背离。社会为个人发展提供其所需要的物质条件、制度保证和精神支持。

2）个人发展是社会发展的目标和归宿。社会发展要以个人的发展为最终目标，不仅为个人发展提供条件，同时也使个人在发展过程中拥有幸福的人生。

3）个人发展与社会发展相互促进。个人在自身的发展中对社会作出了应有的贡献，最终推动社会的发展，社会发展实际上是个人发展合力的结果；社会发展以促进个人发展为目的，最大限度地为个人发展提供物质和精神条件。正是个人与社会的合目的性，推进了个人与社会的共同发展，并最终达到社会的全面和谐。

（四）创造富有意义的生命价值

根据马克思主义的价值理论，价值体现于主客体的关系之中。简言之，客体的价值是创造，主体的价值是享受，而人的价值正是这两者的统一。然而，没有创造，就不可能有享受，所以人生在世首先要创造价值，之后才能享受价值。当然这只是价值的逻辑，而不是人生的顺序。确立以生命意义和主观幸福为旨归的生命价值观，就是基于这样的立论基础。弗兰克尔说过：生命是有意义的。然而，这意义是先天的但却并非自明的。有的人一生一世地活着，可并不知道活着意味着什么，也不知道自己应该做什么，他只是浑浑噩噩地活着。人活着的意义需要寻找，需要体悟。心理健康教育就是应该让学生明白活着的道理，产生对生命的敬重和热爱，找到自己人生的意义，创造生命的价值，同时享受幸福生活。

1. 树立生命第一的敬畏与尊重意识

追寻生命的意义首先源于对生命的敬畏与尊重。对生命的敬畏与尊重就是给予人最基本的生命存在的尊严，这是建立在人有存在的自然价值的基础之上的。生命来源于大自然，最后也要回归大自然。人是自然生命的表现形态，自然是人的生命的归所。回顾生命的进化与人类个体生命的历程，大自然给我们展示了有限生命的神奇、伟大、美丽与精彩。

因生命神奇，我们敬畏生命。生命之神奇，是因为生命是一种完善的、精巧奇妙的自组织系统，它的精密与完善是大自然造化的结果。面对神奇的生命，我们唯有心怀敬畏，对自己及他人的生命都应该有敬畏感。这不仅是对生命本身的敬畏，同时也是对大自然的敬畏。从古代的生殖崇拜到现代的以人为本、人文关怀，都体现了对人类生命的敬畏与尊重。生命是造物主给予每个人的权利，我们有义务也有理由完成作为人的整个生命的旅程。

因生命的有限，我们珍爱生命。纵使科技发达可以延长人的寿命，但人终究不能长生不死，故人的生命是有限的。然而，时间有限正是过程精彩的必要前提。生命的有限决定了生命的无价，对于每个人，生命都只有一次，不会重来。它提醒我们任何情况下都不轻言放弃生命。生命是要负责任的，无论是对自己、他人或社会，都有不可推卸的责任。生命也是充满希望的，生命是一个待完成的作品，只要有生命存在，就永远让我们充满憧憬与希冀。

2. 在创造与大爱中实现生命价值

生命的价值和意义是密不可分的。当感受不到生命的价值时，人们就会怀疑生命的意义。然而，意义在世界中无处不在，无时不有。人活着的意义是什么？这是对生命价值与意义的终极求索。而更多的意义是表现于生活的各个方面与各个领域。如我们学习的意义是什么？我们工作的意义是什么？我们恋爱结婚的意义是什么？我们做这件事的意义是什么？等等。其实，生命的价值就体现于这具体的、实实在在的种种意义之中。瑞士的弗兰克尔和德国的诺斯拉特·佩塞施基安，分别以聚合与发散的形式，不约而同地发现了意义在心理咨询和治疗中的作用，并把寻找意义应用于心理咨询和心理治疗中。于是，弗兰克尔创立了意义疗法，诺斯拉特·佩塞施基安创立了积极心理疗法。弗兰克尔认为，人的存在本身是有意义的。当一个人发现了自己存在与生活的意义后，就会获得坚不可摧的力量，使他纵使历经磨难也会屹立不倒。而人在具体的创造中感受到生命意义的同时，也获得了生命的价值。诺斯拉特·佩塞施基安认为，意义有两类：一是赋予的意义，宗教担负起这一任务，体现着爱的能力；二是发现的意义，科学承担着这一使命，体现着认知的能力。①生命的意义正是体现于这两种能力所承载的意义之中。因认知能力，我们改造着自然和社会，创造了物质价值，也展现了人的价值，并创造着人生的意义；因爱（爱与被爱）的能力，我们首先被爱，然后也关爱和帮助那些曾经关爱和帮助过我们的或者需要我们关爱和帮助的人，人的生命价值就体现于这种创造与博爱之中。

3. 在感受幸福中体悟生命的意义

人对幸福的理解可谓莫衷一是。有人认为，幸福是人的一种主观感受，一个人是否幸福，不在于他拥有什么，而在于他怎样看待自己的拥有。于是，主观幸福感（subjective well-being，SWB）于 20 世纪 50 年代由西方学者提出后，半个多世纪来一直是心理学研究的热点问题。所谓主观幸福感，是指人们根据自己的标准对其生活质量的情感性和认知性的整体评估。其基本特点是主观性（以评价者内定的标准而非他人标准）、稳定性（主要测量长期而非短期情感反应和生活满意度）、整体性（是综合评价，包括情感反应和认知判断）。通常认为，主观幸福感由积极情感、消极情感和生活满意感 3 个不同的维度组成。其中，积极情感和消极情感两个维度并不具有必然的相关性，它们是两个相对独立的变量。当积极情感体验多于消极情感体验时，情感处于平衡状态，人更容易感到幸福。作为认知因素的生活满意度独立于积极情感和消极情感之外，是衡量主观幸福感的更为关键和有效的指标。个人的幸福感虽然是主观的感受，但也受到许多内外因素的影响。②国外关于人生意义感与主观幸福感的关系研究发现，人生意义感与主观幸福感存在积极的相关关系，人生意义感是主观幸福感稳定的预测变量；人生意义感的情感维度与主观幸福感的相关程度要高于人生意义感的认知维度，即人们感受到自己的人生有意义对幸福感的影响高于认识到人生的意义。③总之，研究的结果告诉我们，人生意义感与人生幸福感紧密相连，一个对生活感到满意、主观幸福感强的人，更容易体验到生命的意义与价值；同样，一个能体验到生命的意义与价值的人，也更容易对生活满意和感到幸福。而人们能够在幸福中感受到生命的意义和价值，是最完满的人生状态和生命存在。

二、心理健康教育价值目标的实现

高校心理健康教育的价值目标具有不同的层次性，价值目标的全面实现就是维护心理和谐→提高心理素质→促进全面发展→实现生命价值的 4 个层次目标的

---

① 诺斯拉特·佩塞施基安著，万兆元，何琼辉译. 寻找意义——一种循序渐进的心理疗法. 北京：社会科学文献出版社，2010：58
② 吴明霞. 30 年来西方关于主观幸福感的理论发展. 心理学动态，2000（4）：23
③ 张芹，马晓燕. 国外人生意义感研究综述. 新西部，2011（21）：246

全面展开，其中达到心理和谐是基础，提高心理素质和获得全面发展是中介，实现生命价值是旨归。心理健康教育价值目标的具体实现，就是 4 个方面的有机统一和完满达成。

（一）维护心理和谐，促进身心健康

这是心理健康教育价值目标的最低层次。保持心理和谐的主要目的是维护个体的心理健康，主动适应社会环境，积极防治心理障碍与心理疾病。而要增进心理和谐，首先就必须要有正确的心理健康教育的意识和观念。在大学生中，对心理健康教育有误解的不少。一些学生认为，没有心理问题，就没必要上心理健康教育课，更没必要参加心理健康教育活动；另一些学生认为，只有心理出现严重问题时才需要心理咨询，而去做心理咨询的学生也必定是有心理障碍的；还有一些学生把心理疾病与精神病相等同，以致谈病色变；甚至有个别身患心理疾病的学生，由于不能正确对待自己的病患而延误治疗，以致造成严重后果，等等。这种种认知误区，都不利于学生的健康成长。因此，使学生树立正确的心理健康教育意识是第一步，让学生明白，心理健康教育不仅是要了解心理健康标准，掌握促进心理健康的方法，消除心理病患，更是为了促进个人的心理成长和全面发展。

1. 维护心理和谐

中国是一个十分重视和谐的国家，"和"是中国传统文化的基本特征和内在精神。在传统"和"文化的基础上，心理健康教育价值目标实现的起点就是广义的心理和谐。具体包括如下方面。

（1）生理心理的和谐

生理心理的和谐也称身心和谐。身心关系在我国的传统文化中表达为形神统一观。其中，形体是人的根本，是生命的依托，也是精神思维活动的载体，形神二者是相互依附、不可分割并相互影响的关系。中国自古就有情志致病论，在《黄帝内经》中，有"怒伤肝、喜伤心、思伤脾、忧伤肺、恐伤肾"之说，即七情的过度偏激对人体的气血、脏腑均有一定的损害。现代心理学也表明，人的生理和心理是密不可分、相互影响的。首先生理会影响心理，当人的身体有病时，心情也会郁闷和痛苦，脾性也可能发生很大变化。同样心理也会影响生理，如悲伤、愤恨、抑郁这些不良情绪的长期淤积，会导致患癌症的概率增大，急躁、火爆的性格会对高血压和心血管类疾病有很大影响；相反，快乐、宽容、豁达和充满希望等积极情绪则有益于身体健康。心理健康教育就是要让学生了解这种生理和心理的相互关联和影响性，懂得唯有生理与心理的协调一致，达到身心平衡，表现为身体健康，心情愉悦，才能获得生命个体的内在和谐。

（2）心理因素的和谐

心理因素的和谐主要是指心理内部各因素之间的协调一致。人的心理现象包括两大部分：心理过程与个性心理。心理过程即人的知、情、意的活动过程，个性心理包括人的个性倾向性和个性心理特征，即需要、动机、兴趣、理想、信念和气质、性格、能力等。心理过程常常以个性心理为内容，个性心理通常会通过心理过程来表达。心理健康教育就是要引导学生重视并努力达到心理因素的和谐。首先，是心理过程的和谐统一。即在自己的心理和行为活动中，使知、情、意协调一致，表现出认知的理智性、情感的愉悦性和意志的控制性，在相互的协调配合中，发挥各自的功能及其综合的作用。其次，是个性心理的协调稳定。即保持个体自身需要与动机的一致，气质、性格与能力的协调与相互的取长补短。如果知、情、意不协调，个性心理不和谐，就会产生心理冲突，如理智与情感的冲突、情感与意志的冲突，或者人的需要、动机、兴趣与现实产生冲突等，都可能会带来心理困扰，严重者会导致出现严重心理问题或心理障碍。因此，有效地保持各个心理因素之间的和谐及功能的充分发挥，也是心理健康的表现。

（3）心理发展的和谐

心理学家认为，人类个体的心理发展，从纵向来说，是一个毕生的过程，可以分为不同阶段；从横向来讲，具体表现为认知、情感、意志和人格的发展，以及个体与环境的互动过程。这个过程也是人的社会化的过程，是一个人学习社会规范、获得生活技能、形成社会角色的过程。心理发展的和谐，一是心理发展各阶段的心理顺利发展和心理不同阶段之间的顺利承接。即在人的毕生发展中，各阶段都较好地完成任务，发展出积极的心理品质，并顺利进入下一阶段的发展，最终形成完整健全的人格；如果某一阶段受到阻碍或发展不顺利，就可能会产生不同程度的心理问题，严重的甚至会因心理的扭曲而导致人格障碍。二是心理各阶段的认知、情绪情感与人格的发展能基本同步且相互间产生积极影响，能够相互促进，并达到和谐相融。因此，心理健康教育就是要让学生了解不同心理发展阶段的认知、情感和人格特点，清楚自己心理发展的实际情况，认识当前自己心理发展的任务，纠正过去心理发展中存在的一些问题，弥补心理发展的过失，保持心理发展阶段之间及阶段之内的和谐，为心理的顺利发展和人格完善打下良好基础。

（4）人格结构的和谐

在诸多人格理论中，弗洛伊德的人格结构模型颇有影响。他把人格分为本我（Id）、自我（Ego）、超我（Superego）。本我是指无意识中的本能、冲动与欲望，遵循"快乐原则"；自我是介于本我与外部世界之间，主要是为了适应现实而对本我加以约束和压抑，遵循的是"现实原则"；超我是"道德化的自我"，遵循

"道德原则"。超我产生后，会对自我起监督作用并对本我起限制作用，这时自我就要协调超我、本我与现实之间的关系，一方面要照顾本我，寻找途径满足本我的欲望，另一方面，又要接受超我的监督和遵循客观现实，分析现实的条件和自我的处境，既保持人格内部协调，又保证与外界交往活动顺利进行。否则，就会引起心理的冲突，严重时还会产生心理异常。心理健康教育就是要让学生正确认识人格的结构及其特征，妥善处理好自我与本我、现实、超我之间的关系，实际上也是处理好自我与他人、社会之间的关系，既适度满足自我，又要尊重帮助他人，并与社会和平相处，从而保证人格结构的平衡与和谐，形成积极、理性、健康的自我。

（5）自我概念的和谐

人是世界上唯一不仅具有意识而且具有自我意识的动物。只有人能够反观和反思自身的思维活动和行为表现。这种自我意识活动的结果就形成了自我概念，即一个人对自己的基本看法和总体评价。詹姆斯用自我（self）来表示自我概念。他把自我区分为作为经验的客体自我（me）和作为环境中主动行动者的主体自我（I）。客体自我是主体自我认识的对象，包括 3 种不同形式：①物质自我，指个人的身体及其属性；②社会自我，即社会角色自我；③精神自我，包括个人目标、抱负和信念等。库利则从自我和社会之间的关系上理解自我概念，提出"镜像自我"，即把他人作为认识自我的一面镜子，形成反映评价或他人评价。罗杰斯则把自我区分为实际感觉到的自我（真实自我或现实自我）和理想中的自我（理想自我），理想中的自我对人的行为具有引领和激发作用。

自我概念的形成是反映评价、社会比较和自我感觉 3 方面综合的结果。从反映评价看，如果一个人从小到大从他人那里得到的都是肯定的评价和鼓励，自然会形成积极的自我概念；从社会比较看，一个人在与他人的比较中处处优越和领先，也会形成充满自信和优越感的自我；从自我感觉看，一个人经常获得成功的体验，则有利于形成积极进取、追求成功的自我。自我概念的和谐通常表现在：一是个体在物质自我、社会自我和精神自我方面都形成统一的积极的看法；二是个体在反映评价、社会比较和自我感觉 3 方面获得的观念和看法具有一致性；三是个体获得自我同一感，特别是现实自我与理想自我的统一。心理健康教育就是要引导学生正确对待他人评价，合理进行社会比较，澄清自我感觉，帮助学生形成内在和谐的积极上进的自我概念。

2. 促进社会适应

社会适应其实就是人与环境的和谐共处，包括人与人、人与社会及人与自然环境 3 个方面的和谐。人与环境的和谐对个体的心理和谐也有促进作用。而良好的社会适应也是心理健康的判断标准之一。

（1）人与他人的和谐

人与他人的和谐反映的是人与人的关系，主要包括人与他人、人与群体的和谐，这是整个社会系统最基本的和谐，对学生来说就是人际适应。无论是家庭、邻里、班级、团队还是组织、单位等，都存在人际关系，也需要人际和谐。人际和谐并非没有差异和矛盾，只是在矛盾与差异中强调包容与尊重。在一个多元价值观念的社会里，心理健康教育是要引导学生做到如下几点：第一，学会尊重。尊重是和谐相处的前提。尊重即尊重他人的人格和不同的特点，尊重他人的思想信仰与价值选择，尊重他人的文化观念与行为习惯，特别是要尊重身份、地位和境遇不如自己的人。第二，学会包容。即包容他人与自己的差别，包容他人的行为习惯和独特个性，甚至包容他人的缺点、过失和错误。因此，我们应该以"和而不同"的观念与"和谐共生"的理念，进行和谐人际关系的教育，让学生在包容与尊重中构建和谐的人际关系。第三，学会合作。当今社会是一个高度分化又高度融合的社会，团队合作已经成为一种普遍的工作模式，人与人之间需要团结协作才能保证工作的顺利与事业成功。总之，要让学生明白，唯有包容，才会和谐；唯有和谐，才能合作；唯有合作，才能成功。

（2）人与社会的和谐

人与社会的和谐是指人在社会中能够感受到安全、温暖、亲和、包容和尊重，并能在社会中充分发挥自己的才能和张扬自己的个性。每个人都是社会人，都处于一定的社会之中。而社会是纷繁复杂的，一个心理健康的人，并非对社会的一切都认同，但却能够很好地融入社会。现实中的社会充满了真善美，也有假恶丑，关键是我们如何去识别和判断。心理健康教育可以通过价值澄清、价值辩论、价值干预和价值引导等办法，让学生认识和辨别社会中的复杂现象，学会理性地看待社会，在看到社会有不完善甚至丑恶的同时，也要看到我们的政府与人民大众所做的努力，看到社会发生的积极变化，看到我们国家美好的前景和充满希望的未来，从而能够清醒地自觉自愿地接纳国家的核心价值观与社会的主流价值观，包容当前社会的不完善，以达到人与社会的和谐。

（3）人与自然的和谐

自然环境为人类提供了生存、繁衍和发展的物质基础，人与自然的和谐是人类自身生存与发展的前提条件。科学发展观的协调、持续发展的理念，是我们处理人与自然关系的指针。当今社会，人们已经越来越认识到，地球生物圈中的各种生态系统都与人类的生存和发展息息相关，人们在开发和利用生物圈中各种不可再生和可再生资源来创造物质财富和进行生活消费的同时，千万不能忘记人类活动对各种自然环境造成的直接损害与深远影响，更不能将充满生机的生物圈仅仅看成是人类取之不尽的资源库和任意释放的蓄污池。要知道，人类对生物圈施加的任何影响，生物圈都将按照自身的规律回馈给人类。心理健康教育就是要让学生认识到，在开发利用自然环境的同时，只有尊重自然，善待自然，按照生态规律办事，自觉放弃不断膨胀的占有欲，约束自己的贪婪行为，倡导节约型消费和低碳生活，建立人类与自然环境的和谐关系，才能使地球生物圈赐予人类的宝贵财富能够为人类持续永久地利用，也才能使人类持续拥有美好的地球家园，实现人类社会的可持续发展。否则，无论科学技术有多么发达，人类也难逃自我毁灭的厄运。当学生认识到人与自然的这种休戚相关的关系，建立起与自然和谐相处的价值观念时，那么，他们就会自觉地保护自然，爱护环境；而当人类能够普遍地在这一问题上达成共识时，才能最终获得人类社会的持续、健康的发展。

（二）提高心理素质，促进人格完善

这是心理健康教育价值目标的中间层次，主要的目的是提高以人格完善为特征的综合心理素质。心理素质不仅包括人们通常所认为的认知、情感与意志的过程因素，还包括人的个性心理特征等内容。不同的人，心理素质是有差异的，比如，在认知方面，有的人记忆力好，有的人记忆力差；有的人思维活跃，有的人思维迟滞；有的人想象力丰富，有的人想象力贫乏。在情绪情感方面，有的人情绪稳定，遇事沉着；有的人情绪不稳，遇事慌张。在意志方面，有的人有自己的目的打算，有的人则盲目从众；有的人在行动中坚韧不拔，有的人则动摇不定；有的人有良好的自制力，有的人却很冲动。这些都表现着我们不同的心理素质。提高心理素质就是使自己诸方面的心理品质要素能够得到较好的开发与完善，处于良好有序的平衡状态，能综合地发生协同效应，形成心理素质的综合优势，发挥出整体的作用。提高心理素质，可以从以下两个维度入手。

1. 发展以创造力为核心的能力素质

能力素质是智力因素的综合发展和表现，能力素质中最为关键的因素是创造能力，它是个体和社会发展的核心促进力。能力素质的培养体现在以下几个方面。

（1）均衡而有重点地发展智力素质

既均衡又有重点地发展智力素质是大学阶段学生智力发展的主要特征，"均衡"是指智力各要素的全面发展，"重点"是指学生个体要根据自身特点和阶段性心理特征来发展自己独特的智力素质。

第一，全面提升基本智力因素，促进智力素质的均衡发展。人的智力是在认知过程中表现出来的一般能力，包括感觉、知觉、记忆、思维、想象、注意等多个方面，进而形成了观察力、记忆力、思维力、想象力和注意力等能力因素，它们在人对事物的认知中既发挥着不同的作用，又协同地发挥着综合作用。儿童少年期是人的智力发展最迅速的时期，但青年期的智力发展仍然很重要，这是由于许多新刺激的出现，人的各方面能力都会得到提升，并越来越具有成人特征，如越来越脱离幻想变得实际，越来越摆脱机械变得灵活，越来越克服片面变得辩证，越来越远离幼稚变得持重等。基本智力因素的发展，是进一步形成综合能力素质的基础条件。

第二，重点发展个人智力特长，形成智力优势。心理学家加德纳的多元智力理论告诉我们，人既有基本的智力水平，但又具有不同的智力优势，比如，有的人记忆力好，有的人长于观察，有的人形象思维能力好，有的人逻辑思辨能力强等，这种个性化的智力特长应该充分发掘，并结合自己的专业、兴趣和本阶段的心理特点来发展自己的智力素质。首先，要引导大学生认识自己智力的基本特点，适时地进行智力的强化训练，进一步发展个人的智力特长；其次，要引导大学生认识心理发展的阶段性特点，了解大学阶段认知心理发展的任务，顺应心理发展趋势，开发心理潜能，提高智力素质，形成智力优势。

（2）培养辩证思维和创造性，促进能力素质全面提高

大学阶段，不仅仅要学习专业知识，更需要发展自己的特殊能力和综合能力，其中，综合能力方面最重要的是辩证思维能力、自我学习能力和创造能力的发展。

第一，辩证思维能力的培养。思维是对事物概括的和间接的认识，是认识活动的高级形式，它能揭示事物的本质和规律，并主要表现在概念的形成和问题解决的活动中。思维通常是通过一系列比较复杂的认知操作来实现的，是运用自己头脑中的知识经验，对外界输入的信息进行分析、综合、比较、抽象和概括的过程，其中，分析和综合是最基本的思维过程。[1]研究发现，大学生的思维发展特点，是由形式逻辑向辩证逻辑思维发展，并出现了思维方式的实用性、变通性及以问题为中心等特点。思维方式的实用性体现了对复杂环境的适应性；思维方式的变通性则体现了思维发展的新整合，以及分析和解决问题的新策略。[2]也就是说，随着阅历的增加和思维的发展，大学生的思维具有辩证性特点，这是思维不断趋向于成熟的标志。因此，在心理健康教育中，应该有意识、有针对性地加强大学生思维能力的培养和训练，注重发展思维的辩证性、变通性和实用性，使大学生的思维不断趋向于完善与成熟，更好地适应社会需要和符合现实生活的要求。

第二，自我学习能力的培养。在传统的教育观念中，人离开学校，就意味着学习的结束。但当今社会是终身学习的社会，学习是个体的终身行为。早在1986年，联合国教科文组织在《学会生存——教育世界的今天和明天》一书中就提出了教育的4大目标，即学会认知，学会做事，学会合作，学会生存与发展。其中，学会

---

① 彭聃龄. 普通心理学. 北京：北京师范大学出版社，2004：284-285
② 余双好. 心理咨询与心理健康教育. 北京：中国人民大学出版社，2007：55-57

认知位于教育的 4 大目标之首。学会认知是指，学习不仅要掌握知识，更重要的是学会掌握知识的能力和方法，以适应终身学习社会的需要。而在当今时代的学习型组织管理理念中，也十分强调学习的作用。学习型组织的本质特征就是善于不断学习。其具体含义是强调终身学习、全员学习、全过程学习和团体学习。由此可见，对大学生的自我学习能力的培养尤其重要。大学生在由中学向大学的转变过程中，也会遇到许多学习方面的问题，其中最突出的就是学习观念的转变和学习方法的掌握。因此，心理健康教育既要引导学生确立终身学习的观念，养成不断学习的习惯，也要引导学生学会如何去学习，特别是结合自己的实际情况，寻找记忆、情感、思维等活动规律在学习中的具体应用，形成适合自己的学习方法，找到最佳学习路径，提高学习效果。

第三，创造能力的培养。自从高校倡导素质教育以来，创造能力或创新能力的培养就成为大学教育的热门话题。早在 1998 年，我国国家领导人就说过："创新是一个民族进步的灵魂，是一个国家兴旺发达的不竭动力。"从而把创新提高到关乎国家前途和民族命运的高度。从此，"创新"作为 21 世纪的时代精神而广受关注。而创新能力与创新精神的培养也被提升到学校人才培养目标的层面，培养创新型人才成为高校人才培养目标的最高追求。

2007年，教育部启动了"国家创新性实验计划"，以立项的形式在全国 100 多所"985"和"211"高校实施。这一计划倡导以本科学生为主体的创新性实验改革，通过学生自主申请课题立项和自主实验的方式，让学生在本科阶段就能得到科学研究与发明创造的训练，以激发学生的创新思维和创新意识，逐渐掌握思考问题、解决问题的新方法，提高其创新实践的能力。[①]现在，"国家创新性实验计划"已经发展为高校全面的创新创业教育。2015 年，国务院办公厅发布了《关于深化高等学校创新创业教育改革的实施意见》（国办发〔2015〕36 号），对创新创业教育予以前所未有的重视，要求各高校从 2015 年起全面深化高校创新创业教育改革。其提出的总体目标是："2017 年取得重要进展，形成科学先进、广泛认同、具有中国特色的创新创业教育理念，形成一批可复制可推广的制度成果，普及创新创业教育，实现新一轮大学生创业引领计划预期目标。到 2020 年建立健全课堂教学、自主学习、结合实践、指导帮扶、文化引领融为一体的高校创新创业教育体系，人才培养质量显著提升，学生的创新精神、创业意识和创新创业能力明显增强，投身创业实践的学生显著增加。"[②]

在创新创业人才培养已经成为高校教育教学改革的重要价值目标的前提下，心理健康教育更应该从心理学的角度关注学生的创造能力与创新精神的培养。首

---

① 贾历程. 实施国家大学生创新性实验计划的若干思考. 中国电力教育, 2008, 12 上（23）: 123
② 国务院公报. 国务院办公厅关于深化高等学校创新创业教育改革的实施意见. 国办发〔2015〕36 号. http://www.gov.cn/gongbao/content/2015/content_2868465.htm〔2015-05-04〕

先，从培养创造性思维入手，培养学生的创造能力。研究表明，辐合思维和发散思维（吉尔福特）与远距离联想能力（梅德尼克）都是创造性的主要成分。[①]因此，可以通过培养学生发散思维的流畅性、变通性、独特性和辐合思维的聚合性，发展人的远距离联想能力，来激发人的创造性，培养大学生的创造能力。其次，通过问题解决锻炼学生的创新能力。问题解决广泛存在于学习的过程中，关键在于教育者如何使用。具体来说，就是要求教育者在教学过程中，善于给学生设计问题，或者让学生自己提出问题，然后激发学生通过对问题的思考，寻找解决问题的方法与策略，最终通过问题的解决来获得创造思维训练，培养创新能力。最后，通过肯定、鼓励和奖赏等，激发创新精神和培养创新人格。研究表明，创造性不仅受智力因素的影响，同时也受非智力因素的影响，如人的坚持性、意志力、自信心对创造性都有重要影响，责任感、勤奋、热情、兴趣、独立性等也是创造性的重要心理成分。[②]但这些非智力因素是在一个人的成长过程中，不断得到肯定、表扬和鼓励中养成的，因此，给予学生积极的关注、及时的肯定，甚至一定的物质奖赏和精神鼓励是非常必要的，一方面，促使他们勤于思考，大胆突破，勇于创新；另一方面，培养他们积极的非智力心理品质，最终激发学生的创新精神，培养学生的创新人格，使其更好地适应社会发展对创新型人才的需求。

2. 发展以人格为核心的非智力素质

非智力因素即除智力因素以外的其他心理因素，主要是指情感与意志等方面。智力因素是用智商来表达，但非智力因素却不能单用一个商数来表示。甚至非智力因素主要由哪些主要因素构成，都不能说是非常确定和统一的。因此，我们关注的是对人格形成与完善产生重要影响的非智力因素。

从概念上说，人格是个体在遗传素质的基础上，通过与后天环境的相互作用而形成的相对稳定而独特的行为模式、思维方式和情绪反应。人格具有独特性、稳定性、统合性和功能性等特点。人格是一个复杂系统，彭聃龄把人格结构概括为由气质、性格、认知风格和自我调控等方面组成。从个体而言，人格更表现为一个人身上经常、稳定地通过言语和行为表现出来的心理特质的总和。[③]在现实生活中，人格既具有统合的整体性，又表现为分化的特质性。人格是心理素质的核心和根本，以下是对人格形成与完善有重要影响的非智力因素，它们同时也是重要的心理素质。大学生是通过一个个心理品质的培养最后达到人格的完善的。

---

① 彭聃龄. 普通心理学. 北京：北京师范大学出版社，2004：282-283
② 彭聃龄. 普通心理学. 北京：北京师范大学出版社，2004：283
③ 彭聃龄. 普通心理学. 北京：北京师范大学出版社，2004：442-446

（1）形成独立自我

自我是一个独立的个体，他具有人类的共性，但更代表唯一的自己。独立自我是自我意识发展成熟的表现。自我意识是对自己身心活动的觉察，是对自己已经形成的心理特点和正在发生的全部心理活动，以及自己与外界事物相互联系等的认识。研究表明，自我意识有一个从无到有、从低到高不断提升的过程，随着年龄的增长，人的自我评价、自我体验和自我控制发展均得到提高。自我意识的发展大约经历了 3 个时期，即自我中心期（8 个月～3 岁）、客观化时期（3 岁～青春期）和主观化时期（青春期～成人期）。①在青春期，自我意识得到较大发展，是青少年开始走向独立的时期。到青年中晚期或成人前期的大学阶段，是自我意识发展的成熟期。在青春期自我意识发展的基础上，这一阶段自我意识发展的任务是进一步完善自我意识，并形成积极自信的自我概念和实现自我同一性。这时心理健康教育的主要任务是：首先，引导学生正确认识和评价自我，增强自己的独立性，摆脱对父母的依赖，完成心理上的断乳，实现与父母的分离，形成真正意义的独立自我。其次，引导学生增强自己的自我控制和调节能力，处理好学业发展、情绪情感、人际关系、人格成长等问题。最后，引导学生树立正确的理想信念和确定自我发展的目标，处理好专业学习与生涯发展的关系，使理想自我与现实自我达成统一，最终获得自我同一性，能够作为独立的个体去应对生活、学习及将来工作中的各种难题，促进自我的发展与完善。

（2）培养良好情商

1990 年，Salovery 和 Mayer 首次提出"情绪智力"的概念，他们将情绪智力作为一种独立的成分，并把情绪智力划分为：准确地识别、理解、表达、评价自己与他人的情绪；适应性地调节和控制自己与他人的情绪；适应性地利用情绪信息以便有计划、创造性地解决问题和激励行为。1995 年，Goleman 在《情绪智力：为什么它比智商更重要》一书中比照"智商"一词提出了"情商"的概念来指称情绪智力，并明确指出："真正决定一个人成功与否的关键是情商而非智商。"②他把情商定义为 4 种能力：了解自我情绪能力、管理自我情绪能力、激励自我情绪能力、人际关系管理能力。1998 年，Goleman 又将情绪智力研究内容划分为 5 个方面，分别是自我意识、自我管理、自我激励、移情和社交技能。从此以后，情商得到了心理学界的广泛重视，并被应用于其他学科。

心理健康教育在对学生的情商培养方面，并不仅仅局限于 Goleman 的情绪智力，而是可以有进一步的拓展，其中也包含有心理资本的因素（主要包括自我效能感或自信、希望、乐观与韧性）③，更近似于非智力因素，具体表现在如下

---

① 林崇德. 发展心理学. 杭州：浙江教育出版社，2006：336
② 彭聃龄. 普通心理学. 北京：北京师范大学出版社，2004：410-411
③ 仲理峰. 心理资本研究评述与展望. 心理科学进展，2007，15（3）：482

方面。

第一，培养理性的自尊自信。自尊感和自信心属于情商的自我意识层面的内涵。自尊感是尊重自己，维护自己的人格尊严，不容许别人侮辱和歧视的心理状态。自尊感强调适度，自尊感过强或太弱都是不够健康的表现。而一个有较强的自尊感的人，往往有强烈的责任心，能够积极履行个人对自己、对社会和他人的义务和责任，为人处世光明磊落，坦荡自然，友善互助。在学习方面，具有勤奋、刻苦的精神和持之以恒的坚持力，能自觉地克服各种困难，完成学习任务和追求事业的成功。自信心是个体对自身能力的估价，也是个体对自己有能力成功地完成某项活动的信任程度。自信心是一种积极、有效地表达自我价值的心理状态。自信也是有能力的表现，一个人有自信才会有主见，也才会有良好的自我效能感，才能成功地完成他人做不到的事情。缺乏自信，就会产生心理上的劣势，甚至会产生自我鄙视、自我否定和自我挫败。因此，自信心实际上就是相信自己能成功、会成才的心理素质。有良好自尊感的人往往也会有较强的自信心，但自尊心强而脆弱的人，却恰恰又是缺乏自信心的表现，正因为缺乏自信，所以就特别害怕别人看不起自己，担心自己会在别人面前出差错，基于这样的心理，在真正出现问题和面对挫折时，自尊心就会深受打击，甚至有的人会因此一蹶不振。

大学生在自信心和自尊心方面都存在着一些问题，或过强，因而看不起别人；或过弱，因而看不起自己。一些大学生在青春期自我意识发展过程中产生的对自我的否定和自卑感，并没有随着上大学而改变，相反，由于大学阶段面临更多的强手竞争而加剧了，这就使得他们的自尊心变得脆弱，自信心更加不足。因此，心理健康教育就是要引导大学生理性对待自尊和自信问题，树立正确的自尊感，培养良好的自信心和自我效能感，为人格完善、事业成功和生活幸福打下良好基础。

第二，培养良好的情绪能力。情绪能力主要是指个体对自身情绪和他人情绪的认识、协调、引导、控制和调节，以保持良好的情绪状态的能力。培养良好的情绪能力是心理健康教育的主要任务。一是要培养学生的情绪感受和认知能力，使学生学会识别自己的不同情绪，了解和正确解读自己的内心感受和思想感情，了解自己情绪和情感产生的内外原因等；同时学会换位思考，以共情理解的方式，去认识和感受他人的不同情绪情感，了解他人的内心感受及其情绪情感产生的内外原因等。二是要培养学生的情绪激励和宣泄能力，使学生懂得如何使自己获得良好的、积极的情绪状态，鼓励自己保持愉快的心境和以阳光的心态去面对人生。当因遭遇误解、挫折、困难、打击甚至危机而产生各种委曲、不满、生气、痛苦和郁闷等负性情绪时，不是一味压抑自己或彷徨无措，而是能及时并且恰当地宣泄自己的这些情绪垃圾，恢复情绪的积极状态。三是要培养学生的情绪控制和调节能力。情绪控制主要是指把情绪控制在一定的范围内，不让其发生极端性变化，包括对心境的控制，主要是保持积极愉快的心境，不让烦恼和痛苦等负性情绪主宰自己；对激情的控制，就是不要过度，大喜难免乐极生悲，悲痛欲绝难免伤身，愤怒过度可能会导致攻击性行为等；对应激的控制，就是遇到应激事件时能保持冷静的头脑，不因过度紧张、恐惧而失去理智，酿成更大的灾祸。情绪调节就是个体使自己的情绪发生一定的改变以适应环境需要的过程，可分为对负性情绪和正性情绪的调节。其中，对负性情绪的调节尤为重要，亦即要使负性情绪能正常宣泄并尽快恢复积极的情绪状态。情绪调节还可以细分为生理调节、情绪体验调节、表情动作调节、认知调节和人际调节等。①总之，心理健康教育就是通过情绪能力的培养，使学生能积极地处理好情绪情感问题，保持良好的情绪和阳光的心态，乐观积极地面对人生，心情愉悦地投入到学习和工作之中，并能在生活中感受到幸福和满意。

第三，培养成就动机和专业兴趣。成就动机是个体追求自认为重要的有价值的工作，并使之达到完美状态的动机。成就动机高的人，往往会以高标准要求自己，并力求取得成功。因此，成就动机是激励学生勤奋学习、努力成才的重要动力。大学生要成才，就需要激发成就动机，从社会角度而言，应使每个进入大学的学生都有明确的学习目标，努力成为社会需要的人才；从个人的角度而言，激励自己勤奋刻苦学习，掌握真才实学，才能在将来的职业选择中拥有更好的资本，在竞争中稳操胜券。作为大学生，在大学阶段主要是专业学习，因此，把成就动机与专业兴趣结合起来尤为重要。爱因斯坦说过："兴趣是最好的老师！"如果大学生能把成就动机与专业兴趣结合起来，就能够激发自己内在的学习动力与创造激情，就会以极大的热情投入到专业学习之中，如鱼得水，在大学的知识海洋里尽情畅游，取得优异成绩。相反，一些学生由于各种原因缺乏对专业的兴趣，就容易在学习上不求上进，得过且过，最后导致虚度光阴，浪费了大学的美好时光。因此，心理健康教育也应该从专业的角度出发，引导学生培养对专业的兴趣进而培养起对专业的感情，并在成就动机的激励下学业有成。

（3）增强应对能力

对刚刚走进大学、经历简单、阅历不丰富的大学生来说，如何去适应新的环境，如何应对生活中的挫折、学习中的困难、情感上的迷茫和人际沟通的不顺等，都是人生中必不可少的课题。因此，增强应对能力，是适应新生活和应对新环境、解决新问题的重要途径。对环境的应对能力主要是指心理的适应能力、调控能力和承受能力。

第一，增强心理的适应能力。在 3 种能力中，心理适应能力最为基本。适应与发展是人生的两大主题，人首先适应，然后才能发展。动物是用自己的本能和

---

① 彭聃龄. 普通心理学. 北京：北京师范大学出版社，2004：397

改变自己的方式去适应环境，最后是适者得到进化，不适者被淘汰。人改变了生物进化的适应方式，不仅改变自己，同时也改变环境。因此，皮亚杰把适应总结为两个相反的路径：顺应和同化。正是通过顺应和同化，人与环境由不平衡达到了平衡状态，也获得了新的适应。而正是在这种不断适应的过程中，人得到了发展。大学生进入大学同样也面临着新环境和新问题，因此，也需要通过顺应和同化适应环境的变化，增强学生的心理适应能力，有利于学生尽快地适应新环境和新生活，进入积极有序的学习状态，得到更快更好的发展。

第二，提高心理的调控能力。心理调控能力即心理调节能力与心理控制能力。大学生血气方刚，自我控制能力发展还不够完善，具有不稳定性和冲动性的特点，因此，心理健康教育可以有针对性地传授一些技能和方法，帮助学生提高心理调节能力与心理控制能力，使其在应对环境的变化和新问题时，能把握好自己的情绪与行为，作出正确的判断与选择，避免冲动性行为的发生。

第三，培养心理的承受能力。在 3 种能力中，心理的承受能力最为重要，它相当于心理资本的韧性或复原力。它能使人战胜人生挫折和苦难，并在应对人生困境的过程中变得更加坚强和乐观积极。人的一生不可能一帆风顺，生活总会有各种各样的不如意甚至重大挫折，心理健康教育就是要引导学生正确地对待挫折和努力战胜挫折。首先，要学会正视挫折。应把挫折看作是生活中的正常现象，同时激发起战胜挫折的信心和毅力，以"勇者胜"的精神，勇敢地面对挫折，不轻易退缩。其次，要学会善待挫折。把挫折当作磨炼自己、促进自己成长的"学校"。挫折虽然会给我们带来紧张、焦虑和痛苦，但它也能使我们学到一些正常情况下无法学到的知识和能力，获得平常无法获得的感悟和体验。经受挫折能够锻炼意志、塑造品格、提升能力。在应对挫折的过程中，我们会变得坚强，会更能担当，也会更快地成熟起来。相反屈从于挫折，将会一无所成。

（4）优化气质性格

气质和性格是人格中最重要的构成因素，其中气质是人格中的先天素质，性格是人格的中心品质。

第一，气质的优化。早在 20 世纪 60～70 年代，德国的人本主义心理学家弗洛姆就把气质和性格作为人格的组成因素进行过详细论述，他特别针对日常生活中人们把气质与性格相混同的情况对气质与性格进行了区分。他认为，气质是反应的方式，它是体质上的，是不可改变的；性格在本质上则是个人经验，特别是早期生活经验的产物，是可以改变的，其改变的程度取决于一个人的自知力与新经验的类型。他认为，气质的差别并不能成为进行价值判断的理由，但性格的好坏却具有伦理意义，可以进行道德评价。[①]因此，弗洛姆更重视对性格的讨论。

---

① 埃里希·弗洛姆著，陈学明译. 寻找自我. 北京：工人出版社，1988：66-67

现代神经生理学的研究为气质提供了科学的生理基础，巴甫洛夫的高级神经活动类型说与古希腊时代的希波克拉底提出的 4 种气质类型几乎完全吻合，从而使古代的气质类型学说有了现代的科学依据。现代心理学认为，气质是表现在心理活动的强度、速度、灵活性与指向性等方面的一种稳定的心理特征。一般认为，气质具有更多的先天特征，故无好坏之分，不宜作道德评价，它只是让个体的言行带有某种情绪色彩，而并不直接决定一个人的行为是否具有社会价值。但气质的不可改变性并不是绝对的。无论什么气质，都有积极的一面和消极的一面，尤其是典型的气质类型，其长处和短处都同样明显。在这种情况下，对极端的气质特征的表现进行合理的约束、控制与调整，更有利于人格的完善。生活实践证明，后天的经验或性格对气质具有改造作用。在大学生的气质测量中，也发现混合型气质占绝大多数，这也从一个侧面说明了气质会因后天环境的影响而发生改变。

心理健康教育就是让学生了解气质的生理机制和特点，要让他们明白，气质虽然有先天的生理基础，但也不是绝对不可改变的。气质的优化就是对自己气质积极面的弘扬和对气质消极面的控制与调节。如胆汁质的人保持其果敢性和高效率，但要改变一下自己易怒、急躁、火爆的特点；多血质的人发扬自己的快捷灵敏性，同时要多一点沉稳与安定；黏液质的人保持其稳重和执著，但也要让自己变得灵活利落些；抑郁质的人保持自己敏锐的观察力和细致的特点，但要少一些多愁善感，让自己乐观开朗起来。这样就会变得更容易与人相处，做事也更加有效率和少出差错，同时有利于促进人格的健全与完善。

第二，性格的优化。性格是在先天的基础上后天形成的习惯化的行为模式及对现实和周围世界的稳定态度。性格与社会生活密切相关，可以表现出一个人的品德，并受人的价值观、人生观和世界观所影响，因此，性格是具有道德含义和有好坏之分的。人格形成最主要的就是性格的形成。对性格的形成及其类型，弗洛姆作了详细的探讨。弗洛姆认为，性格是个体早期生活经验的产物。儿童的性格是由其父母的性格熏陶而成，即是在其对父母的性格反应过程中形成的。而父母及其培养儿童的方法反过来又受制于他们所在文化的社会性格。这就使得儿童在家庭中获得的性格具有社会性格的共同特征，从而保证了个体具有社会适应性。从遗传学的角度看，个人性格的形成主要归结于其气质和身体结构受到来自个人和文化的生活经验的影响。人在体质与气质上的差异，使不同的人即使面对同一环境，其顺应和同化的方式和内容都是有差别的，这是造成个体性格差异的原因。但在很大程度上，个人性格也是一定社会和文化模式的产物。对于性格的可变性，弗洛姆认为，"只有作为个人顺应文化模式发展起来的、并且没有扎根于人的性格结构之中的行为和思维习惯，才会在新的社会模式影响下，容易得到改变。另一方面，假如一个人的行为根植于其性格结构之中，那这种行为必然充满活力，并只有随其性格结构的根本改变而随之改变"①。

在心理健康教育中，对学生性格优化的引导要从认识性格特征及其形成原因出发。性格的特点和成因告诉我们，性格是可塑的，是可以为后天所改变的，但要改变根本性的性格特征也是不容易的。在性格的完善过程中，要把自己置身于现实生活的人际关系之中，在与他人、与社会的互动中改善和优化自己的性格，使自己更具有心理的弹性、可接纳性和包容性，既坚持自己的个性，又能够融入集体，得到他人的接纳和欢迎。

总之，由于升学的压力，我国的家庭教育和基础教育普遍存在弱化或忽视学生的人格培养，从而导致部分大学生的人格存在各种问题和缺陷的现象。因此，高校的心理健康教育应特别重视大学生的人格塑造与修复，并把培养健康健全的人格作为提高心理素质的最高层次的价值目标，使大学生人格中的各因素达到有机地整合，提高大学生的综合心理素质，促进人格的健全与完善。

（三）关注个人发展，促进社会和谐

这是心理健康教育的第三个层次，主要的目的是促进人的自由全面发展，并通过个体的发展促进社会的和谐进步。人的全面发展是人的发展的理想追求，也是人要达到的理想境界，是人类及个体始终不渝的追求目标。但个体的全面发展又是与社会发展密切联系在一起的，没有人的发展，就不可能有社会的发展，而没有社会的发展，人的发展也缺乏基础和条件。

1. 充分开发心理潜能，促进人的自由全面发展

心理学研究告诉我们，个人发展是毕生发展与重点发展的有机结合。人既处于毕生发展中，同时也有不同阶段的发展重点和发展的最佳时期。因此，心理健康教育要引导大学生既要坚持毕生发展的观点，把大学的发展看作是人生发展的一个阶段；同时又要立足大学的发展重点，重视大学阶段的发展，认识当前心理发展的任务及自我发展的实际情况，抓住发展优势，明确发展目标，充分利用学校的资源和条件，开发自我潜能，促进自身全面发展。

（1）充分开发人的心理潜能

心理潜能实际上是指个体先天所具有的心理方面的倾向性和潜在发展的可能性，马斯洛把人的潜能区分为人类共同潜能和个人潜能。人类共同潜能主要是共同的人性特征，包括友爱、合作、求知、审美和创造等；个人潜能是指作为个体差异性的潜能，是个人所特有的潜能。人的潜能具有很大的可塑性，它是否能够得到发展和实现，取决于是否得到有效的激发，激发的动能则主要来自于个人与

---

① 埃里希·弗洛姆、陈学明译. 寻找自我. 北京：工人出版社，1988：75-79

环境的相互作用。

第一，认识心理潜能。科学研究发现，人具有巨大的心理潜能。著名的心理学家奥托指出，一个人所发挥出来的能力，只占他全部能力的4%，人类还有 96% 的能力尚未发挥出来。美国学者詹姆斯研究后得出如下结论：普通人只开发他蕴藏能力的10%，即我们只利用了我们身心资源的很小部分。虽然这些观点目前还没有办法证实，但至少它们说明了一个道理，即人的潜能是一座巨大的宝库，还远没有发挥出来。人的潜能还以可借用冰山理论来形容。浮在海面以上的部分，是人的显在能力，即我们已经知道的能力；隐藏在海面以下的部分，是人的潜在能力。人的潜在能力大大超过显在能力。任何一个平凡的人，都存在巨大的潜能，只要他的潜能得到发挥，就可干出一番事业。研究发现，那些被世人称为天才者，为人类作出突出贡献者，只不过是更多地开发了他们的潜能而已。

1983 年，美国哈佛大学心理学教授加德纳提出了关于智力的新理论——多元智能理论。他认为，智力是一种能力或一组能力，这种能力或这组能力可以使个体顺利地解决有关问题或在特定的文化背景中创造时尚产品。多元智能包括这样 7 种智能：言语智能、逻辑-数学智能、空间智能、音乐智能、身体-运动智能、人际智能和自我认识智力。加德纳强调了 4 个方面：一是每个人都同时拥有 7 种智能，并以独特的、复杂的方式共同发挥作用，人们的 7 种智能的发展程度是不相同的，一些人可能在所有方面都很优秀，也有一些人只在某一方面表现非凡，绝大多数人处于中间状态；二是只要大脑正常且有适当的环境条件，大多数人的智能都可以发展到相当的水平，主张构建开放性的教育系统，以利于人的潜能的开发；三是人的各种智力既相对独立又协同作用，任何活动都是各种智力协同作用的结果；四是每一种智力都有多种表现方式，很难找到一个合适的标准来评价人的聪明与否。①多元智能理论为人的心理潜能的开发奠定了切实的理论基础。

人的巨大心理潜能，还表现在对体能的激发上。2011 年 7 月 6 日，浙江杭州某小区一名 2 岁女童从 10 楼突然坠落，31 岁刚做妈妈不久的吴菊萍恰好走到楼下，不顾一切地冲过去用双手接住孩子，致左手臂多处粉碎性骨折，但保住了孩子的生命。②事后有人进行计算，她当时承受的重量为 330 多千克，从物理学上讲几乎是不可能的，但"爱的世界没有力学"。这实际上是由于心理潜能的激发使人超越了体能的极限。加拿大生理学家塞利的生理研究证明，在短暂的应激状态下，人会产生一系列生理和心理反应：促肾上腺皮质激素和糖皮质激素分泌增加，可增强机体对有害刺激的耐受力；血液重新分配，内脏血管收缩，肌肉血液增多，使肌肉强健有力；心跳加快，心脏血液输出量增加，肝糖原及脂肪分解，使血糖升高，游离脂肪酸增加；交感神经系统兴奋性增强，使注意力集中，反应

① 孙小利，孙枫梅. 多元智能理论综述. 科教文汇，2009（上旬刊，8）：8
② 最美妈妈吴菊萍事迹. http://ggw.wuxing.gov.cn/art/2013/7/12/art_4707_37936.html［2013-07-12］

敏捷等，一系列的生理变化为机体应对紧急情况提供了充足能量，使其能及时处理应激事件。

无数的生命奇迹也告诉我们，人具有极大的可开发的生命潜能。人的生命在极端恶劣的环境中，能利用仅有的生命资源，来延缓生命。2008 年 5 月 12 日的汶川大地震中，就有很多这样的奇迹。从理论上说，在没有食物和饮水的条件下，人类的"生存极限"是 72 小时。但地震中，这一极限一次次被打破，一些人甚至创造了生存 100 小时以上的"生命奇迹"，其中最高纪录是被困于一座矿山上的王春邦，他在地震发生 164 小时后获救。这些被困 100 多小时的幸存者最大的特征是都从某一方面获得了独特的精神力量。[①]也就是说，对于这些生还者，获救的根本是来自于精神力量的支撑，这就是一种巨大的心理潜能。

第二，开发心理潜能。以上理论和实例说明，一方面，人的潜能是多样的，其表达的方式也是不一样的，或者说每个人都有自己不同于他人的潜能可以进一步开发；另一方面，人的许多潜能是现在还认识不到的，它只有在特殊的情景下才会被激发出来。因此，积极尝试，勇于探索，不断挑战自我，人的潜能就容易被发现和发掘出来。心理健康教育就是要让学生进一步了解自己，发现自己的多方面潜能，多角度开发自己的潜力，使自己能以丰富的方式表现出特有的天赋和潜能。开发心理潜能的方式很多，每个人都可以根据自己的特点选择最适合自己的方式和方法，下面是几种常用的方式。

1）通过积极方式开发心理潜能。积极心理学告诉我们，每个人都有积极向善的本性，每个人都蕴藏着积极的力量和积极的品质，通过积极的方式可以把人的心理潜能激发出来，从而使人具有巨大的能量，去完成自己本以为无法实现的事情。积极的方式主要有：一是积极的支持鼓励。这是对人的积极肯定、赞赏和支持，积极的鼓励可包括自我鼓励和社会、他人的鼓励。前者来自于自己对自己的肯定、激励，是个人的内部动力；后者是来自于社会、组织、群体、他人的直接表扬、赞赏、鼓励和支持，或者是一种激励人积极向上的环境氛围和人际关系。无论是哪种积极的鼓励，都能调动人的主动性、积极性和创造性，焕发人的精神面貌，鼓舞人的志气，使人的心理力量得到增强，人的智能得到开发，人的体能也得到唤醒。二是积极的心理暗示。主要是通过调动人的潜意识力量，来开发自己的心理潜能。即通过使用一些潜意识能够理解、接受的暗示性语言，如对自己说"我能行""我一定能做到"等，来调动自己的潜意识中的能量，鼓励自己积极行动，帮助自己达成愿望或完成行为目标。这种积极的自我暗示的良好效果已经越来越被人们所认识，并应用于生活实践之中。如运动员在比赛前的积极心理暗示就很有效，并屡试不爽。

---

① 新华视点：回访"生命的奇迹"．时政频道，新华网．http://news.xinhuanet.com/newscenter/2009-05/05/content_11317720.htm［2009-05-05］

2）通过自信训练激发心理潜能。对缺乏自信或信心不足的人来说，通过言语、行为、团体合作等进行有效的自信心训练，可以增强他的信心，激发他的力量。现在社会流行的所有成功励志的活动与训练，绝大部分都是通过积极鼓励等方式，激发人的自信心和自尊心，从而达到激励人和鼓舞人的目的。当一个人的自信心增强时，他就会相信自己能够做到那些曾经让他畏惧的事情，也敢于追求自己曾经不敢奢望的目标，这时，他就会产生强大的精神动力和进取激情，不畏艰险，不怕失败，克服一切困难和排除一切障碍，去实现自己的理想和目标。

3）通过激发动机挖掘心理潜能。动机是行为的内驱力，它对行为具有激活、指向、维持和调整的功能。动机总是指向一定的目标，并为实现目标提供原动力。因此，激发人的动机，也能开发人的心理潜能。在人的各种动机中，提高成就动机是激发心理潜能的最有效的方式。美国心理学家阿特金森认为，高成就动机的人更有可能维持高的动机水平，他们往往具有高度的责任感，愿意接受具有一定难度的挑战性任务，并常常以旺盛的精力、采取新的办法创造性地完成任务。戴维·麦克利兰则认为，具有强烈的成就需求的人对工作的胜任感和成功也有强烈的要求；他们敢于冒风险，但又不盲目冒险；能克服困难、解决难题、感到奋斗的乐趣；渴望将事情做得更为完美，会提高工作效率，并获得更大的成功；他们喜欢长时间、全身心地工作，并从完成工作中得到很大的满足等。总之，成就动机可以使人的心理潜能得到激发，使人取得更大的成功。戴维·麦克利兰的研究还发现，教育和训练等能提高学生的成就动机，而成就动机对社会的经济发展有积极的促进作用。[①]因此，心理健康教育完全可以通过激发学生的成就动机，并引导他们把自己的成就动机与社会发展结合进来，设立切实而又远大的目标，积极追求自己的理想抱负，充分发挥自己的才智，最终达到自我实现的境界。

4）通过提高学习效能开发心理潜能。学习效能感来源于班杜拉的自我效能理论。学习效能感是个体对自己学习能力的信念和学业成就能力的一种主观评估。[②]学习效能感是学生学业成就的重要影响因素，同时也是激发心理潜能的重要途径，甚至提高学习效能的过程本身也是潜能的激发过程。而要提高大学生的学习效能感，要从以下方面入手：一是要对学生积极关注。教师要有一双慧眼，看到学生的积极面，善于发现学生的优点和长处，不仅从大的方面看到学生的优点，而且也从细微之处发现学生的长处和值得肯定的地方，并及时给予表扬和鼓励，提高学生的自信心和自豪感。二是要引导学生体验成功感。成功不一定是巨大的，它可以是回答一个问题，解决一个难题，完成一次作业，取得考试的好成绩等，学生的点滴进步，都可以使其体验到成功的喜悦，而这种喜悦的心情会鼓舞

---

① 时蓉华. 社会心理学. 上海：华东师范大学出版社，2007：273-275
② 赵琨. 论学习效能感的相关影响因素及培养策略. 徐州师范大学学报（教育科学版），2010（2）：20

他的学习热情，开启他的智慧之门，激励他的心理潜能，使其提高学习的兴趣。三是引导学生掌握适合自己的学习方法。向学生传授必要的学习策略，引导学生找到适合自己的学习方法，增强学习能力，就可以达到事半功倍的学习效果，也能较大程度地提高其学习效能，并充分发挥自己的聪明才智。

总之，心理健康教育在承认学生个别差异的基础上，相信每一个学生都有自我发展的潜能，并通过各种方式和方法激发学生开发心理潜能，促进学生的全面发展。

（2）促进人的自由全面发展

人的自由发展与全面发展是马克思主义关于人的发展的基本观点，自由全面发展是马克思主义关于人的发展的本质特征，马克思和恩格斯始终将人的全面发展和人的自由发展视为"人的发展"问题的两个不可分割的方面进行整体思考，因此，自由发展与全面发展虽各有内涵，但又具有统一性，并相互影响和相互促进。

第一，自由发展的内涵。马克思和恩格斯在很多地方都论述过关于人的自由发展问题，总结起来，人的自由发展的内涵主要有以下方面。

1）人的生命活动的自由。马克思认为人的生命活动与动物的生命活动是不一样的，动物与它的生命活动是直接同一的，即它就是生命活动本身。而人则把自己的生命活动变成了意识和意志的对象，人的生命活动是有意识的，正是这一点把人与动物区别开来了。因为人的活动是有意识的，所以人是类的存在物，同样正是由于人是类的存在物，所以人的活动是有意识的活动，二者是互为因果的。马克思认为，人的类特性是自由自觉的活动，也就是说人的生命活动的特性是自由的和自觉的。①首先，这种自由自觉的活动是出自于个人的自觉意愿和需要，而不是出自外力的强迫或生活所逼；其次，这种活动是他的内在本质的确证，能够反映他的内在追求，并使他的需要和兴趣得到满足；最后，在这种活动中，人能够认识和掌握客观规律和对象的尺度，并在活动中实现对现状的超越。②

2）人的个性发展的自由。马克思认为，人的发展的最高成果是自由个性的形成。自由个性有三层含义：一是独立性。个性的自由发展的前提就是人是一个具有独立性的个体。个性自由的实现必须以人的独立人格为前提。从个体而言，具有独立人格是人的发展的必然结果。当人作为个体离开母体时，人的独立性就开始了。从独立的呼吸、吞咽开始，到独立地行走、说话，再到独立地从事各种各样的活动直到最终会挣脱一切樊篱，成为独立的个体，成为他自己。人的独立性表现在：人不依赖于任何其他人就可以独立地在一定的时空内活动，并独自地进行着新陈代谢，以及与环境的物质、能量和信息的交流与交换。此时，他不是任

---

① 马克思. 1844 年经济学哲学手稿. 马克思恩格斯全集（第 3 卷）. 北京：人民出版社，2002：273
② 李炳炎，向刚. 马克思关于人的发展理论的内涵和逻辑. 改革与战略，2010（5）：29

何其他人的附属品，他与所有自己凭借过的人相分离，唯有实现这种分离，他才能成长为具有真正的独立人格的主体人。二是自主性。这是独立性的表现和确证，也是对依赖性的扬弃。马克思和恩格斯都很重视人的主体性和自主性，在《德意志意识形态》中把"主体的活动"称为"自主活动"；恩格斯还指出，随着社会主义制度的建立，自主性意味着"人终于成为自己的社会结合的主人，从而也就成为自然界的主人，成为自身的主人——自由的人"①。人的自主性意味着，人可以不屈从于外在的目的和外界强加的限制和压力，自己支配自己的发展，是主体的自觉、自愿、自主的发展，也是把人本身作为目的的发展，人可以自由地展示他个人的本性，张扬自己的个性，并追求自我的实现。三是独特性。独特性是个体所具有的区别于其他个体的个性特征。它具有唯我性、不可重复性、不可取代性等特点。每个人的遗传基因都是独特的而与他人相异的，即使在相同的社会环境中，由于其内在的独特性，决定了他是按他的方式去应对环境和内化社会要求，这就造成了人与人的差别，造就了独特的个人。这种独特性表明，每个人都是独一无二的个体存在，都是与众不同的。无论多么相像的两个人，比如，同卵双生子，也是有差异的，在这个世界上只有一个"他"。因此，一个人最好的表现就是做好他自己。在他的生命历程中，他最应该做的就是做自己的主人，成为一个他想成为的人。尊重一个人来自生命本原的选择，是我们对人的尊重的最高境界。

第二，全面发展的内涵。人的全面发展是马克思和恩格斯关于人的发展的根本观点。人的全面发展的内涵包括以下几方面。

1）人的全面发展是指人性的全面发展。马克思和恩格斯认为，人性包括自然属性、社会属性和精神属性，人的全面发展就是人性的全面发展。首先，是人的自然属性的发展。人通过自己的生产活动，把自己与动物区别开来，而生产越是发展，生产力水平越高，就意味着人离动物越远，人的自然属性的发展，就是指人越来越用文化改造自己的自然本能，使人的自然本能拥有更多的文明烙印，越来越远离兽性而具有人性。其次，是人的社会属性的发展。人的社会属性存在于生产活动所产生的社会关系中，因此，人的社会属性的发展体现在：一是生产活动成为人的生命本质的活动。人越来越摆脱把生产活动作为谋生的手段而变成体现人的生命本质的活动，变成自由自觉的活动，变成促进人的发展的活动。二是社会关系的全面丰富。在自由自觉的生产活动中，人与人之间结成广泛的经济关系、政治关系、法律关系、伦理关系等，并摆脱异化的状态，成为社会关系的主人，人与人之间平等、友爱、互助、和谐。三是人的精神属性的发展。人的精神属性是人的意识、思维、理智、思想等心理和精神层面的东西，受人的自然属性和社会属性所制约，并随着它们的发展而不断丰富，但人的精神属性的高度发

①　恩格斯. 社会主义从空想到科学的发展. 马克思恩格斯选集（第3卷）. 北京：人民出版社，1995：760

展，又可以反过来影响人的自然属性与社会属性，使人的自然性与社会性向着更美好的方向发展。

2）人的全面发展是指每个人全部才能的发展。恩格斯在《在爱北斐特的演说》（1845 年）中首次提到人的"全面发展"，并把全面发展理解为是人的全部才能的发展。在《共产主义原理》中，恩格斯进一步指出："根据共产主义原理组织起来的社会，将使自己的成员能够全面地发挥他们各方面的才能，而同时各个不同的阶级也就必然消失。""使社会全体成员的才能得到全面的发展——这一切都将是废除私有制的最主要的结果。"①这里的各方面的才能是指人的全部的感知觉、思维和愿望、爱等各个方面显示出来的才能，它们的有机组合就构成一个"完整的人"。

3）人的全面发展既是每个人的全面发展又是全体社会成员的全面发展。从个人角度而言，人的发展是个体的各方面的才能，即人的智力与非智力方面的才能的全面发展，是人的社会关系的全面丰富，是人的精神世界的丰盈充实；从社会角度看，人的发展是全体社会成员的全部才能的发挥、需要的满足、人际的和谐和精神的富有。即人的全面发展不是指部分人，而是全体社会成员，是所有的人的解放和全面发展。总之，人的全面发展不仅仅是个人的，更是全体社会成员的，没有全体社会成员的全面发展，个人的全面发展也会受到限制；而没有个人的全面发展，也就谈不上全体社会成员的全面发展。

第三，自由发展与全面发展的辩证关系。人的自由发展和人的全面发展是辩证统一的，它们相互依存、相互制约和相互促进。

1）自由发展是全面发展的前提和基础。人的自由是人的发展的前提和基础，如果人被剥夺了基本的自由权利，也就无从发展。因此，人的全面发展必须以自由发展为前提。马克思和恩格斯在《共产党宣言》中甚至把个人的自由发展看作是实现一切人的自由发展的条件。从现实的意义上而言，一个人只有能自由支配自己，才有可能在不违背社会的情况下，根据自己的兴趣、爱好、特长、理想和目标来发展和丰富自己，最终实现自我的全面发展。而根据马克思和恩格斯的意思，只有到了共产主义社会，人才可以自由地支配自己，那时人的劳动才是真正的、自由的劳动，而只有在自由劳动的条件下才能实现全体社会成员的全面发展。他们还认为，自由时间与人的全面发展有直接的关系，自由时间是"使个人得到充分发展的时间"，而正是社会生产力的发展，使资本主义生产提高了劳动效率，缩短了必要劳动时间，才为社会成员全面发展创造大量可以自由支配的时间②，从而使人自由地发展自己的兴趣、爱好，增长自己多方面的才能，促进人的全面发展。可以说，没有人的自由发展，人的全面发展就根本不可能实现。

---

① 恩格斯. 共产主义原理. 马克思恩格斯选集（第1卷）. 北京：人民出版社，1995：243
② 庞世伟. 论"完整的人"——马克思人学生成论研究. 北京：中央编译出版社，2009：56-57

2）全面发展是自由发展的目标和归宿。人的自由发展最终是以人的全面发展为目标和归宿的。概括地说，人的全面发展就是人的素质与能力等的全面发展，也是指人在德、智、体、美、劳等诸方面的充分发展与普遍提高。人的自由发展，追求的就是人自身的潜能得到开发，人的各方面的能力得到培养，人的素质得到全面提高，人的本质力量得到体现，最终实现的人的全面发展。而人的全面发展又反过来成为人获得自由的一个重要条件。一个人具有全面的知识和能力，才能认识规律和驾驭必然，达到自由的境地。就二者的关系看，通过个人的全面发展，掌握了多方面的才能，获得了全面的素质提高，从而造就了个人的"全面性"；通过人的自由发展，丰富了人的个性，突出了人的特殊才能和兴趣特长的发展，从而产生出自己的"独特性"。二者相互促进，推动着人的自由全面的发展。[①]

3）自由全面发展是人发展的最高境界。追求人类彻底解放，实现所有人的自由全面发展，是马克思和恩格斯终生奋斗的社会理想。在共产主义社会依然遥遥无期的情况下，所有人的自由全面发展至今仍是一种理想和期望，但并非说它没有任何现实性。从人的发展的远景看，人的自由全面发展是人所追求的理想目标和最高境界；从人的发展的现实看，可以把人的自由全面发展理解为一个逐步实现的过程，正是在追求理想目标的过程中，人的自由全面发展才得以逐步实现。就社会个体而言，人的自由全面发展是一个无止境的过程。在现实生活中，一个人不能脱离生活的束缚和条件的限制，完全按自由的意愿发展自己。当今的人们也依然有谋生的压力，发展的条件也并不完全具备，还受许多主客观因素的限制，但只要我们有自由全面发展的远景，同时尽可能地把这种远景化为现实中的一个个目标，我们就能创造条件，抓住时机，逐步实现这些目标，最终会让自己获得理想的发展；我们同样也可以充分利用闲暇时间，来关注自己的内心需求和梦想，发现自己的潜能与兴趣爱好，并成全自己的这份心灵的自由追求，让自己在紧张的工作和生活之余，获得身心的放松与精神的休憩，也让自己在喜欢和热爱的事业与爱好中充分发挥自己的才华，成就自己的梦想。当我们的一个个目标和梦想实现时，也就一步步靠近了自由全面的发展。就社会全体来说，人的自由全面发展是一个逐步实现的客观历史过程。一方面，科技的进步和社会的发展，使人类的生活发生了翻天覆地的变化，整体地提升了人的生活水平与生活质量，使人拥有越来越多的空余时间和良好的物质条件，为人的自由全面发展奠定了必要的基础，但另一方面，由于社会的物质财富还不是极大丰富，还不能满足每个社会成员发展的需要，许多难以抗拒的主客观因素也在制约着人的合理追求，限制着人的发展，这就使人的自由全面发展充满了艰辛和阻力。但同样的道理，只要社会有美好愿景，不断创造良好的发展条件，引导每一个社会成员努力追求自

---

① 徐春. 人的发展逻辑：从自由发展到全面发展. 晋阳学刊，2007（2）：35-36

身的发展，就能促进个人的自由全面发展，并最终达到社会发展的目的。

人的自由全面发展也是心理健康教育的重要目的。即心理健康教育就是开发学生的心理潜能，保证学生个性的自由发展和促进学生才能及心智的全面发展。高等学校作为培养高级人才的地方，有雄厚的师资力量，先进的科研设备，丰富的教学资源和良好的学习条件，学生在这里可以得到最好的教育，并可以充分利用学校的丰富资源，不仅能掌握扎实的理论知识，获得科学实验和科学研究的训练，同时也会得到各种实践锻炼的机会，可以发展自己各方面的才能；不仅学会做事的本领，也能学到做人的道理，提升自己与人交往的能力。因此，这不仅是每个学生的才能的全面成长，也是全体学生的生理的、心理的、社会的和精神的各个方面的良好发展，是其自然、社会和精神属性的全面彰显和丰富表现。

2. 在个人发展与社会发展的统一中实现社会和谐

个人与社会的密不可分与相互依存的辩证关系，决定了个人发展与社会发展是相辅相成的。心理健康教育要引导学生建立起个人发展与社会发展相统一的整合发展观，突破狭隘的个人发展的观点，而使个人发展与社会发展紧密结合起来，在个人发展的同时，促进社会的进步，发挥出个人发展的社会价值。

（1）社会发展为个人发展提供基础和条件

社会为个人发展提供其所需要的精神支持、制度保证和物质条件。马克思认为，个人发展是与社会发展水平相适应的，在不同的社会形态下，人的发展水平也是不一样的。在私有制社会中，人只能得到片面的发展，只有到了生产力高度发达、物质极大丰富、消灭了私有制乃至社会分工的共产主义社会，才能最大限度地实现人的自由全面发展。[①]

在共产主义低级阶段的社会主义社会里，虽然没能完全消灭私有制，也不具备完全实现人的自由全面发展的条件，但以社会主义公有制为主体的经济制度、人民大众共同富裕的政治抱负，以及全心全意为人民服务的道德理想，保证了我国社会主义的根本目的是为了人民大众，并努力创造条件促进人的自由全面发展。以人为本的科学发展观更是为人的自由全面发展的实现提供了现实可能。首先，科学发展的本质内涵是"以人为本"，也就是高举重视人、关心人和成全人的旗帜，以实现人的自由全面发展为目标，坚持从人民群众的根本利益出发谋发展，切实保障人民群众的经济、政治和文化权益，通过构建和谐社会和创造先进文化，为实现人的全面发展提供精神支撑。其次，不断推出和进行的政治改革，党的一系列保障民主、自由和个人权利的方针、政策和法律法规，在坚持一元价值观主导的前提下对多元价值观的包容与尊重，为个人的自由全面发展提供了制

---

① 张志勇. 人的个性发展的哲学反思及其中国问题. 江汉论坛，2011（2）：58

度保证。最后，落实科学发展观，实现我国经济、政治和文化的协调、可持续发展，可以使我国生产力水平迅速提高，在保护生态环境不受严重破坏的前提下，促进经济的快速发展，不断满足人民群众日益增长的物质和文化需要，让社会发展的成果惠及全体人民，为实现人的自由全面发展创造物质基础。

（2）个人发展是社会发展的前提和目标

社会是由个人组成的，没有个人的发展，社会的发展只能是一句空话，社会的发展体现于每个社会成员的发展之中，并以个人的全面发展和全部人的解放为目标。个人的全面充分发展，会推动社会的进步，社会发展实际上是个人发展合力的结果。

第一，生命的存在是社会存在的前提，每个人的自由发展是一切人自由发展的条件。马克思和恩格斯指出："全部人类历史的第一个前提无疑是有生命的个人的存在。"[1]他们是从个体人的存在出发来阐明社会存在与历史发展的。没有人的存在，也就不可能有人类社会的存在，人类个体自身发展的过程，也是人类整体创造历史的过程。马克思和恩格斯在《共产党宣言》中还指出，共产主义是这样的联合体："在那里，每个人的自由发展是一切人的自由发展的条件。"[2]即把个人的自由发展看作是实现一切人的自由发展的条件，也就是说，一切人的自由发展都是以每个人的自由发展为前提的，社会必须使每一个人都得到自由发展，社会一切人的自由发展才能实现。从而看到了个体社会成员的发展对全体成员和整个社会发展的作用和意义。

第二，实践活动是人的本质的存在方式和实现途径。马克思说过，人的类特性就是自由自觉的活动。人的这种自由自觉的生产劳动也是人的生命的活动，人是在这种活动中，获得了生命的本质。活动还产生了交往，使人们结成广泛的联系，也展现了人的社会关系的丰富性和全面性，并在社会关系中获得了人性的发展；同时通过与他人结成复杂的社会关系，使社会变得丰富起来。所以他说："在其现实性上，人是一切社会关系的总和。"人在生产劳动和社会活动中，不仅为社会创造着物质财富和精神财富，直接促进社会的发展；同时也通过创造自己本身，使自己获得具有丰富的经验、多方面的才能、人生的智慧和精神的寄托，亦即获得人的全面发展和社会进步的双赢结局。

第三，社会发展以个人发展和生活幸福为最终目标。社会通过科学技术发展极大地提高生产力水平，从而为个人的发展提供越来越好的基础和条件；同时社会发展也通过创造物质和精神财富，满足人们不断增长的物质和精神的需要，为人们创造幸福生活；社会发展的目的就是让社会的每个人都得到解放，都获得自身的自由全面发展和过上舒心幸福的生活。

---

① 马克思，恩格斯. 德意志意识形态. 马克思恩格斯选集（第1卷）. 北京：人民出版社，1995：67
② 马克思，恩格斯. 共产党宣言. 马克思恩格斯选集（第1卷）. 北京：人民出版社，1995：294

（3）个人发展与社会发展相互促进，最终达到社会的整体和谐

从根本上说，人的发展和社会发展并不矛盾，它们是内在统一、相互促进的。社会发展既是个人发展的基础，也是个人发展的前提条件；个人发展既是社会发展的价值指向，又是社会发展的具体表现，更是社会发展的必由之路。

第一，社会发展促进个人发展。社会的发展归根结底取决于生产力的发展，社会通过生产力的提高促进社会生产的发展，创造了大量的物质财富和精神财富，不仅保证社会成员生活富足，也为他们的智力和体力获得充分自由全面的发展提供条件。随着生产力水平的不断提高，人们得以从旧式社会分工的束缚中解放出来，人的主体性、创造性在生产中得到前所未有的发挥，人的潜能也得到充分的挖掘，人的自由个性得到充分彰显，人的精神需要也得到不断的满足。

第二，个人发展促进社会发展。个人的发展也会对社会发展有促进作用，社会发展需要每个社会成员的共同努力。当人们运用自己的聪明才智和创造性才能，积极参与到社会的政治、经济和文化建设之中时，不仅自身得到了良好发展，自我的价值得到实现，也在为社会创造出物质财富和精神财富，为社会作出积极贡献，从而促进社会的发展。

第三，实现人的发展与社会发展相统一的社会和谐。从个人视角看，社会和谐即人与自然、人与社会、人与他人、人与自身四位一体的和谐，这种全面的和谐体现于人的身上就是心理的和谐，这是心理健康的基本保证；从社会的视角看，社会和谐是社会内各组成要素的协调和谐地发展，以及社会成员的自由全面发展。社会内各组成要素的和谐是指政治民主昌明、经济持续发展、文化健康繁荣、社会稳定有序、人民安居乐业，整个社会上下一致，内外安定，而这一切又是靠人的自由全面发展来实现的。因此，只有将社会发展和人的发展两个历史过程有机统一起来，使两者步调一致，相互促进，社会为人的自由全面发展营建和谐有序的社会环境与自由宽松的心理氛围，制定切实可行的发展内容，促进个体的健康发展，个体通过个人发展为社会发展添砖加瓦，维护社会的稳定与安宁，最终整体的社会和谐才一定能够变成现实。[①]总之，社会整体和谐既是个人发展与社会发展的基本保证，又是个人发展与社会发展的最终结果。

（四）领悟生命意义，促进价值实现

这是心理健康教育价值目标的最高层次。它是其他 3 个层次目标充分实现的结果，也是 3 个层次目标实现后的人生境界的提升，其主要的目的是让人领悟到个体的生命意义，实现自我的生命价值。

① 金建萍. 人的发展与社会发展的内在统一性刍议. 兰州大学学报（社会科学版），2010（2）：149-155

1. 拥有生命的尊严

拥有生命的尊严是生命存在的自然价值的体现。人的生命存在是人的一切活动的前提。也就是说，人的肉体生存是人所有其他活动得以展开的前提条件，而人来自于自然界，依存于自然界，人与自然界的关系是要确定的第一种关系。从类的意义上而言，人是大自然的产儿，人作为自然界生命的最高形式，经过亿万年的优胜劣汰，成了地球生命的佼佼者，并遥遥领先于其他的生命物种，成为地球的当然主人，因此也就自然地拥有最高的生命价值（当然这种生命价值不只是权利，更应该是责任）。从个体的意义上而言，人类社会的发展已经给人创造了比较完善的社会形态和法律制度，使人一生下来就自动地取得了自然人的资格，从而也具有了作为人的尊严，应该得到社会及每一个他人的尊重。

人的生命的尊严就是生命存在的自然价值，即人的存在的自然性。这种自然性是人的生命本身具有的，它是自然获得的，不需要任何理由，也不是外部世界给予的。只要他是一个生命体，就自然获得做人的尊严。然而，人的生命的存在并不是虚空的，它既是实体，也是精神。用舍勒的话来说，人就是生命冲动和精神本质的统一。[①]而按照马克思的说法，作为生命存在的确证，应该是在人的全部感觉中获得对人的自我的肯定，是人的所有本质力量的对象化。人可以摆脱一切物质的缠绕与社会的束缚，在最本真的、自然的层面肯定自己的存在价值，获得自己生命存在的真谛，这就是生命存在的自然价值。但人的生命存在的自然价值并不与人的其他特性相分离，相反，只有单纯的自然性的个体是无法生存与发展的。人的生命存在的自然价值主要体现为以下方面。

（1）人是有欲望需要的肉体组织

人是生物进化的结果，人是灵长类动物的近亲。人来自于动物决定了人本身也是活生生的生命体，它遵循着生物活动的规律，具有动物所具有的基本属性，因此也就具有本能的欲望。古人云："食色，性也。"获得食物和满足性欲是人最本能的欲望。马斯洛把人的基本需要划分为 5 个层次，分别是生理需要、安全需要、爱与社交需要、尊重需要和自我实现的需要，并把这些需要划分为两大类别，即缺乏性需要和成长性需要。他认为，生理需要、安全需要属于缺乏性需要，爱与社交需要、尊重需要和自我实现的需要属于成长性需要。从自然人性角度而言，生理和安全的缺乏性需要是最先需要满足的，如果没有这两个需要的满足，人的机体就会受到损害，而长期的机体损害不仅危害身体健康，而且也会带来心理问题或心理疾病。因此，满足人的最低层次的需要，是尊重生命的第一步，也是人自身得以存在与发展，以及种族得以延续和传承的前提条件。在这一基础上，人才会产生更高层次的需要。

---

① 刘放桐. 新编现代西方哲学. 北京：人民出版社，2000：387

（2）人是一个完整而独立个体

人作为个体，是独一的也是完整的。这种完整性在于，人的生命是一个完美的自组织系统。"人体生命系统是以自我繁殖、自我代谢、自我调控为基本特征的生命过程，也是一个自组织的过程。"医学细胞生物学揭示，人体是一个开放的复杂巨系统。人体生命作为一个自组织系统，它本身必须是开放的，同时也是在开放的环境中进行自创生、自选择、自复制、自生长与自适应等自组织活动，否则，人体系统就无法与外界进行物质、能量、信息的交流与交换，也就不可能进行自组织。①人体还是最完善的自组织系统，它具有比一般生物系统更精确、更自主、更高效的自组织能力。正是由于人的生命系统的自组织性，使得生命个体具有完整性和独立性。任何个体都是一个完整而独立的自我，人的生命系统完全可以独立地适应不同的环境，并在不同的环境中完成自身的一切。人的自组织和自修复能力不仅仅存在于人的身体，也存在于人的心理和精神领域，即人同样具有很强的心理和精神的自我修复能力和创伤医治能力，只是有时候这种能力被忽视或遮蔽了，需要另一个人帮助他发掘出来。这就是心理健康教育，尤其是心理咨询的意义所在。

（3）人的生命是有限与无限的统一

首先，生命是一种有限的过程，它只能在一定的时空中存在。以前，科学家认为人类生命的极限为120岁，无人能够超越这一界限。现在的研究人员发现，随着物质条件的改善，人类最大寿命正在稳步地延长，而且没有一定的限制，生命科学的诞生也使人的寿命可以通过科技的手段得以延长。然而，即便如此，也无法否定人的生命的有限性。无论一个人多么注重养生，也无论科技多么发达，它可以延长一个人的生命，却无法使一个人在时空中获得永生，避免死亡。因此，生命是有限的，只是这种有限性对个体而言不能精确知道。因为每个人可以活多久，不仅与人的寿命有关，更与个体对待生命的态度和作出的行为有关。人在生命的旅途中，虽然不知道终点在何处，但却能感受到生命的步履匆匆。正因为生命的有限，才让人倍加珍惜，它提醒每一个人都要爱护自己的身体，善待自己的生命；而正因为生命有无限潜能，因此，要激发人的潜力，发掘他的内在力量。用心呵护生命才能让生命延长，不仅要延续生命的长度，更要让生命有质量，在有生之年获得人生的最大幸福和实现最丰富的生命价值。

生命化的心理健康教育，就是要培植人对生命的珍爱，让每一个人都有对生命权利的尊重，有过更有尊严的生活的意识，有成全生命完满的追求，有对更美好未来的期待，能在社会中实现生命的价值。而积极、健康、正确的生命观和生命意识，还可以激发整个社会的向善力量，于个人而言，是对自身生命的倍加珍

---

① 陈在春，刘祥荣，王大文. 人体生命系统自组织机制研究初探. 系统辩证学学报，1996（4）：65

惜，对生活充满热爱；于他人而言，是通过爱心、善意帮助每个处于人生危机中的个体，扭转他们的命运，恢复他们对生活的信心；于整个社会而言，则有助于建立起和谐的社会关系，鼓励大家共同努力，创造条件去改变社会面貌和不同群体的命运，促进整个人类的幸福。

2. 创造生命的价值

创造生命的价值主要是实现生命存在的社会价值。而人的社会价值体现于人的社会关系之中。从主客关系而言，人的社会价值体现在，个体作为客体对社会关系中作为主体的他人（包括个人与群体）、社会（包括组织与社会整体）和自我（即个体自身）的价值；从内涵来说，人的社会价值是指个体对社会作出的物质、精神等方面的贡献或产生的积极影响和效用。但生命的价值又不仅仅只是人作为客体的价值，还有人作为主体的价值，即得到社会与他人的尊重与满足。因此，人的价值体现为客体价值和主体价值的统一。具体表现在以下方面。

（1）对社会的贡献

人的生命价值最本质的表现是为社会创造价值。从个人对社会的意义上来说，人的社会价值就是指个体对自己所处的整个社会需要的满足，在经济、政治、文化、社会和生态文明建设中具有积极的意义，对维护社会稳定、促进社会进步起积极作用。简单地说，就是做有利于社会的事，为社会做贡献，这体现了人的生产性或创造性的价值。个人实现自己社会价值的途径主要有两个：一是通过职业和工作为社会创造物质与精神财富，或维护社会的稳定与良好秩序。在现阶段的社会中，人人都必须通过从事一定的职业，才能获得自己的生存与发展所需的物质资料，因此，职业活动是个人对社会作贡献的主要途径，人在为社会、为一定的集团和组织工作的同时也得到一定的回报，以满足自己的需要。二是通过非职业行为为社会增益，如从事一些公益活动、志愿活动及一些社会道德行为等。一些人在职业行为之外或者还不具备从事职业工作的能力与资格之时，可以根据自己的条件与能力为社会作贡献。比如，慈善事业、群体性的志愿者活动和个体性的义工，还有日常生活中的助人行为等，他们也在不计回报地为社会作贡献，从而满足社会及他人的不同需要。

理论上，我们主张一个人对社会的贡献越多越好，但实际上，我们并不能完全按量的大小来评价一个人价值的大小。在评价价值大小的问题上，动机与效果两者都是必要的。价值不仅取决于效果，也与动机密切相连。在特定的条件下，更重要的应该是看动机，看一个人的努力程度，看一个人的付出与他所拥有的多少。由于人的能力差别或者条件的不同，每个人对社会的实质性贡献是不一样的，但它的意义是相同的。即只要对社会有贡献，它就具有社会的价值。从物质方面而言，个体对社会的贡献是可以量化的，可以分出贡献的大小；但从精神层面看，却难以衡量。如一个道德楷模，他对世人的影响是难以估量的，对此，我们只能做质的评价，而无法进行量的比较。因此，从价值观角度而言，对社会的贡献并不在于贡献的大小，而在于是不是尽心尽力。人的能力有大小，条件有优劣，境遇有好坏，但只要是在自己力所能及的范围内尽心尽力去做有益于社会和大众的事，就是对社会有贡献，就表明自己的生命是有价值的，自己的人生也是有意义的。

（2）对他人的帮助

人类是群居动物，人类是在人与人的互助中发展起来的。作为个体而言，既是在人与人的互动中成长和发展，也是在与别人交往和相处中度过自己的一生。"人人为我，我为人人"，是日常生活中人与人交往的常态和基本原则。每个人在刚刚出生的时候都很弱小，需要他人的照顾和关爱，也是在获得他人的帮助中才能长大成人。在成长过程中，我们逐步增长和提升自己的能力，成为独立和自主的个体，这时我们不仅可以照顾自己，同时也可以帮助别人。人生在世，我们享受着别人提供的物质和精神资料，同时也应该给他人提供其所需要的物质和精神资料。这种相互的提供和享受并非一定是以直接的个体对个体的形式实现，或者不一定是你帮了我，我也为你提供同样的帮助。"滴水之恩涌泉相报"是必要的，但是"你帮我，我帮他"更是社会常态，因为这种"爱的传递"体现了社会上人与人之间友爱互助的良性循环。它可以使人有需要的时候就可以得到及时帮助；同样，在别人需要帮助的时候，大家都应该理性而又充满爱心地出手相助。社会只有形成了人与人之间友爱互助的良好氛围，才可能变得越来越美好；人们也能够在帮助他人中体现和实现自己的价值。并且，对他人的帮助，不仅仅只是显示了自己的生命价值，更在于它还彰显了人性的善良，焕发了人性的光辉。

（3）对自我的满足

对自我的满足，既包括物质方面的满足也包括精神方面的满足。一方面，个人通过向社会交换和索取，满足自己的物质与精神方面的需要，比如，通过职业活动获取自己应得的报酬的同时，也通过消费活动与社会交换得到自己所需的物质资料和精神资料，或通过享受社会公益（间接上也是自己的付出）提供的种种物质和精神资料满足自己的需要；另一方面，个人也通过自身的活动直接满足自己的需要。如通过劳动获得创造的满足感，通过自娱自乐活动使自己得到心灵的放松和快乐等，通过自我服务满足自己的日常生活的需要等。对自我的满足是个体作为主体身份所获得的回报，是作为客体的自我对作为主体的自我的直接与间接的满足；它既是个体作为主体人的价值的直接体现，同时也是作为客体的人生价值的间接表现，二者的统一才是一个完整的自我。仅仅只有付出没有收获的状态是非人的状态，而仅仅只有收获而不付出的人则是缺乏生命价值的人。人生在世，既要付出，也有收获，才是正常的，也才是完满的。

综上所述，人的生命的价值，一方面，体现于个人对他人的帮助和社会的贡献中，体现于个体在社会发挥的积极作用上，它显示的是人作为客体的价值；另一方面，也体现于个体作为主体人获得社会对自己的满足和他人对自己的帮助上，它显示的是人作为主体的价值。人的客体价值与主体价值是相互统一的，缺少任何一方都是不完满的。但从人类进步的趋势看，人对社会的贡献和对他人的帮助要高于其所得，才能真正地促进社会进步；如果每个人的奉献等于所得，人类社会只会踏步不前；如果每个人的奉献都少于所得，则人类社会只会退化，并最终走向毁灭。因此，人对社会的贡献大于索取，是社会发展的必然要求。

3. 追寻生命的意义

这体现了生命存在的精神价值。无论是从人类的命运，还是从个体有限的生命来看，我们不能不思考的问题就是：人为什么活着？人活着的意义是什么？无数的哲人都对这个问题进行过拷问，而我们又能得到什么样的答案？

（1）过有意义的人生

奥地利著名的精神病学家和心理医生弗兰克尔在第二次世界大战期间，曾被关进纯粹集中营三年，是极少数的幸存者之一。在重获自由后，他创立了意义治疗方法，并成为欧洲乃至美国存在主义心理治疗的重要分支学派。[①]弗兰克尔最核心的一个观点，就是"过有意义的人生"。其中心观点主要是：生命是有意义的；我们有寻求意义的意志，这是我们活着的主要动机；我们有在思想和行动中发现意义的自由；我们是肉体、心灵和精神的综合体；人类的目标不是寻求心理或灵魂的安宁，而是从现实到理想的健康奋斗中体验生命的意义；生命的意义来自于个人在与责任相联系的自由中运用有意识和无意识的人类精神力量。[②]据此，首先，弗兰克尔提出了意义治疗的基本原则，即意志自由、追求意义的意志和生活意义。"意志自由"是由人的经验直接给予的东西。即使在几乎无能为力的状态下，他也能通过自己的选择，战胜环境对人的限制，实现自己的理想心愿。"追求意义的意志"，是指人们有追求意义的基本需要和倾向。这是每个人先天固有的，属于人的存在和本性。"生活意义"，是指人生的意义是主观和客观的统一，即心理环境和客观环境的结合，它要求人们负责任地面对自己的人生。其次，弗兰克尔认为，存在分析的最终目的就是使人意识到自己的责任并找到自己的生活意义。人生的意义不仅在于对现实的生活意义的追求，而且更是一种超现实的、自我精神的意义追求。[③]在弗兰克尔看来，过有意义的人生，是一个人活着的精神支柱，只要他觉得自己活得有意义，他就会有活下去的勇气和动力，这样，即使身

---

① 杨韶刚. 存在心理学. 南京：南京师范大学出版社，2000：56
② 威廉·布莱尔·古尔德著，常晓玲等译. 弗兰克尔：意义与人生. 北京：中国轻工业出版社，2000：5
③ 杨韶刚. 存在心理学. 南京：南京师范大学出版社，2000：57-58

陷囹圄，人身失去自由甚至面对死亡和痛苦时，依然能够顽强地生活下去，以实现人生的最深远意义和最高价值。因此，过有意义的人生，不仅在于人是否创造了价值，更在于人是否感受到了这种价值，在于人对价值的体验与态度。

（2）追寻宁静淡泊的精神家园

精神家园是人的心灵休憩的地方，也是人自我觉察和自我修复的场所。每个人都应该有这样一个地方，可以让他在世界受伤的心灵得到安抚，让拼搏累了的心灵得到能量的补给。在精神的家园中，人们远离喧闹的世界，在宁静淡泊的心态中，让自己慢下脚步，平复浮躁的内心，重整破碎的心灵，回归本真的自我，抛弃一切烦恼与痛苦，让自己平静和圆润起来，去思索人生的真正意义。

现实告诉我们，物质生活越来越丰富，但人的幸福感并没有同步上升；社会提供越来越完善的服务，但人的满意度却没有同步提高；21世纪的科技高度发达，同样也没有给人类带来应有的安全感。相反，丰富的物质财富带来了人类过度奢侈的消费，使地球的不可再生资源更快地消耗；高度发达的科技带来了方便和富足的生活，也加速了人类对自然环境的破坏，使地球因过多地承载了其自身无法在短时间内修复的人类破坏力而无法获得生态平衡，越演越烈的军备竞赛和科技含量越来越高的先进武器，不仅没能给人以安全感，反而给人带来了越来越强烈的生命危机感。总之，越来越不宁静的社会，已经难以承载人的浮躁心灵。

梭罗的《瓦尔登湖》以自己的亲身实践为蓝本，描述了一种回归自然的简朴生活。那种和大自然水乳交融、远离现实生活喧闹浮躁的情境，给人带来的就是一种心灵的宁静。梭罗说："来到这片树林是因为想过一种经过省察的生活，去面对人生最本质的问题。"也许归隐不是现实中人类的最佳选择，但现代社会在利用和改造自然环境之前，是否也该多一些自省与自察，多一些对大自然的热爱与保护，多一些节制与简单，少一些贪婪与奢华，以让人类能与自然环境更和谐地相处？那样，人就不会以更多地享用自然为无上荣耀，不以富贵奢侈的物质享受为追求目标，不以物质上的无限度的竞争为价值理念。其实人生真正的需求并不多，多的是无法填满的欲望之壑。更可悲的是，无论物质上多么富足，也无法填补精神上的空虚和无聊。因此，唯有超越物质，直达精神，在心灵的层面获得领悟，才能对现实的生活感到满意。而当超越了物质上的无穷追求，感到精神的满足时，也才会觉得人生充实且富有意义。于是，追寻宁静淡泊的精神家园，已经成为现代社会中人们摆脱空虚、寂寞、无聊、烦恼和痛苦的良方，心灵疗法已经悄然在西方兴起，在最近几年西方的畅销书排行榜上，一些心灵启迪之类的书籍屡屡名列前茅，也证明了人对精神家园的渴求和心灵觉悟。

4. 体验生活的幸福

感受生活的幸福是人的生命意义和价值的旨归，体现的是人的生命的人本价值。人的生命发展的最后指向和人类社会发展的最终目的，就是为了人能过上幸福美满的生活。然而，21世纪的今天，为什么物质越来越丰富，娱乐的方式越来越多，但人们的幸福感并没有同步上升？什么是幸福？人如何才能得到幸福？人们在苦苦地求索。在美国最著名的学府哈佛大学，有一位年轻教师泰勒·沙哈尔用积极心理学的理念，向学子们诠释着什么叫幸福。

泰勒·沙哈尔有过骄人的经历，是哈佛大学的高材生，从本科到博士一直成绩名列前茅，他还是哈佛大学的棒球队队长，曾带队获得过全美棒球冠军，得到过许多荣誉。但如此成功的他却并不快乐，也没有幸福的感觉。在度过了30年不快乐的生活后，泰勒·沙哈尔开始思考关于幸福的问题。他发现原来幸福的源头在内心，每个人都有获得幸福的能力，幸福就在自己身边，但却往往会被人忽略。如何获得幸福？泰勒·沙哈尔告诉我们：第一，每个人都需要清楚自己的优势和需求是什么，聆听内心的声音，找寻到自己生命的使命感；第二，用幸福作为衡量自己周围事物的指标，减少外界对自己产生的压力；第三，接纳自己，珍惜此刻拥有的，摆脱完美主义，学会接受失败；第四，把生活变得简单，不要总是尝试追求更高、更多，要尽情享受每一件事的过程。他还强调，不要把目标的实现当作幸福，实现目标的幸福只能保持一段时间就会消失。因此，要保持一种持续的幸福感，除实现目标外，还要使目标前进的每一个过程都感受到幸福。[①]也就是说，过程中的幸福远比目标实现的幸福重要和有意义。

积极心理学认为，在众多的积极心理体验中，最综合、最复杂、最核心的就是主观幸福感体验。古代人大多是从人性角度研究幸福，中国儒家文化把对"内圣外王"完美人格的追求看作是一种幸福；古希腊哲学家也是把美德与精神作为幸福的核心。现代社会则强调幸福的本质在于生活的质量和生活的真实意义。而心理学家则是从人的主观感受方面研究幸福，认为幸福就是根据自己的标准对其生活质量进行综合评价后的一种积极体验，又称主观幸福感。[②]研究表明，主观幸福感有3个主要衡量指标：体验到快乐的情绪，较低水平的消极体验和较高水平的生活满意度。从主观幸福感的衡量指标看，主观幸福感强调的是主观体验，虽然与传统的需要满足和目标实现论有区别，但它侧重的是感官愉悦与物质层面的满意。影响幸福感的因素很多，研究表明，生活富足、身体健康、运动锻炼、良好的人际关系等都有利于增进人的幸福感。但对幸福感影响更大的，不是对需求的满足，也不是拥有无尽的物质财富，而是对幸福的看法和对生活的态度。因此，心理健康教育就是要让学生明白，获得幸福的奥秘有很多，但最重要的是改变心态。只要我们用充满阳光的乐观心态面对生活，用阳光总在风雨后的心态对待挫折和磨难，用充满希望的美好心态对待未来，用满怀信心的目光看待自己，

---

① 唐华山. 受益一生的哈佛心理课. 北京：人民邮电出版社，2010：149
② 任俊. 积极心理学. 上海：上海教育出版社，2006：98-99

用宽容接纳的态度对待他人，用感激和欣喜的目光看待周围的人和事物，就一定能感受到幸福就在我们身边，幸福更在我们心里。

总之，心理健康教育的最终目的，就是让学生达成这样的共识：尊重生命，护佑生命，把生命提高到最高的价值地位；人的生命尊严是不可侵犯的，自己的生命和他人的生命都是非常宝贵而值得热爱的，人的生命创造是值得尊重和珍惜的；生命的意义不仅在于创造和给予，同样在于获得和满足，人有追求幸福的权利，社会更有满足人的追求幸福需要的责任，只有把人民大众的幸福作为旨归的社会，才是一个值得人们向往和为之创造的社会。所以，心理健康教育的最根本的价值目标，就是帮助学生建立起积极、健康、正确的生命观，首先，生命要被人们意识到、体验到并珍爱它，这就是生命本体存在的意义；其次，生命需要发散自己，通过创造、大爱把生命的能量展示出来，在为社会增益的过程中体现出自己最大的价值；最后，生命同时也应该在获得幸福的享受中展示自身的价值与存在的意义。归根结底，心理健康教育就是使学生认识到生命存在的意义和生命创造的价值，并体验到人生的幸福。

第七章
── 心理健康教育价值引导的方法路径 ──

心理健康教育的价值理念和价值目标必须通过具体的心理健康的教育活动来体现，否则价值承载就无从谈起。心理健康教育的价值承载具体表现为狭义心理健康教育（即课程教学与课外活动）中的价值引导和心理咨询中的价值干预。此外，心理健康教育的价值承载除了要实现其本身的价值理念和价值目标外，对社会的核心价值观、主流价值观和积极健康价值观都会或多或少有所涉及。本章主要是在提出心理健康教育价值引导基本原则的基础上，对心理健康教育价值承载的方法与路径进行具体阐述，这也是对各种形式和类型的心理健康教育价值引导的具体揭示。

一、心理健康教育价值引导的基本原则

心理健康教育不是直接的价值观教育，但又不能回避诸多的价值问题，那么在教育活动中如何对待和处理所涉及的价值问题，需要有一个基本的依据与准则，基于此，我们提出了在心理健康教育中处理价值问题或者进行价值引导的基本原则。

（一）生命意识和生命成全相融合原则

基于以人为本的价值理念，心理健康教育把人作为出发点和归宿。在心理健康教育中，融入生命和生命化教育是基本要求，这就需要从生命本质角度关注人的存在与人的成长，因此，心理健康教育价值引导的第一个基本原则就是把生命意识与生命成全统一起来。

1. 生命意识是对生命存在、意义与价值的体悟和认识

1）生命意识是对生命存在的体认。即要树立生命第一的观念，无论在何种状况下，人的生命都应该放在第一位，是应该考虑的第一要素。生命第一体现的是

人作为一个生命体的尊严感，是人作为生命体所具有的权利和自由，也是以人为本的最基本的体现。生命第一就是对人的自然生命的尊重，它不仅表现在日常生活中对人的身体健康的维护和爱护，也表现在危难中对人的生命的拯救与保全；不仅表现为对他人生命的尊重，也表现为对自己生命的珍惜。任何人都无权随意处置和剥夺他人或自己的生命。因此，生命第一体现了对人的生存权的尊重，体现了人活着的尊严。

2）生命意识是对生命本体的悦纳。这主要体现在对生命的情感体验上，是衡量一个人对生命的热爱程度。一方面，表现为个体对自我生命本身的觉察、欣悦、沉浸，感受到生命的快乐与喜悦，另一方面，表现为对他人生命乃至整个世界的生命的同情、关怀、钟爱与怜惜。一句话，就是爱自己，也爱他人。有了对生命的悦纳与爱惜，才会有对生命的真正尊重与敬畏，才能感受到生命的尊严与价值。

3）生命意识是对生命意义和价值的敬重。人生在世，不仅仅只是为了活着，而活着是使生命更有意义和价值的前提。因此，要体现生命的价值，就必须超越人仅仅满足于自我生命保存与延续的狭隘性，即生命的真正价值不仅仅是自我的存在，更是要在自我存在中表现出生命的意义和价值，同时也是人对自己及他人生命价值和意义的由衷敬重，这才是完整的生命意识的观念。①

2. 生命成全是对生命价值实现的促进

要使生命有意义和有价值，就需要对生命的成全，这是生命化教育的目标。生命的成全就是使每一个个体都实现"可能的更为健全的生命"，使人成为具有健全人格、富有个性与生命价值的人。具体地说，这种对个人生命的成全，是在个人独特性的基础上，使个人潜能得到充分开发和个人潜能得到最大限度的发挥，亦即使每一个人都获得生命最大限度的绽放。在这种生命能量显现的过程中，个体不仅为自己谋福利，承担起个人对自己的责任，同时更重要的是要为社会作贡献，承担起个人对社会的责任。正是在这种对责任的担当中，体现出一个人生命的意义和价值。

3. 生命意识与生命成全相融合造就了意义人生

从生命意识到生命的成全，是对生命由知到行的过程，没有生命意识，就无所谓对生命的成全，而没有对生命的成全，就没有生命的意义与价值，也就没有真正的生命意识。把生命意识和生命成全统一起来，以生命意识引导生命成全，以生命成全体现生命意识，这就是心理健康教育给予人的整体的生命感悟。当生

---

① 唐锋. 培育生命尊严意识，提升大学生生命价值和质量. 乌鲁木齐成人教育学院学报，2006，11（4）：98

命的意识与生命成全融合在一起时，生命的价值就得以创造，生命的意义也得以体现，人的一生也变得丰富与圆满起来。

（二）个人价值与社会价值相统一原则

价值体现于主体与客体的关系之中，是客体与主体之间的积极效应关系。个人与社会构成了相互作用和影响的统一体，它们是相互的主体与客体的关系，而且社会是由个人组成的，是扩大了的个人。因此，人的生命意义与价值也表现为既是个人的，也是社会的。人的价值是个人价值与社会价值的统一。

在改革开放之前，我国的主导价值观在处理个人与社会的关系上，奉行的是极端集体主义，主张个人绝对从属于社会和集体。当二者发生矛盾时，总是强调集体和社会利益高于一切，要牺牲个人利益成全社会和集体利益，甚至为保护国家和人民利益不惜牺牲个人的生命。这可以看作是一种高尚的道德品质，但一些不必要的牺牲其实也反映了对人的生命的漠视和对人的价值的歪曲理解。改革开放之后，随着对个人的关注和人道主义思想的宣传，我国在对这种极端的集体主义进行反思的基础上，开始关注个人和个人利益，把集体主义修正为兼顾集体与个人的柔性集体主义原则，个人利益与个人价值在集体主义中得以承认和维护。因此，在当今的社会主流价值观中，个人与社会的关系显得更为辩证、灵活和人性化。那么，在心理健康教育中，我们也要把这种价值观传递给学生。

1. 提倡柔性的集体主义

过于刚性的极端集体主义显得似乎不近人情，而柔性的灵活集体主义能够让人看到更多的灵动与温情，更多地看到它对个人利益的谦让与成全。因此，要让学生明白，集体主义原则并不过时，也不必然与个人利益相冲突。尊重个人和重视个人利益是必要的，但"矫枉"不能"过正"，集体主义依然还是我们社会的主导价值观。在社会的各个领域，集体主义仍然是我们处理集体与个人的关系的道德原则，即提倡个人服从集体，集体兼顾个人，当二者发生矛盾时，原则上是为了集体利益而牺牲个人利益，以个人成全集体与社会。这一切不仅表现于特殊的危险时刻，更表现于平凡工作的责任担当中。但在更多的正常情况下，是需要社会集体照顾个人利益，需要社会尊重个人价值和给个人以尊严。集体主义只有在保护个人的前提下，才能让人在关键时刻焕发出其无畏的牺牲精神和对国家与人民的忠诚。

2. 尊重个人的价值与尊严

我们提倡个人为社会作贡献的价值观，也歌颂那些舍小家为大家的道德行为，但反对无谓的牺牲，也反对以集体的名义对个人利益的无理侵占与剥夺，更反对打着集体的旗号践踏个人尊严和否定个人价值的行径。作为一个现代文明社会，执政党和国家政府应树立"民生第一"的价值理念，把为人民群众谋利益落到实处而不是停留在口头上，把造福人民作为执政党的价值目标，进而从根本上体现对个人价值的尊重，对生命尊严的维护。2010 年春节前夕，时任总理温家宝在的新春团拜会上说："我们所做的一切，都是为了让人民生活得更加幸福、更有尊严。"①这是一个国家领导人代表党和国家对人民的承诺。2012 年 11 月，刚刚当选为中共中央总书记的习近平也明确指出："人民对美好生活的向往，就是我们的奋斗目标。"②他还把人民对美好生活的向往与全面建成小康社会、实现中华民族伟大复兴的中国梦有机统一起来，即在实现民族复兴的中国梦的同时，努力让广大人民群众生活得更加美好和幸福。这是新一届中央领导集体的民生建设理念，它体现了国家层面的价值理念的转变，也体现了以人为本的科学发展观的真正落实。

3. 倡导个人价值和社会价值相统一

在心理健康教育中，要让学生明白个人价值和社会价值是相统一的，既要肯定个体的个人价值实现的合理性，努力满足个体在物质和精神方面的正当要求；更要重视个体的社会价值的实现，引导学生努力提高自己的能力与本领，为社会创造物质财富和精神财富，对他人伸出友爱之手，爱护大自然，不破坏环境，努力维护自然界的生态平衡。而且要让学生清楚地认识到，只有当人的社会价值大于其个人价值时，亦即个人的贡献大于其索取时，社会才能进步。因此，要引导学生走出自我的樊篱，树立在创造和奉献中实现自己人生价值的价值理念，多为社会做有益的事，多为社会做积极的贡献。

（三）一元价值与多元价值相共生原则

随着全球化的发展，文化交流的日益增加，价值观的交融也时常发生，价值多元时代已经到来。在这种时代背景下，如何看待和处理一元价值和多元价值的关系，是我们的社会应该面对的问题。主张一元价值与多元价值相共生，反映了在价值观问题上的灵活性和变通性，因此，也应该成为心理健康教育中价值引导所遵循的基本原则。

1. 以一元价值为导向

任何一个成熟的国家或民族都会有自己的核心价值观和核心价值体系。我国

---

① 赵娜. 对党的庄重承诺的思考——有感于"让人民生活得更幸福更有尊严". 黑龙江省社会主义学院学报，2010（4）：45
② 中共中央文献研究室. 十八大以来重要文献选编（上）. 北京：中央文献出版社，2014：70

经过长期的探索，于 2006 年 10 月在党的十六届六中全会第一次明确提出了"建设社会主义核心价值体系"这一重大命题，并把社会主义核心价值体系概括为 4 个方面的基本内容，即马克思主义指导思想、中国特色社会主义共同理想、以爱国主义为核心的民族精神和以改革创新为核心的时代精神、社会主义荣辱观。[①]4 个方面的内容相互联系、相互贯通，构成了完整的核心价值体系。2012 年，党的十八大报告中第一次从国家、社会、个人 3 个层面提出了倡导"富强、民主、文明、和谐"，倡导"自由、平等、公正、法治"，倡导"爱国、敬业、诚信、友善"共 24 字的社会主义核心价值观。社会主义核心价值观是在社会主义核心价值体系的基础上凝练而成的，它直接反映核心价值体系的本质特性，是社会主义核心价值体系最深层的精神内核，也是现阶段全国人民对社会主义核心价值观具体内容的最大公约数的表述，具有强大的感召力、凝聚力和引导力，在整个国家的价值体系中起主导和引领作用。[②]这个起主导和引领作用的核心价值观和其背后的核心价值体系，就是我们所说的"一元价值"。在我们国家，坚持以社会主义核心价值观为主导，统领社会的其他价值观，是社会稳定与安宁的重要保证。坚持和践行社会主义核心价值观也是每个公民应尽的义务。作为心理健康教育，也要坚持以社会主义核心价值观为导向，并适宜地利用各种不同的教育形式传播社会主义核心价值观。

2. 以多元价值为辅助

但另一方面，当今时代是一个变动不居、高度融合而又充满冲突的时代，不仅世界政治风云变幻，而且社会生活也日新月异。科学技术的飞速发展，互联网时代的到来，使世界变得几乎没有距离，每一刻我们都可以感受到世界脉搏的跳动。在全球化的背景下，不可避免地带来了多元文化与价值观的碰撞，一个价值多元的时代展现在我们面前。不仅新旧、古今、传统与现代或后现代的价值观念并存，而且中国与外国、民族性与世界性、本土化与全球化的价值观念交错。由于价值主体的多样化，导致了价值观念也出现多样化状态，各种价值观交融冲突，在一定程度上也给社会带来了价值观的混乱，信任危机、道德失范、安全感丧失几乎随处可见，人们从来没有像今天这样面对纷繁复杂的社会而感到深深的困惑。回归一元价值，取消多元价值，既不现实，也不必要。社会的许多不良现象的存在并非全是多元价值所造成的。多元价值观虽然给人的思想带来了一定的冲击与混乱，但同时也带来了蓬勃的生机与活力。在多元价值观念的相互影响和磨合下，主导性的"一元"价值体系也发生着更具人性化和包容性的变化。因

---

① 原魁社. 主导·核心·主流——社会主义主导价值体系与核心价值体系的有机整合. 江西师范大学学报（哲学社会科学版），2011（3）：22

② 教育部中国特色社会主义理论体系研究中心. 深刻理解社会主义核心价值观的内涵和意义. 人民网，http: //theory. people.com.cn/n/2013/0522/c40531-21565926.html［2013-05-22］

此，承认多元，包容多元，也是一个社会健康发展的标志。

3. 倡导一元价值与多元价值的和谐共生

社会领域中共生理念的提出，为我们处理价值的一元与多元提供了方向。共生现象本是生物界中两种生物之间的寄居共栖关系。运用到价值领域，可以理解为是不同的价值体系和价值观之间的相互独立又相互渗透、内在关联的共存并济的关系。正是这种理念，让我们面对不同的甚至冲突的价值观念时，既不是敌对，也不是同化，而是共生。

当代的共生理念实际也是中国传统文化中的"和而不同"文化的反映，和是多样性的统一。中国古代有"和实生物，同则不济"的说法，就是说，单一的事物是没有生命力的，只有多样性的统一才会带来无限生机。共生也就是指多样化事物的和谐统一。共生理念的前提就是承认多样性，尊重差异性，使多元价值体系和价值观在相互的碰撞和交融中相互促进，共同进步。共生的理念在于，社会是一个复杂的共同体，它由千千万万不同的个体所组成，在这些个体中，存在着具有不同利益的价值主体，他们拥有不一样的价值观，社会的整个价值观念体系，是由核心价值观念和非核心价值观念，或者主流价值观念与非主流价值观念所组成的。在社会主义社会中，社会主义核心价值观也是以大量非核心价值观念的存在为前提的。社会主义核心价值观引领社会的发展方向，而众多非核心价值观念为人们提供更多选择的机遇，激发人们创新的活力，使整个社会生机盎然。所以，必须实行一元与多元价值的和谐共生。首先，坚持社会主义核心价值观和核心价值体系的主导和引领地位；其次，以兼收并蓄、包容宽待的态度对待其他价值观念。在坚持核心价值观和核心价值体系的主导地位不动摇的同时，积极提倡价值观念的多样性[①]，哪怕是与核心价值观不一致的其他社会价值观念，只要不违反社会规则与规范，不危害他人的安全与健康，也应该采取包容、宽待的态度。

总之，允许不同，包容差异，坚持一元与多元的辩证统一与和谐共生，是心理健康教育价值引导的重要原则。一元化的核心价值观与多元文化价值观在和谐共生中成为有机的整体，在社会发展中发挥不同的作用。如果没有一元的社会主义核心价值观和核心价值体系的引领和主导，社会主义建设就会迷失方向，社会秩序便无法建立，人心也无法凝聚；相反，只有一元指导思想，而没有多元价值观，社会就会变得僵化、死板和没有活力。因此，既坚持社会主义核心价值观和核心价值体系为主导，同时尊重和包容多元文化价值观念，实现价值的一元与多元的并存共生，才能促进人类社会走向共生共荣、和谐发展的美好时代。[②]

① 阮青. "核心价值"与"非核心价值观念"关系之我见. 北京日报, 2012-01-09
② 王桂芬，张国宏. 社会主义核心价值体系与多元文化时代价值观培育. 扬州大学学报（人文社会科学版），2008（2）：25

（四）价值中立与价值干预相结合原则

在心理健康教育中，特别是在心理咨询中，价值中立与价值干预一直是争议最大的问题，是价值中立还是价值干预，总是被作为对立面而进行论争和取舍。实际上，价值中立与价值干预并不对立，它们不仅相容，而且还相互统一。

1. 价值中立是一种策略

心理健康教育中的价值中立是指对教育对象的价值观不作评判，也不进行价值观引导的一种态度和立场。价值中立原则在心理咨询和治疗中广泛提倡，并成为各国心理咨询从业者的伦理规范。它要求咨询师对来访者的价值观不作价值评判和道德评价，不把自己的价值观带入到心理咨询中影响来访者，相反对来访者的价值观采取尊重、理解、包容乃至接纳的态度。应该说，在心理咨询与治疗过程中，价值中立的态度对建立良好的咨访关系，促进来访者开放自我及自我领悟，进行深度的价值澄清等都是必要和有效的。但在整个心理咨询过程中，不顾来访者的实际需要和咨询目标的实现需要，始终坚持价值中立又是不可取的。如果把价值中立推广到整个心理健康教育领域，则更是不明智和不可能的。因为这不仅违背了教育的法则与规律，也难以达到教育的目标和目的。这种为中立而中立的态度实际上是一种缺乏灵活性的机械、呆板、僵化的做法，是形而上学的方法论。从教育的终极目的看，心理健康教育中的价值干预与价值引导不仅必要，而且必需。

2. 价值干预是一种常态

价值干预是指在心理健康教育中，有必要的价值引导，并通过价值澄清、价值辩驳与价值领悟，使教育对象确立起与社会主导和主流价值观相一致的科学有为、积极向上的价值观。狭义的价值干预就是价值观的转变工作，广义的价值干预可以理解为是整个价值的参与过程，其中也包括价值中立。需要指出的是，心理健康教育不是直接的价值观教育，其价值导向可以是鲜明的，但价值引导更多是采取间接的、隐性的方式进行，价值干预也应该是通过间接的方式让受教育者自我辨别和自我领悟，并且这种价值干预的目的不是为了直接满足社会意识形态的需要，而是注重人性关注，突出以人为本，服务个体发展。因此，最高境界的价值干预往往是在不知不觉中完成的。

3. 价值中立与价值干预的统一是必然趋势

价值中立与价值干预并不是对立的关系。价值中立更多的是一种态度、立场与方法，从某种意义上而言，它也是价值干预的一种策略和方式，实际上就是把价值中立作为价值干预过程的一个环节，其最终目的是为了更好地干预。价值干预是一种价值的参与和影响过程，它或多或少总会发生，只有程度上的差异。价值中立是程度最轻的一种干预，也可以是对受教育者的一种积极期待。把价值中立与价值干预相结合，有利于在心理健康教育中，根据教育的不同形式、学生的心理特点与心理状况，采取不同的价值应对方式和处理方法，以便更有利于促进个体的生命成长与发展。

（五）本土化与普遍性相补充原则

我国的心理健康教育既不能完全照搬国外的做法，但又必须学习他们的长处，这就需要处理好心理科学和心理咨询方法的普遍原理与教育对象所具有的本土文化的关系，坚持本土化与普遍性相补充原则。

1. 本土化是文化适应的要求

所谓本土化就是结合本国的经济、政治、文化等特点，对国外引进的学科和科技文化进行能动的改造，以适应本国国情和社会现状的过程。早在 20 世纪 30 年代，张伯苓就在南开大学发起了"本土化运动"，核心是教学科研、学科建设要结合中国的实际情况，强调研究课题要解决中国的具体问题，服务社会，参与社会。他还提出注意两个使本土化走偏的问题：一是"食洋不化"，即简单的拿来主义；二是"食中不化"，即对自己文化的囫囵吞枣。这种理念对心理健康教育的本土化是一个重要启示。

我国心理学界是非常重视心理学的本土化问题的。但对心理健康教育的本土化问题却重视不够，研究也少。有学者认为，心理健康教育的本土化就是为了追求切实地描述、分析、理解及预测本土学生的心理与行为，进而建立有关中国学生心理与行为的知识体系，以此来教育他们，并进一步把本土化理解为服务对象的本土化、测量工具的本土化和心理健康教育课程设置的本土化、心理咨询与治疗方法的本土化等。[①]具体到高校心理健康教育，有学者从大学生的心理健康教育的模式、途径和课程等方面进行本土化研究[②]，也有人把心理健康教育与思想政治教育的融合看作是心理健康教育本土化的成功体现。[③]

高校心理健康教育的本土化是指我们所运用的理论、方法、技术、手段不能简单地移植和照搬欧美国家，而是注重将国外的心理学和心理健康教育的理论和方法与我国的国情、文化和学生心理发展特点相结合，使心理健康教育的理论与技术更适合本国、本民族、本地区的具体情况，形成自己的风格和特色，建立更

---

① 赵鑫. 心理健康教育的本土化. 教育科学研究，2009（4）：58-61
② 黄国萍，宋文香. 大学生心理健康教育本土化研究综述. 太原大学学报，2007（3）：96
③ 吕斐宜. 中国高校心理健康教育的本土化思考. 时代人物，2008（10）：36

适合我国的国情、文化，具有中国特色的高校心理健康教育体系，形成更符合中国人文化特点和需要的心理健康教育范式。具体而言，除了理论与方法的本土化外，我国高校心理健康教育的本土化还表现在：一是心理健康教育与思想政治教育相结合；二是心理健康知识教育和心理健康活动教育相结合；三是心理疏导与心理咨询相结合；四是专门化的心理健康教育与学科化的心理健康教育相结合；五是全员性心理健康教育与个别性心理健康教育相结合；六是心理健康教育与民族文化心理相融合等。

2. 普遍性是科学借鉴的需要

本土化并不排除普遍性，本土化的观点并不妨碍我们借鉴国外的心理健康教育和心理咨询行之有效的成功做法，合理的借鉴将有利于我们心理健康教育尽快地步入正轨，走向成熟与完善。从学科的科学性来说，心理健康教育要遵循心理学的科学原理与人的心理活动的普遍规律，在选择我们的价值取向的同时，要坚持科学精神。从学科的价值性来说，也有一些共同的理念，如积极性、发展性、人本性、健康性等价值导向，在宏观的层面都是一致的。在这个意义上，追求普遍性，是获得教育者之间或教育者与受教育者之间共同对话的平台。因此，坚持本土化与普遍性的相互补充才是最好的选择。

3. 本土化与普遍性相互补充促进提高

在现实的心理健康教育中，把本土化与普遍性结合起来，相互补充，既可以增进对本土文化和价值观的适应，更有利于贴近教育对象和理解来访者，也有利于我们借鉴国外成熟的心理健康教育的经验和心理咨询的方法与技术，从而更有利于促进心理健康教育的有效开展和心理咨询职业能力的提升，从整体上提高我国高校的心理健康教育的水平与质量。总之，在心理健康教育本土化过程中，坚持普遍性原理，两者相互补充，既可以保证心理健康教育的科学性，也能使心理健康教育更具实效性。

二、心理健康教育课程中的价值引导

我国高校的心理健康教育课程教学起步于 20 世纪 80 年代中期的心理学知识普及的选修课和主题讲座。到 90 年代中期，一些高校开设了针对大学生的心理健康教育的课程，名称也各不相同。进入 21 世纪，教育部接连颁布加强高校心理健康教育的有关文件，提出了高校大学生心理健康教育的主要任务与主要内容，"大学生心理健康教育"开始作为一门正式课程在各高校以选修课的形式开出。2005年，教育部再次发文指出，要充分发挥课堂教学在大学生心理健康教育中的重要作用，发挥哲学社会科学特别是思想政治理论课中相关课程教学对提高大学生心理素质的重要作用。因此，大学生心理健康教育的课程教学得到了进一步强化，一些学校甚至以必修课形式开设。2011 年，教育部在《普通高等学校学生心理健康教育工作基本建设标准（试行）》中，再一次提出要充分发挥课堂教学在心理健康教育工作中的主渠道作用，明确要求高校把心理健康教育课程作为必修课或选修课开出，充分考虑学生的心理发展规律和特点，根据心理健康教育的需要建立或完善课程体系，科学规范课程内容，切实改进教育教学方法，以保证学生在校期间普遍都能接受心理健康教育。由此可见，心理健康教育的课程教学得到了进一步的肯定和重视。

高校的心理健康教育课程既包括为大学生进行心理健康教育而开设的专门性课程，也包括蕴含有心理健康教育元素的其他种类的课程。这是对心理健康教育课程最为广义的理解，可分为专门性和非专门性课程。专门性课程是指为实施心理健康教育而专门开设的课程，一是指"大学生心理健康教育"这一门主课程，各高校的名称稍有不同，但内容基本一致，都是对大学生进行心理健康知识和心理调适技能的普及教育；二是指以"大学生心理健康教育"课程为核心的系列延伸课程，即与心理健康教育相关的心理类选修课程，主要是为了满足学生对心理知识与技能的进一步拓展与提升的特殊需要而开设的。非专门性课程主要是指可以融入心理健康教育元素的人文类课程、学科专业课程及其他相关课程。本章讨论的重点是"大学生心理健康教育"这门课程中的价值引导，这是心理健康教育价值承载的最重要的路径。另外，对其他种类课程中心理健康教育的价值引导也作了简要阐述。

（一）大学生心理健康教育课程中的价值引导

"大学生心理健康教育"课程是高校进行心理健康教育的主渠道，它是通过比较完整系统的心理健康知识的讲授，来实现对大学生的心理健康知识和技能的普及教育。其主要任务和内容包括：普及心理健康知识，培养良好心理品质，了解常见心理问题，掌握心理调适方法。但作为一门思想政治教育视域下的课程，"大学生心理健康教育"必然具有思想政治教育的学科性质，因此，不仅要秉持心理健康教育的价值理念，实现心理健康教育的价值目标，还要在教学中渗透社会主义核心价值观与社会主流价值观的引导。

1. 确立社会主义核心价值观的价值引导方向

访谈与问卷调查发现，专家与教师对心理健康教育课程教学的价值引导有更高的认同。但对引导什么样的价值观，排序依次是：积极健康价值观→多元价值观→主流价值观→核心价值观。这说明，大家普遍认为，心理健康教育传递给学生积极健康的价值观最为重要。但值得注意的是，对引导主流价值观和核心价值观的认同约在30%，并非是因为核心价值观和主流价值观不重要，而是因为大家认为心理健康教育不是传播核心价值观和主流价值观的主渠道。这就提示我们，要区分心理健康教育与思想政治教育在对核心价值观和主流价值观引导上的地位，思想政治教育是培育和传播核心价值观及核心价值体系的主渠道、重要途径，是属于显性的价值观教育，而心理健康教育在培育和传播核心价值观和核心价值体系中只是起辅助作用，是属于隐性的价值观教育，是间接而潜隐性地实现的。由此，准确把握心理健康教育在价值引导方面的任务是必要的。

（1）明确以社会主义核心价值观为主导

当今时代是一个价值多元的时代，同时也是一个民主开放的时代。基于这样的时代背景，社会人群中会存在不同的价值观。但任何时代又都是有其核心价值观起着主导作用的，它引领着社会发展和进步的方向。因此，面对当今价值观多元化的趋势，我们必须坚持传播社会主义核心价值观，用社会主义核心价值体系引领社会思想潮流，形成社会价值共识，同时尊重差异，包容多样。在心理健康教育的课程教学中，面对价值观处于定型阶段的大学生，心理健康教育教师必须有坚持社会主义核心价值观的思想信念，并以此指导自己的教学行为，必要的时候应主动帮助学生了解核心价值观对他们有什么意义，以及日常生活中的价值观有什么联系与区别，它对凝聚力量、安抚民心、促进社会发展起到了怎样的作用等，从而使学生作出正确的价值判断与价值选择。①

（2）提高教师社会主义核心价值观的引导意识

2013年12月，中共中央办公厅印发了《关于培育和践行社会主义核心价值观的意见》，强调把培育和践行社会主义核心价值观融入国民教育全过程，贯穿于基础教育、高等教育、职业技术教育、成人教育各领域，落实到教育教学和管理服务的各环节，覆盖到所有学校和受教育者，形成课堂教学、社会实践、校园文化多位一体的育人平台，同时完善学校、家庭、社会三结合的教育网络，形成家庭、社会与学校携手育人的强大合力。②由此推论，心理健康教育同样也是培育和践行社会主义核心价值观的重要途径。

然而，问卷调查发现，高校的心理健康教育教师虽然基本上都认同在课程教学中进行价值观引导，但对引导什么样的价值观及如何引导，在认识上还是不够清晰的。教师对社会主义核心价值观了解并不深，对在心理健康教育课程教学中进行核心价值观引导的意识也比较淡薄。更多的教师认为，心理健康教育只应进行积极、健康的价值观的引导，而不应涉及与政治联系密切的社会主义核心价值

① 白丽丽，余林. 试论社会主义核心价值观在高校心理健康教育中的作用. 中国电力教育，2010（21）：139
② 中共中央办公厅印发《关于培育和践行社会主义核心价值观的意见》. http://news.xinhuanet.com/politics/2013-12/23/c_118674689.htm［2013-12-23］

观，甚至有个别教师反感在心理健康教育中进行社会主义核心价值观的引导。因此，加强对心理健康教育教师的核心价值观教育，帮助其提高价值观修养，强化其社会主义核心价值观的传导意识，是非常必要的。只有教师深刻认识到在心理健康教育中传导社会主义核心价值观的必要性和重要性，他们才会有意识地把社会主义核心价值观的引导当作自己分内的事，自觉地把它融入到教学之中，运用自己的智慧，做好社会主义核心价值观的引导工作。

2. 明确课程教学中价值引导的主要内容

"大学生心理健康教育"课程教学虽然不是价值观教育的主渠道，也没有系统进行社会主义核心价值观和价值体系的教育任务，但在其课程教学中，仍会涉及价值观的引导。

（1）适时引导核心价值观

社会主义核心价值观虽然只有 24 个字，但却有丰富的内涵。其中，"富强、民主、文明、和谐"是我国社会主义现代化国家的建设目标，也是从价值目标层面对社会主义核心价值观基本理念的凝练，在社会主义核心价值观中居于最高层次，对其他层次的价值理念具有统领作用。"自由、平等、公正、法治"，是对美好社会的生动表述，也是从社会层面对社会主义核心价值观基本理念的凝练。它反映了中国特色社会主义的基本属性，是我们党矢志不渝、长期实践的核心价值理念。"爱国、敬业、诚信、友善"是公民的基本道德规范，是从个人行为层面对社会主义核心价值观基本理念的凝练。它覆盖了社会道德生活的各个领域，既是公民必须恪守的基本道德准则，也是评价公民道德行为选择的基本价值标准。①社会主义核心价值观作为国家层面倡导的价值观，具有极大的普遍性和先进性，它引领着整个社会进步的方向，反映着社会的美好愿景，体现了广大民众的共同心声，成为各民族的共同追求和理想支撑，必定长久地影响着人们的价值判断和行为选择。那么，在心理健康教育课堂教学中，首先应该坚持以社会主义核心价值观为导向，同时注意寻找价值引导的切入点，如结合生命教育进行"自由、平等"的价值观传导，结合人格培养进行"爱国、文明、和谐"等价值观的传导，结合人际交往进行"公正、法治、诚信、友善"等价值观的引导，结合生涯规划进行"富强、民主、敬业"等价值观的引导。

需要注意的是，心理健康教育不是价值观教育的主渠道，这一点必须与思想政治理论课相区别。因此，它对核心价值观也不是全面的阐述与灌输，更多的是结合自身的内容与形式进行适宜性引导。而在核心价值观的 3 个层面中，第三层面的公民基本道德规范是心理健康教育中价值引导关注的重点，如果说对其他层

---

① 教育部中国特色社会主义理论体系研究中心. 深刻理解社会主义核心价值观的内涵和意义. http：//theory. people.cn/n/2013/0522/c40531-21565926.html［2013-05-22］

面的核心价值观强调的是认同，那么对这个层面的核心价值观强调的就是践行。

（2）积极弘扬主流价值观

主流价值观与核心价值观不是同一的概念。核心价值观通常是国家层面提倡的价值观，是自上而下的价值传导；主流价值观则是广大民众都认可并主动遵循的价值观，是自下而上的价值认同。当前，我国正处于社会转型时期，随着改革开放和市场经济向纵深发展，社会上出现了不同的利益主体和价值诉求，利益主体和价值诉求的多样化，弱化了我国社会的主流价值观，甚至出现了对传统主流价值观的怀疑和否定，如对雷锋精神的质疑，对共产主义信仰的否定，对奉献精神和爱国主义情操的怀疑等，从而也导致了对主流价值观认识的模糊与混乱，这也反映了我国在社会发展中主流价值观的迷失。因此，要在心理健康教育中弘扬主流价值观，首先就必须要明确什么是我们社会的主流价值观。

从含义上说，主流价值观是一定历史时期内由社会大众自觉建构，由执政党和政府提倡并被社会不同阶层的大多数成员接受与认同的，符合社会发展潮流并对社会发展起着积极影响的各种社会价值观，包括政治、经济、道德等不同领域及社会生活的各方面的价值观。一些学者对主流价值观进行了研究与概括，如罗燕明把我国的主流价值观概括为"社会主义、爱国主义、民主主义"，并认为三者分别体现了今天中国社会所需要的社会正义、民族大义和市场公正。[1]陈晓英把当代的主流价值观概括为"富强、民主、和谐、创新"[2]。梅良勇等把当代的主流价值观概括为"发展、和谐、公正、效率、创新"[3]等。这些提法都有其合理性，但更接近于核心价值观，未能做到全面地概括社会的主流价值观，当然要穷尽对主流价值观的概括也不是容易的事情。

因此，我们认为，把握判断主流价值观的原则更为重要。这些原则主要有：①大众性原则。主流价值观应该是广大人民群众共同认同和接受，并用以指导自己的行为的价值观。②先进性原则。主流价值观反映的是全民族、全社会共同的价值理想和精神支柱，能够促进国家经济发展、政治民主、民族团结与社会和谐，如集体主义道德原则等。那些危害社会和个人的价值观，即使很多人信奉，也不能作为主流价值观看待，如金钱万能论。③共利性原则。主流价值观应该能够体现利国、利民、利个人。即在实践中证明是有利于国家强盛、社会昌明、人民富裕和个人幸福的价值观，如诚实守信、友爱互助、共同富裕等。即使不能多方面同时实现，至少在有利于一方时对其他方是没有伤害的。④传承性原则。主流价值观不是凭空产生的，它既承接传统，体现民族精髓；又与时俱进，反映时代精神，它是传统与现代的统一，是国家和人民理性选择的结果，如爱国主义和

① 罗燕明. 中国主流价值观研究：一种理论探讨. 当代世界社会主义问题，2006（1）：21-22
② 陈晓英. 中国社会主流价值观分析. 辽宁师范大学学报（社会科学版），2009（1）：9-10
③ 梅良勇，丁正亚. 当代中国主流价值观念初探. 唯实，2007（12）：26-29

仁爱孝亲的思想等。这些原则可以帮助我们判断现实生活中的价值观是否是主流价值观。

在心理健康教育的课程教学中弘扬具有积极意义和正向作用的社会主流价值观，有助于帮助学生选择健康正向、积极进取的价值取向，也有利于促进个人与他人、社会和自然的和谐，以及个体的身心健康。

（3）努力倡导积极价值观

积极的价值观是一个更为宽泛和具有包容性的概念，核心价值观和主流价值观都可以包括于其中。根据积极心理学对"积极"的理解，其原意是"建设性的"或"潜在的"，现代心理学还把它理解为"正向的"和"主动的"，这都主要是侧重于从个人角度进行的阐释。如果延伸到更广的范围，"积极"还可以是"在对社会公正和人类福祉的理解的基础上建构起来的一种'客观上'的人类力量"。[①]狭义上，积极价值观是指除核心价值观和主流价值观之外具有"积极"意义的价值观。具体可以理解为，凡是有利于促进社会发展、人类幸福和个人身心健康的价值观，都可以称为积极价值观。这就意味着评价积极价值观有两个维度：一是社会标准，即积极价值观应该有利于促进社会发展、人类进步；二是个体标准，即积极价值观应该有利于促进个体身心健康和生活幸福。即既要有利于社会，也要有利于个人；既有利于这个人，也有利于那个人。在正常情况下，最佳状态是二者的统一，如果二者不能一致，至少在有利于一方时也对另一方无害。如果价值观只有利于一方，而损害了另一方，就不能说是积极的。比如，那种自私自利的价值观，可能会造福了个人，但却造成对他人或社会的损害，不能算是积极的价值观。因此，二者兼顾的价值观更具积极性。但冲突的情况总是会存在，因此，积极价值观的传导，更强调因时、因地在具体的情景中去判断对谁最有利，在不能兼顾的情况下，应该遵循以人为本、生命第一的理念。但在关涉国家大局、民族大义之时，舍生取义也是必要的。心理健康教育应该是在这一基础上判断价值观的积极与否，并进行相应的引导。

3. 明晰课程教学中价值引导的具体路径

"大学生心理健康教育"课程教学不仅是体现心理健康教育价值理念和实现心理健康教育价值目标的主要渠道，也是渗透其他价值观教育的具体路径。但由于这门课程不是专门的价值观教育课程，其价值引导不宜采取直接灌输的方法，而主要是融于心理健康教育课程具体内容的阐述和讨论之中。在具体的课堂教学中，虽然也有显性的价值观讨论，但更多的是在教学的过程中以润物细无声的潜移默化形式实现价值观的引导与传递。大学生心理健康教育课程教学中的价值引

---

① 任俊. 积极心理学. 上海：上海教育出版社，2006：9-10

导体现在以下方面。

（1）在教学内容中渗透价值引导

多年来，根据教育部的文件精神，高校的大学生心理健康教育已经建立了基本的课程教学体系，其内容主要包括：心理健康与心理卫生基础知识，大学的生活、学习和人际适应，良好的自我意识与健全人格的培养，情绪健康的维护与管理，爱情与性心理，挫折与危机应对，生涯规划与发展等。其核心思想是：普及心理健康知识，培养良好心理品质，了解常见心理问题，掌握心理调适方法。大学生心理健康教育的内容本身不可避免地会有价值承载，它是以融入的方式在教学内容中体现一定的价值观，因此，教学内容是进行价值引导的重要路径。但心理健康教育的价值观融入会因教学内容的不同而存在融入程度的差异，不可生搬硬套地把价值观"塞进"教学内容之中，价值观融入的最高境界是水到渠成，天然无缝，能起到润物细无声的作用。

1）基础知识教育中的价值传递。基础知识教育包括心理健康、心理卫生、心理咨询等基本知识和基本理论。其中，最重要的是如何使学生建立起科学的心理健康观、良好的自我心理保健意识和心理调适的基本能力。在科学的心理健康观中，自然就涉及道德健康与社会适应问题，这里就会有明显的价值导向，可以把心理健康教育的价值理念、社会核心价值观和主流价值观的相关内容悄然传递给学生。

2）大学适应教育中的价值融入。大学适应即大学的各方面适应，主要包括环境适应、生活适应、学习适应和人际适应等。在这里，人际适应是价值引导的关键点。要建立良好的人际关系，不仅需要学习交往技巧和提高交往能力，更要学习如何待人的态度。这样会把做人的道理，如对人诚实、信用、互助、友爱、为善等价值观引入到人际关系的互动中，使学生领悟到人际关系的真谛，学会如何做一个受欢迎的人。

3）人格完善教育中的价值引导。人格完善主要包括大学生的自我意识与健全人格培养。首先，是良好自我概念的确立。这就有一个如何正确认识自我，摆正自己在集体中的位置，处理好自我与他人、群体和社会的关系的问题。要让学生明白，人都是社会性的人，自我是在与他人的关系中获得自身的存在价值的，而自我要得到自由发展，也要让别人有自由发展的机会，引导学生在合作与共赢中发展自我。其次是人格的健全与完善。一是要平衡人格中的本我、自我与超我的关系，从人格健全的角度，引导学生正确处理好个人与他人、社会的关系，比直接的价值观教育更具有可接受性；二是要引导学生培养积极有为、公正无私、与人为善等积极的人格特质，从心理学角度引导学生形成健全人格，使价值引导更具有科学的元素，也会使学生更容易接受，顺利地促进其人格的不断完善。

4）情绪管理教育中的价值渗透。情绪管理教育的重点是使学生学会识别与体验自己和他人的情绪情感，学会控制与调节自己的情绪，提高情绪管理和调控能力。首先，引导学生体验积极情绪情感，排解不良情绪，保持情绪健康稳定和身心愉悦，就已经把积极性的价值理念融入到了教学之中；其次，当引导学生学会识别和体会别人的情绪和情感时，学生的共情能力也得到提升，这实际上也是一种爱的能力的提高；最后，当引导学生提高情绪管理和调控能力时，也就把为他人着想，不以自己的不良情绪影响他人，不因自己的情绪失控而作出损害他人或社会的事情的价值观传递给了学生。

5）爱情与性教育中的价值传导。爱情与性通常是学生最感兴趣的内容，实际上也是对大学生进行正确的爱情观、恋爱观和性观念教育的最佳途径。首先，在爱情观上，从心理学的角度引导学生认识什么是真正的爱情，爱情在人生中的重要意义，爱情对人的激励作用，以及如何提升爱的能力等，在这一过程中可以把积极的、健康的爱情价值观传递给学生，同时通过对现实中爱情问题的讨论和辨别，让学生更深入地理解爱的本质与领悟爱的真谛；其次，在恋爱观上，引导大学生在体验爱和追寻爱的过程中，理智地处理好爱情与友情、爱与性的关系，学会自我保护和承担责任；最后，在性观念上，要从心理的角度给学生科学的知识与正确的观念，并使其具有科学的性心理知识。性是一个敏感的话题，学生既渴望了解又比较羞怯。在性的问题上，教师既不能持保守主义的态度，也不能持开放主义的态度，或者说，教师应注意不要把自己的价值观直接附着于有关性的观念上，特别是在自己的价值观与学生的价值观有冲突的情况下，更要避免直接的说教。客观、科学地介绍性心理知识，从爱护学生的视角悄然传递一种严肃、谨慎、负责任的性观念，学生还是比较能够接纳的。这样，我们的价值传导也就可以在潜移默化中实现。

6）危机应对教育中的价值引导。危机应对教育主要是帮助学生认识心理危机的危害，提高挫折承受与应对能力，掌握基本的危机应对策略和方法。在这一问题上，对学生的积极肯定和持续激励尤为重要。面对危机事件，学生的心理一般都比较脆弱，要提高他们的挫折承受能力和对危机的应对能力，积极取向的正面鼓励，积极品质的发掘是必要的。要告诉学生，当面临困境时，用伤害生命的方式寻找解决的办法是不可取的，这时可以进行热爱生命和珍惜生命意义的价值引导；同时，告诉学生，当面临挫折或危机时，你不是孤单的，你身边有许多愿意支持、鼓励和帮助你的人，他们会主动帮助你，你也可以直接向他们求助；告诉他们，你能行，你是最棒的，你可以在他人的理解和帮助中，凭自己的能力和强大的内心度过危机，从而既给了学生有力的社会支持，也激发了学生自身的积极力量，引导学生把危机当作转机，在直面现实困境与危难中，锻炼自己的意志，领悟自己的强大，获得心灵的成长。

7）生涯规划教育中的价值导入。这是发展性价值导向的最好体现。如何更好地发展自己，是每个学生都关心又可能感到迷茫的问题。生涯规划教育就是要引导学生不仅仅只作职业的考虑，而是把目光放长远一些，从整个人生规划的高度，来思考自己的发展，根据自己的兴趣、特点，对自己的大学生涯和未来的职业进行全面考虑，个性化地为自己制定明确的目标，把握事业发展方向。这里的价值导入应该是引导学生在实现自我价值的过程中，如何摆正自己在社会中的位置，把自我发展与社会发展统一起来，不能脱离社会去片面强调个人发展，更不能做与社会主流相违背或者违法犯罪的事。如一些学生目光短浅，发财心切，自觉或不自觉地加入传销组织和参与一些边缘性的欺诈活动，在发大财的美梦中断送了自己的前程，这是要引以为戒的。要引导学生走正道，把握时机，积蓄能量，要有敬业精神和吃苦耐劳的思想准备，通过自己的艰苦努力去赢得事业的成功，同时也为国家、为社会作出贡献。

值得注意的是，在大学生心理健康教育课程教学的价值引导中，并不是核心价值观的直接灌输，也不是主流价值观的简单植入，所有的出发点都是为了学生个人的更好成长，是为了学生个体的身心健康，是从学生的角度出发的一种价值引导，因而也可以减少学生对价值引导的抗拒，使他们在不知不觉中接纳我们所传递的正确、积极、健康的价值理念和国家的核心价值观与社会主流价值观念，课程的价值承载就是在这"润物细无声"中得以实现的。

（2）在教学方法中融入价值引导

大学生心理健康教育课程教学的方法灵活多样，在不同的教学方式方法中，价值承载有不同体现，价值引导也有不同特点。

1）案例讨论。在案例讨论中，可以结合案例，引导学生澄清自身存在的价值观的误区，使其对社会的核心主流价值观和积极健康价值观有更深的理解和体会，对不同的价值观有分辨能力和选择能力，对错误消极的价值观有抵御和抗拒能力。

2）情景教学。通过情景教学，让学生在设定的典型情景中去面对价值观的冲突，通过角色扮演、自我反思和自我体验等方式，理解价值选择对自身的影响作用，使之能在理性思考的基础上，逐步接纳积极正向的核心价值观和主流价值观。

3）小组辩论。在小组辩论中，通过对与心理健康相关的价值论题的设计，让学生对不同的价值观进行对决辩论，在争论中使价值观更加清晰明辨，也使自己对价值观的思考更加深入和谨慎，从而帮助学生对不同价值观作出正确的判断与选择。

4）价值澄清活动。通过价值澄清活动，让学生在一些现场的价值拍卖、价值辨析活动中，体悟自己深层的价值取向与价值观念的冲突及其根源，明确自己生活中的价值导向，了解价值观对自己的人生追求与生活方式的影响，在关键时刻能够用正确和积极的价值观引导自己的人生方向，并在此基础上使自我的价值体系达到和谐一致。

5）价值观比较分析。在教学过程中，可以对不同的价值观进行历史与现状分析，横向与纵向的比较，特别是用理性力量，让学生在思辨中深入思考不同价值观的科学性、先进性和普遍性。通过价值观比较分析，适时引导学生接纳核心与主流价值观，接受积极健康的价值观。

当然，对于那些在价值观方面依然心存疑惑，暂时不能认同核心价值观或主流价值观的学生，也不必急于解决，而是允许他有自己的思考与意见的保留。相信只要我们把道理讲清楚，只要我们的社会真正体现出核心价值观的愿景，只要主流价值观在社会得到弘扬，随着他的认知水平的提高和阅历的增加，就会有所感悟和发生改变。退一步来说，即使学生对核心价值观与主流价值观不能完全认同，也应该被允许，这才能真正体现核心价值观中的自由、平等、诚信等价值理念，以及对多元价值观的尊重和包容。

（二）其他类心理健康教育课程中的价值引导

高校的心理健康教育除"大学生心理健康教育"这门课程外，还有其他的心理类课程，以及可以融入心理健康教育元素的人文类、学科专业课程，统称其他类心理健康教育课程。这些心理类、人文类和学科专业类课程在渗透心理健康教育时也有价值引导问题。

1. 其他类心理健康教育课程价值引导的不同路径

在涉及心理健康教育的其他课程中，其共同特点表现在：都不是专门的心理健康教育课程，不特别肩负心理健康教育的教学目标和任务，但又的确可以把心理健康的元素融入其中，不同程度地发挥着心理健康教育的功能，其中也难免会涉及价值引导。

（1）心理健康教育延伸课程中的价值引导

这类课程主要是"大学生心理健康教育"主课程的拓展与延伸，是更为广泛与深入的心理健康教育。如北京大学除"大学生心理健康教育"课程外，每年面向全校学生开设的心理健康教育普及类选修课程有"大学生心理卫生与咨询""生活中的心理学""爱的心理学""心理压力应对""电影与心理""健康人格心理学""大学生心理素质拓展""朋辈心理辅导""自杀与危机干预"等 8 门课程。[①]山东大学除面向全校学生开设"大学生心理健康教育"通选课外，还开出了"成功人际交往""大学生恋爱成长""自信心提升训练""生涯规划训练""职业心

---

① 北京大学学生健康心理咨询中心. 中心概况. http://counseling.pku.edu.cn/studentaboutus.do [2015-08-10]

素质训练""压力应对训练""个人成长训练""大学规划训练""学习能力提升训练""领导力提升训练""意志力提升训练""健康网络"等 10 余门训练课程。①这类课程各高校都有不同程度的开设，目的是进一步拓展与深化对大学生的心理健康教育，让学生获得自己渴望的收益。而这里的每一门课程，都会有相应的价值引导。

（2）心理类课程的心理健康教育功能中的价值引导

这类课程包括两部分：一是在选修课中面向全校学生开设的心理学类课程，主要是满足对心理学有兴趣或认为心理学有价值的学生对心理学知识进一步拓展的需要，如社会心理学、人际交往心理学、健康人格心理学、管理心理学、成功心理学、积极心理学等，这类课程以普及知识和应用于生活为主旨，更重视学科知识的应用性、趣味性和价值性。各高校开出的课程情况也不太一样，在这些课程教学过程中，都具有较强的心理健康教育的功能，对促进学生的心理健康和个人成长是有积极作用的。在这些课程的教学中，会有较多的、结合课程内容的价值观融入与引导。二是心理学、教育学等学科专业中的心理类课程，它们的主要目的是向学生传授心理学的理论知识和技能方法，揭示不同的心理活动规律和心理发展的特点，让学生掌握不同分支的心理学科学知识，其中会有比较深的理论探讨和不同学术观点的介绍与比较，因此，更具有科学性和客观性。但它在发挥心理健康教育的功能作用时，也会不可避免地带有价值倾向性，关键是要处理好科学性与价值性的关系，既反映心理学的科学性质，也不失心理学的人文特质，并重点发挥心理学的人文价值引导功能。

（3）其他人文类课程的心理健康教育功能中的价值引导

这里的人文类课程主要指在全校性选修课中开设的属于文化素质教育范畴的人文社科类课程。自从 20 世纪 90 年代中叶高校倡导文化素质教育以来，我国各高校陆续以全校性选修课的形式，开设了各种文化素质教育课程，教育部为此在全国高校中建立了 100 多个文化素质教育基地，专门探讨和实施文化素质教育。到目前为止，各高校已经形成了文化素质教育比较规范的课程体系，由于这些课程肩负着对学生进行素质教育特别是人文素质教育的重任，因此，其本身就有着比较强烈的价值取向。在这些课程教学中也或多或少地内含了心理健康教育的功能，当在这些课程教学中融入有益于身心的内容时，也会带有积极的价值观传导，因此，当其实现心理健康教育的目的时，也就进行了正面的、积极的乃至核心与主流价值观的引导。而有时候这些课程中心理健康教育的功能又恰恰是通过价值传导来实现的，即当在课程中传递一种积极的、充满希望的、以人类进步为使命的价值观时，也就容易激发一个人积极向上的心理动力和追求美好生活的愿

① 山东大学心理健康教育与咨询中心. 心理咨询中心简介. http://www.xljk.sdu.edu.cn/CMS/model/1/index.php?p_id=26156 [2015-08-10]

望，对塑造学生的健康人格与提高学生的心理素质都有积极意义。

（4）学科专业课程的心理健康教育功能中的价值引导

心理健康教育既是一种专业性教育，同时也是一种普及性教育。可以说，只要能增进学生的心理健康，能对学生进行积极向上的引导，能化解学生的心理矛盾与冲突，就可以理解为是广义的心理健康教育。从这个意义上说，任何其他学科专业的课程教学都可以包含有心理健康教育的元素，都可以进行心理健康教育。关键在于教师要有心理健康教育的素质和意识，在这种自觉意识的指导下，他就可以利用学科专业中的积极因素激励学生，使学生获得健康的思想意识与积极的心理体验，至少可以做到不把消极的心理影响带给学生。而这些做法本身就是一种价值理念和价值引导。比如，在数学、物理、技术等纯科学学科的课程教学中，也可以通过对某个定理、规律的发现，以及某种技术、成果发明的背景介绍，把科学家的事迹融入其中，以这些科学家在进行科学发现和技术发明过程中的那种不怕困难、不畏艰辛、不屈不挠的意志力量和坚持精神，激励学生努力学习，刻苦钻研，以便将来更好地为社会、为国家效力。这本身就既是一种积极的人生观、价值观教育，也是一种积极的心理健康教育，这些科学家对大学生来说就是很好的榜样，并起到了示范作用。而那些人文社会科学专业，除了具有这种功能外，还可以通过理性的力量及其理论知识在生活中的应用，对学生发挥正向的心理影响和积极的内在动力作用。

2. 其他类课程的心理健康教育中价值引导的一般要求

心理健康教育的其他类课程是一个很庞杂的课程体系，每个课程种类甚至每门课程中所包含的心理健康教育的元素都是不一样的。因此，探讨它们与心理健康教育相关的价值承载是相当困难的，也不可能进行细节上的追寻，而只能在普遍意义和一般要求上进行阐述。具体地说，在其他类别课程的心理健康教育中的价值承载，应遵循如下要求。

（1）秉持心理健康教育的价值理念

心理健康教育的价值理念和价值导向具有普遍适用性，不仅体现于专门的心理健康教育课程教学里，也承载于其他课程的心理健康教育之中。首先，心理健康教育的一般价值理念是人本性、积极性、发展性和健康性，它们更具基础性特征，可渗透于教师课程教学的一般理念中。它时刻提醒着教育者，不仅要把学生作为教育的对象，同时也要把他们看作是独立的个体，给予人文性的关怀与人本性的尊重，用发展的眼光看待学生，用期待的目光鼓励学生，用信任的目光关注学生，用积极的眼光成全学生。当教师在课程教学中做到这一切时，那么，他的学生将一定会是充满阳光心态、具有自尊自信、拥有强大内在力量的身心健康者。这时，课程教学的心理健康教育功能也得到了实现。其次，心理健康教育的具体价值追求是关爱生命、提倡积极、促进发展、引导适应、主动预防和及时矫治等，它们更具有指向性，可进一步具体化为：维护生命尊严，成全生命价值；关注积极因素，培养积极品质；开发心理潜能，促进个体发展；增强适应能力，提高生活质量；防治心理疾病，维护心理健康。这样的教育理念和价值追求，在任何课程所进行的心理健康教育中，都是应该秉持和遵守的。把这样的价值理念渗透到课程教学里，不仅会让学生在课程学习中获得健康心理的养成、积极力量的激发和健全人格的培育，避免和预防心理疾病，而且对教师自身和课程本身的活力也是一种激发。

（2）融入心理健康教育的价值目标

心理健康教育的价值目标不仅只是在心理健康教育的专门课程和心理健康教育的专项活动中实现，而且应该融入所有的课程教学和所有的心理健康教育形式之中。心理健康教育的价值目标包括以下方面：增进以心理和谐为核心的整体健康；提高以人格完善为根本的心理素质；促进个人与社会共同发展和创造富有意义的生命价值。这4个方面同时也体现为4个层次，其顺序由低到高依次是：心理和谐与身心健康→人格完善与素质提高→个人发展与社会和谐→生命意义与价值实现。这4个层次实际上也是综合地反映了一个人的生命能量的全部彰显和人类社会的全面和谐。这样的价值目标自然不是单靠狭义上心理健康教育本身就能实现的，它应该融于整个教育的全过程，也必然融于所有课程的教学之中。可以说，每一门课程，我们都在给学生的生命增添一些分量，也在给学生的生命注入活力。在生命化的课程教学中，学生会变得越来越聪慧澄明，越来越丰富强大。而当我们让学生明白这一点时，这本身就是最大的心理健康教育。在这个过程中，其实也就已经传递给学生一种价值观，这种价值观最核心的一点就是：任何形式的教育，所有的课程，只要虚怀若谷，只要用心聆听，就一定会有所收获，即使收获不在当下，也会在未来的某个时间。也许当我们似乎忘记它的时候，它已经深深地植入了我们的大脑和心灵，成了我们生命中不可缺少的一部分。因此，心理健康教育的价值目标就是如此紧密地与课程教学结合起来，并使所有的课程教学都具有新的价值，即它不仅仅给学生带来了身心健康，更带来了生命的成长。

（3）坚持心理健康教育价值承载的基本原则

心理健康教育价值承载的基本原则，既体现心理健康教育的价值理念和价值目标，又坚持社会核心价值观的导向作用。因此，在各类课程教学的心理健康教育的价值引导中，都应该自觉遵循这些基本原则，包括生命意识与生命成全相融合原则；个人价值与社会价值相统一原则；一元价值与多元价值相共生原则；价值中立与价值干预相结合原则；本土化与普遍性相补充原则等。这些原则可以在不同课程的心理健康教育的价值引导中得到实现。比如，在生物学类的课程中，从科学的角度引导学生认识生命，重视生命，爱护生命，确立积极健康的生命意识，努力实现生命价值是可行而且必要的；在人文类的课程中，引导学生通过处理好个人价值与社会价值、一元价值与多元价值的关系来达到心理和谐，维护心理健康也是可以实现的；而在科学类课程教学中，坚持价值中立与价值干预相结合原则，既保证科学原理和知识的客观性，又能看到它们的价值性，在适当的时候进行价值干预，让科学知识具有人文的意蕴和价值是可以做到的；而在一些直接引入国外教材的双语课程教学的心理健康教育中，坚持本土化与普遍性相补充的原则，则更能反映出这些课程灵活的价值承载的特点，也更容易被学生所接纳。

三、心理健康教育活动中的价值引导

高校的心理健康教育活动是指以学生为主体，通过课外活动的方式进行的心理健康教育。它是由学校有关部门组织，以心理健康教育为主题，由学生直接参与的全校性第二课堂活动和校园文化活动。它既可以看作是心理健康教育课程教学的延续，是把课程教学的内容拓展到学生的课外活动之中，也可以作为一种独立的心理健康教育活动，以主题性活动形式进行。这是一种独特而富有成效的心理健康教育方式，产生于高校的心理健康教育实践中。

2000年5月25日，清华大学、北京大学、北京师范大学等高校学生自发组织起来，举办"大学生心理节"，并首次开展了以"5.25——我爱我"为主题的大学生心理健康宣传活动，提醒大学生关爱自己的心理健康。此后，心理健康教育借助第二课堂的校园文化活动形式在全国各高校迅速发展起来，并成燎原之势。目前，每年以"我爱我"为命名，承载着不同主题的心理健康教育活动已经成为高校校园文化活动的一道亮丽的风景，不仅丰富了学生的业余生活，增添了校园文化的魅力，而且对心理健康的普及化教育起到了重要作用。

2005年，在教育部、卫生部、共青团中央《关于进一步加强和改进大学生心理健康教育的意见》（教社政〔2005〕1号）中指出，"高校要充分发挥学校广播、电视、校刊、校报、橱窗、板报以及校园网络的作用，大力宣传普及心理健康知识。要积极组织大学生心理健康宣传日或宣传周、心理剧场、心理沙龙、心理知识竞赛等活动，努力开办网上心理健康栏目，经常举办心理健康讲座。要支持大学生成立心理健康教育社团组织，发挥大学生在心理健康教育中互助和自助的重要作用"[1]。这是对上述做法的充分肯定，也是对心理健康教育活动形式的系统化阐述。此后，我国高校越来越重视利用校园文化活动进行心理健康教育。其中，心理健康教育活动周或活动月，这种专题性心理健康教育方式已经成为全国

---

[1] 教育部，卫生部，共青团中央. 关于进一步加强和改进大学生心理健康教育的意见. 教社政〔2005〕1号，中国教育新闻网，http://info.jyb.cn/jyzck/200604/t20060403_14215.html〔2006-04-03〕

各高校心理健康教育的品牌，心理健康教育活动做得越来越富有特色，越来越多姿多彩，越来越显示出其生命活力，从而成为面向全体学生开展心理健康教育的主要渠道和重要途径，并取得了很好的效果。

（一）心理健康教育活动中价值引导的一般特点

心理健康教育活动中的价值引导与课程教学中的价值引导有很大不同，它具有自己的特点，也展现着自身的特色。

1. 情景情境性

心理健康教育活动作为一种富有校园文化活动特色的教育方式，首先具有情景性和情境性的特点。情景和情境都是指为了激发学生学习的兴趣和动机而创设的一种具有时空维度的教学活动或形式，一般而言，情景较为微观并有较多的人工创设，情境较为宏观而更接近自然状态，两种教学方式的心理场与物理场交替重叠，构成了多视角、多维度的教育方式，综合地对学生产生影响。在心理健康教育活动中，不同的活动形式所创设的情景或情境是不同的，价值引导全部渗透于各种活动所设置的情境和情景中，如主题班会强调团体互动，就是通过团体动力的作用使人在相互的思想碰撞中产生感悟和发生改变；心理情景剧虽属于角色扮演，但也具有演示性特点，除扮演者自身会有特别的感悟外，还可以让观看者感同身受地获得新的感悟和认识。

2. 情感体验性

情感性和体验性是指学生主动融入每个具体活动，在创设的各种情景与情境中，身临其境地感受整个活动的氛围，获得各种情感体验和深切感受，思考和领悟其中的道理，促进自身才能的发展和素质的提高。心理健康教育活动与课程教学最大的不同是，课程教学依托的主要是认知能力，并借逻辑的力量把价值观念传导给学生，活动性及情感性手段和方法只是起辅助作用。在心理健康教育活动中，学生则置身于具体的情境和情景中，这些情境和情景往往具有强烈的情感吸引力和感染力，可以让身处其中的学生不由自主地跟随着这种情感而跌宕起伏，此时，学生的记忆、联想、想象及思维活动也会带有情感色彩，并会因情绪的感染而更具接纳性和包容性。在这种情景中，学生不仅学会了共情和关爱，发展了情感能力，也会因亲身的体验而萌发情感的触动和感悟，进而转变认知，自觉地内化其中所蕴含的价值观念，自然而然地达到价值引导的目的，如校园情景剧、手语歌表演和比赛就具有这样的特点。

3. 间接潜隐性

心理健康教育活动中价值引导的间接性和潜隐性是由其活动本身的特点决定的。心理健康教育活动中价值引导的间接性是指，在整个心理健康教育活动中，学生以主体身份全面参与和全程参与，教师隐退于背后，各种活动均由学生自己来完成，学生以主体的身份，创造性地组织各种有创意的活动，教师只是起指导和监控作用，因此，价值引导也无法直接进行，但却可以在活动中赋予明确的价值导向性。具体表现为，以积极的价值理念为指导，开展主题鲜明、形式多样的活动，那么这些活动也就承载着一定积极健康的主流价值观，学生在参与各种活动中，也就不可避免地在潜移默化中受到所承载的价值观所影响，不知不觉中引起内在思想信念的悄然变化，进而改变自己的行为，达到言行统一，最终获得思想境界的提升。

心理健康教育活动中价值引导的潜隐性表现在，心理健康教育所开展的各种活动如心理情景剧、手语歌、团体辅导、主题活动等，都有很强的情景性和体验性，可以让学生置身于整个活动的情境和各种各样的情景中，充分感受蕴藏于这种活动中的欢乐与愉悦，受到情景的感染并获得相应的情感体验，在亲身经历具体事件和场景体验中得到相应的认识感悟，学会避免、战胜和转化消极的情感和错误认识，发展、享受和利用积极的情感与正确的认识，促进其良好习惯的养成，提高其身心素质。

总之，心理健康教育活动中的价值引导的间接潜隐性就是指，价值引导寓于具体的活动之中，通过活动本身带来的体验和感悟，让学生在不知不觉中内化了活动本身所承载的价值观，从而达到传播积极健康的主流价值观的目的。

（二）心理健康教育活动中价值引导的具体路径

心理健康教育活动的形式很多，但最具特色和效果的还是心理健康教育活动周或活动月的专题活动。每个高校每年都会定期开展心理健康教育活动周或活动月，而且各高校的心理健康教育活动都有别具匠心的名称，每年的主题也不一样。如武汉大学的心理健康教育活动叫"温心活动"，每年的主题都不同，2006年的主题是"轻松学习，快乐生活"；2010年的主题是"心若在，梦就在"；2015年的"温心行动"心理健康活动月除了各院系进行了丰富多彩的心理健康活动外，重点聚集"成长的烦恼"，并在闭幕式上举行了"马小跳长大了"大型校园情景剧表演活动，取得了很大成功，形成了新的品牌。①这样的活动一般都是由整体方案和具体方案组成，价值引导就寓于这些方案及具体的活动之中。

---

① 资料来源：聚焦"成长的烦恼"——"温心行动"闭幕式动机院师生携手公演心理剧. 中心介绍——武汉大学大学生心理健康教育中心. http://xlzx.whu.edu.cn/show.php?w=1&i=1345［2015-06-12］

1. 通过心理健康教育活动方案的制订，坚持核心与主流价值导向

高校的心理健康教育活动虽然是由学生全程参与和组织完成的，但活动的整体设计却是由学校有关部门来主持和组织的。因此，这些部门的领导与教师应该有明确和清醒的价值传导意识，不仅充分体现心理健康教育本身的价值理念和价值目标，同时也把核心价值观和主流价值观有意识地融入到心理健康教育的整体活动，并首先体现于活动的总体目标、整体方案和具体方案的设计之中。

（1）活动总目标中的价值导向

高校在开展心理健康教育活动时，会有明确的指导思想和宗旨。比如，2005年，武汉理工大学心理健康教育中心确立的大学生心理健康教育活动的指导思想是："通过大力开展丰富多彩、形式多样、寓教于乐的心理健康教育活动，营造关心学生心理健康、提高学生心理素质的良好氛围，在轻松、自然、活泼的氛围中引导学生树立正确的心理健康观念，掌握维护心理健康的基本知识，培养良好的心理品质，增强心理自助能力和承受挫折能力，促进学生健康、全面、协调发展。"[①]2006年，长春工业大学学生工作部制定的"'5.25'大学生心理健康教育活动方案"的指导思想是："以邓小平理论和'三个代表'重要思想为指导，遵循思想政治教育和大学生心理发展规律，开展心理健康教育，提高心理调节能力，培养良好心理素质，促进思想道德素质、科学文化素质和身心健康素质协调发展，使学生成为具有丰富的科学文化知识、强健体魄和健全心理的全面发展的社会主义合格建设者和可靠接班人。"[②]2007年，武汉大学心理健康教育活动的指导思想是："旨在更好地在广大学生中普及心理健康知识，广泛宣传心理健康对大学生成长成才的重要性，在校园营造良好的心理健康氛围，引导广大学生树立正确的健康观念，提高学生的心理健康意识；同时，通过举办现场咨询等形式多样的心理健康教育活动，解答学生心理健康方面的疑虑，预防学生心理疾患的产生，提高学生的心理素质，使心理健康教育工作更好地为广大大学生健康成长成才服务。"[③]这些不同类型学校的指导思想，不仅紧密围绕心理健康教育的价值目标，也不约而同地坚持了积极进取的核心价值观和主流价值观的导向，关注学生的成长、成才和全面发展，这也是我国高校心理健康教育活动价值导向的主旋律。

（2）整体方案设计中的价值导向

整体方案设计的价值导向与心理健康教育活动总的指导思想和活动宗旨是一致的。如山东理工大学2011年开展的"山东理工大学第八届心理健康教育活动月

---

① 武汉理工大学学工部. 我校第八届心理健康教育活动圆满落幕. http: //stuplaza.whut.edu.cn/xgb/showarticle.asp?id=201106071659047399〔2011-06-07〕

② 长春工业大学学生工作部. 长春工业大学关于开展"5.25——我爱我"心理健康教育活动的通知. http: //news.ccut.edu.cn/ article.php?/2170/2〔2006-05-31〕

③ 武汉大学学工部. 关于开展"温心行动"系列心理健康教育活动的通知. http: //xgb.whu.edu.cn/Articles/xljk/200758103924.htm〔2007-07-08〕

活动方案"，其目的是"为进一步普及心理健康知识，促进大学生思想道德素质、科学文化素质和身心健康素质协调发展"，活动月的主题是"沟通人生——真心真情 真理"。[①] 武汉理工大学心理健康教育中心 2011 年举办的第八届"心灵之路"心理健康教育活动月，则以"增强自信，和谐我心"为主题，目的是加强学生心理素质教育，促进校园心理和谐，引导学生适应新变化、迎接新挑战。活动分为学校活动与学院活动两部分，学校活动包括新生心理委员专题培训、"心灵有约"系列讲座、心灵茶座、心理沙龙等活动；各学院组织班级开展"自信增加一小步，人生成长一大步"主题班会、"传真情，暖人心"心理短信送关心，以及观看心理影片等活动。[②] 而北京高校更是每年都举办"首都大学生心理健康节"。如 2014 年"首都大学生心理健康节"的主题是"友爱于心 善行于微"，旨在通过举办丰富多彩的心理文化活动，培育践行社会主义核心价值观，帮助大学生培养塑造自助助人的个性品格，筑牢"友善"之根基，激发每个人心底蕴藏的善良道德意愿、道德情感，使他们拥有积极乐观的人生态度。[③] 2015 年首都大学生心理健康节的主题是"为爱点赞，为青春担当"，旨在通过举办丰富多彩的心理文化活动，引导当代大学生继承中华民族仁爱的传统美德，发扬人性中爱的最美情感。关爱自我，关爱他人，在日常生活中用自己的行为表达爱、传递爱，积极进取，乐观向上，担当起国家与社会赋予青年一代的责任与使命，在爱的行为中体现自己的价值，让青春绽放得更加亮丽。围绕这一主题设计了丰富多彩的活动，除了传统的"心理专家进校园"心理健康讲座外，还有心理情景剧、"吾·爱·舞"舞动青春工作坊、宿舍心晴创意大赛、摄影故事征集、"最强大脑"——心理技能比赛、"父爱如山，母爱如水"微电影大赛等青春时尚的活动。[④] 这些主题与方案均体现了积极、健康、向上、友爱等的主流价值观的导向，这在我国高校的心理健康教育活动中也是普遍的现象。

（3）具体方案设计中的价值导向

具体方案设计的价值导向与方案内容紧密结合，主要是从学生心理健康、自我成长、人格健全等视角进行价值引导。如 2011 年山东理工大学的心理健康教育活动月，国防教育学院承办的"'共赢天下'——大型团队合作闯关竞赛"活动，其宗旨是："通过让参赛团队体验合作战胜障碍关卡并找到前行的方向的过程，锻炼大家相互沟通，彼此协作的团队意识，从中体会各种人和事物的价值和人生的

① 山东理工大学学生工作处. 山东理工大学第八届心理健康教育活动月活动方案. http://youth.sdut.edu.cn/news/190/14176.html［2011-10-17］

② 武汉理工大学学工部. 我校第八届心理健康教育活动圆满落幕. http://stuplaza.whut.edu.cn/xgb/showarticle.asp?id=201106071659047399［2011-06-07］

③ 关于举办 2014 年首都大学生心理健康节的通知. 首页——宣教之窗. http://xjc.bjedu.gov.cn/tabid/215/InfoID/11655/frtid/40/Default.aspx［2014-04-02］

④ 关于举办 2015 年首都大学生心理健康节的通知. 首页——宣教之窗. http://xjc.bjedu.gov.cn/tabid/215/InfoID/17770/frtid/40/Default.aspx［2015-03-20］

意义。当出现矛盾时，能够正确处理和协调相互之间的关系，以求团队的和谐和自身的发展。"化学工程学院承办的"'真心儿女'家信征集大赛"活动，其宗旨是："为广大同学提供表达感恩的平台，用笔写出自己的心声，让感动的音符跳动在你的手中"。鲁泰纺织服装学院承办的"'阳光心灵，用心沟通'海报设计大赛"活动，其宗旨是："引导同学们关注人际交流，让同学们在心灵的触动下了解沟通的重要性，可以更好地感受真心、感悟真情、体验真理。增强大学生的心理保健意识，展现大学生良好的精神风貌，提高大学生的创新能力"。大学生心理健康协会与青春在线网站承办的"第十届'心栖云端'有奖征文比赛"的活动宗旨是："体味真情、真心、真理的真正意义，丰富大学生课余文化生活，提高大学生心理素质、心理健康水平，增强社会适应能力。"征文范围如下：①真爱无疆。真爱固然是长相厮守时的朝朝暮暮；也可能是有缘无份时的及时放手与祝福。无论时间长短，无论距离远近，无论男女老少，真爱无疆。②心灵港湾。希望每一个热爱生活并积极生活着的人，得到所需要的心灵港湾，用以滋润心灵，启迪心智，提升素养，升华品质，并通过自己的努力，获得生活的快乐、幸福和圆满。③真理之光。我们盼望心灵被照亮，我们渴望心灵被抚慰。当月明风轻，当花开高原，当暗夜深沉，我们的心灵就开始追寻，追寻苍天，追寻大海，追寻光明。①这些具体方案设计更贴近心理健康教育的价值目标，更多地体现了具体的人性、真情，反映了对美好感情的追求与精神家园的向往，对促进大学生的健康成长和人格健全有积极意义。

2. 通过心理健康教育的具体活动形式，进行积极的价值引导

心理健康教育活动的形式活泼多样，它们是心理健康教育活动中价值引导的具体路径。在这些形式的活动中，应以积极的价值导向为主，并根据不同活动形式的特点进行不同层面和维度的价值引导。

（1）心理健康知识讲座

心理健康知识讲座是心理健康教育课程教学的补充，主要是针对学生中存在的主要心理问题或当前的热点问题，以系列讲座或主题报告的形式，在心理健康活动月或者根据需要定期不定期地开出。如新生适应、学习动机、压力管理、情绪调节、人际交往、性与恋爱、生涯规划、择业求职、危机应对、热爱生命等专题，这些讲座或报告往往有很强的针对性和时效性。如2015年首都大学生心理健康节的"心理专家进校园"项目安排开设心理健康系列讲座的专家就有40人，开出的讲座数目达80多讲，部分专家开出的讲座达7~8讲，主题涉及珍爱生命、情绪调控、压力管理、爱与幸福、学业规划、生涯规划、朋辈互助、个人发展、

---

① 山东理工大学学生工作处. 山东理工大学第八届心理健康教育活动月活动方案. http://youth.sdut.edu.cn/news/190/14176.html［2011-10-17］

自我成长等①，内容非常丰富和贴近学生生活。山东大学也是几乎每年都给学生开设"走进心灵"的系列讲座，这些讲座有"压力管理与健康维护""职业生涯规划指导""驾驭青春，规划人生""发展健全人格，创造完美人生""阳光下的性心理健康教育""压力与挫折关系""中国传统文化与心理健康"等，它们成为学生喜爱的"心灵套餐"。②在每年 5 月份的"心理健康教育活动月"期间，几乎全国各高校都会开出不同内容的讲座，在这些讲座中，可以渗透一定的价值观的引导。比如，在"珍爱生命"的专题讲座中，可以结合实际引导学生理解生命的意义与价值，体验失去生命后的痛苦与悔恨，让学生在对生命成长的感悟中学会珍惜生命和热爱生命；对于人际关系的处理，就涉及对人与人关系、人与社会关系的正确认识与对待；在如何对待恋爱问题上，也涉及爱情观、择偶观、婚姻观的价值引导；在择业求职的讲座中，既要谈及职业态度、面试的技巧与挫折应对等，还要教给他们如何正确面对可能的挫折和不公正的对待，如何拥有积极的心态和健康的心灵，提高学生的心理承受力和心理调控能力。由此可见，这些讲座无一不包括一定的价值引导。

（2）主题性心理活动

主题性心理活动主要是根据学生的特点、当前的热点和学生感兴趣的话题来确定心理活动的主题，并以团体的方式实施。一般以小组成长、团体活动或主题班会的方式开展的较多，也有以二级学院为承办单位进行组织实施的。如应对生活、学习困难与挫折的"阳光总在风雨后"；和谐人际关系的"真情你我他"；正确认识自我的"打开心窗说心话"；强调生命意义的"珍爱生命，修养心灵"等主题，都是很受学生喜爱的。由于主题来自学生生活，反映学生需要，贴近学生心灵，所以学生参与的热情很高。熟悉的环境，轻松愉快的氛围，有趣的热身游戏，让学生身心放松，自然地打开心扉，畅所欲言，交流对某些问题的看法和应对的技巧经验，这时教师的适时引导，会很容易引起学生的共鸣，价值的导向和价值观引导就在这种融洽而亲近的氛围中不知不觉地进行。对于教师不直接参与的主题活动，也可以通过指导制订活动方案、训练领导者等方式，传递与主题相吻合的积极的主流价值观。许多高校的专题活动都很有特色，如武汉理工大学2011 年心理健康教育活动月的"自信起舞，我要飞翔"心理班会，一方面是加深学生对自信的认知，使其充分意识到树立强大自信对人生的重要性和紧迫性；另一方面，就如何建立自信等一系列问题提出解决方案，并借此加深同学间的相互了解和巩固他们之间的友情。2012 年，武汉理工大学举办第十一届"心灵之路"心理健康教育活动月，活动以班级为单位进行，主题是"悦纳自我，欣

---

① 2015 年首届大学生心理健康节具体活动通知.道客巴巴，http://www.doc88.com/p-6512159511741.html［2015-04-08］

② 山东大学心理健康教育与咨询中心. 专题讲座. http://www.xljk.sdu.edu.cn/CMS/model/more.php?name=%D7%A8%CC%E2%BD%B2%D7%F9［2015-04-08］

赏他人"。^①这个活动也是对上一年活动的承接，并由自我激励走向欣赏他人，体现了活动的连续性，对学生的心理成长和人格完善也有持续性影响。目前，主题活动或主题班会已经成为一种很有成效的心理健康教育的形式，在高校中兴起和流行，不仅在开展心理健康教育活动时开展，也在平时的班级管理中使用。因此，"主题性心理活动"对大学生的心理健康的维护和个人成长发挥着重要作用，同时也是我们传递积极向上的主流价值观的重要渠道。

（3）心理情景剧

在心理健康教育活动中呈现的校园心理情景剧，是借助心理剧的形式和技术，通过学生扮演当事人并借助舞台来表现学生中存在的各种成长的困惑、典型的心理问题，在心理辅导老师的导演下和全体参与者及演出者的帮助下，学会如何应对和正确处理心理问题，从而也让观看表演的学生受到教育和启发的一种团体心理辅导形式。它与治疗性的心理剧和心理情景剧是有区别的。它一般不涉及具体当事人，也很少涉及深度的心理障碍与心理创伤，而主要是关注学生生活中的挫折、成长中的烦恼和发展中的困惑等，其目的是促进学生的自身成长。因此，校园心理情景剧更主要的是一种健康的带有艺术性和创造性的心理健康教育形式，它以大学生生活为创作的基点，通过一个个情景故事，典型地再现大学生自己亲身经历的事情，并通过替身技术、角色替换、独白互动、多重自我等心理技术，剖析心理问题，反映内心世界，表现矛盾冲突，多层面地探索人生问题和价值理念，引起大家的思考和共鸣。一方面，心理情景剧通过学生的自主创作、编导和表演，唤起学生潜在的创造力和心灵感受能力，让学生在角色扮演中，通过再现过去或现在的生活情景，发现自己生活中未觉察的人际冲突与有影响的生活事件，表达内心的感受，释放和宣泄不良情绪，探索解决问题的方法与途径，学习新的思维方法与行为方式，获得新的感悟和自我成长；另一方面，校园心理剧通过一个个心理情景故事的展现，让学生观众以不自觉的方式参与进来，借助剧情的发展而抒发内心的情绪和情感，建立起健康、积极的心理坐标和行为模式，改善不良的心理倾向，形成健全的人格。^②事实证明，心理情景剧对促进学生自我成长具有重要作用。

心理情景剧中的价值引导，可以有多种方式。一是价值引导融于心理情景剧的全过程。主题设计、台词编写、演员表演等都在表达一种价值导向，虽然问题的呈现本身要尽可能客观，但问题的破解却是有价值取向的，最后在促进学生的自我成长和树立新的行为模式中，价值导向会明显地体现出来。比如，心理情景剧"我的大学"，在剧情中呈现了主角的大学生活的孤独、失恋与失意后，结束时

---

① 武汉理工大学学生工作处. 关于举办第十一届"心灵之路"心理健康教育活动月的通知. 武汉理工大学经纬网，新闻经纬，http://www.wutnews.net/news/news.aspx?id=63240［2012-10-15］

② 石红. 心理剧与心理情景剧实务手册. 北京：北京师范大学出版社，2006：序言 1

有一段旁白："大学的生活并不是天堂，有欢笑、有泪水、有寂寞、有迷茫、有失落……然而，也有着太多的感慨与感恩。请相信，这就是我们的成长。请相信，只要能及时调整自己，只要心中永存阳光，你我的大学生活就一定精彩。"[①]这里就包含了一种积极生活态度和积极面对人生挫折的价值引导。二是不作明确价值引导，但引发学生思考。心理情景剧中的价值引导也是融于剧情之中，不能把它变成价值观说教的场景。有时，让学生思考可能更有意义。如心理情景剧"阿亮的困惑"，导演对阿亮面对两个都爱他而他也爱她们的女友的最后处理方法有三种：甲是在两个女友中游刃有余地应付着，一副得意的样子；乙是经过深思熟虑后选择了其中性格相近的 A 女友，对 B 女友说一声"对不起"；丙是还在徘徊和犹豫，苦恼着不知道如何选择。剧中没有给出唯一答案，但却引发了学生对为人处世和做人道德，以及如何面对自己的情感的深深思考，让学生学会在生活中去领悟。[②]这种价值处理，在心理情景剧中也是常见的。其实这也是在作价值澄清，它建立在相信学生有辨别是非曲直能力的基础上，也相信学生通过思考和经历，会作出恰当的选择。

（4）心理微电影

心理微电影是最近几年才出现的一种心理健康教育的新形式。所谓微电影，主要是指专门在各种新媒体平台上播放、适合在移动状态和短时休闲状态下观看、具有完整策划和系统制作体系支持和完整故事情节的短视频。[③]随着时代的发展，生活节奏的加快，互联网的普及与现代传播技术的广泛应用，微电影作为一种全新的传播媒介，一种可以让普通民众表达思想情感的新艺术形式出现在世人面前，并迅速流行起来。微电影由于其短小精悍、故事简单并富有哲理，具有很强的观赏性、趣味性、娱乐性、启迪性而越来越受到大学生的喜爱和追捧。武汉理工大学的邱景怡认为，在价值观多元化的今天，微电影凭借其亲民性、故事性、便捷性、互动性的优势在传播正能量方面的作用不容小觑。尤其是那些弘扬主旋律、传递正能量的微电影，通过短小精悍的故事向人们说明，人们身处的世界并不缺乏温暖，它仍然充满着光明和美好。这些正面题材的微电影以观众喜闻乐见的形式表现了生活之美、人性之美，传递出积极向上的价值观。[④]这样的微电影是非常有意义的，同时也说明，微电影在价值观的传递上具有独特的作用。

心理微电影是学校借助微电影的载体与形式进行心理健康教育的新方式。心理微电影除了要具有微电影的一般性特征外，至少还要具有如下两个特征：一是心理性。即题材必须涉及心理的内容，关注学生实际存在的心理冲突与成长发展

① 石红. 心理剧与心理情景剧实务手册. 北京：北京师范大学出版社，2006：15
② 石红. 心理剧与心理情景剧实务手册. 北京：北京师范大学出版社，2006：172
③ 张斯民，尹珩. 基于微电影创新大学生思想政治教育工作. 湖北函授大学学报，2014（6）：55
④ 邱景怡. 微电影：高校正能量传播的新途径. 科技创业月刊，2015（4）：85-86

的烦恼与困惑。二是价值性。即要有积极正向的价值导向与价值观的引导。心理微电影与心理情景剧也有相似之处，它们都有表演和叙事的元素，但微电影能突破心理情景剧的时空限制，拥有更灵活多样的表现形式，可以反复观看与广泛传播，从而更符合现代大学生的文化消费方式，更容易被大学生所喜爱，也更有影响力，是一种值得花力气与心思做好的心理健康教育新模式。因此，最近 2～3 年，把创作心理微电影作为进行心理健康教育的新形式的高校已经越来越多，教育部及各级教育行政管理部门也看到了心理微电影的重要作用，组织了各种各样的心理微电影比赛，以促进心理微电影的制作和传播。如 2014 年 11 月，广西举行了"高校大学生心理健康教育微电影原创大赛优秀作品展播暨经验交流会"，此次大赛以"和谐你我，成就梦想"为主题，设"放飞梦想""超越自我""亲子亲情""人际沟通"等内容，共收到广西 61 所高校提交的参赛作品 133 部，评出作品奖一等奖 10 部、二等奖 15 部、三等奖 20 部、优秀奖 55 部，另评出剧本奖一等奖 10 部、二等奖 15 部、三等奖 20 部。此次大学生心理健康教育微电影原创大赛，以培育和践行社会主义核心价值观为主线，从大学生的校园生活实际出发，再现了大学生自我意识、人际交往、就业冲突、亲子关系、职业迷茫、强迫意向、突破自我等故事情境，以引发学生的思考与感悟。大会总结和交流了大赛经验，促进了各高校心理微电影剧组的相互沟通和学习，对提高广西各高校大学生心理微电影的创作及拍摄水平，提高广西高校大学生心理健康教育工作水平发挥了重要作用。[①]这次大赛非常明确地提出以"培育和践行社会主义核心价值观为主线"，就很好地体现了心理健康教育的价值承载功能。

（5）团体心理辅导

团体心理辅导是一种在团体情境下协助个体开发心理潜能、促进自我成长或解决心理问题及心理障碍的一种心理辅导方式。[②]对大学生而言，团体心理辅导通常有两种形式。

第一，适应性团体辅导。主要针对学生中较为普遍存在的问题，如学生的自我认知问题、贫困生的自信心问题、内倾型学生的交往障碍问题、新生的人际沟通问题等，开展一系列的团体心理辅导活动。这种团体辅导往往结构性较强，一般包括 1～2 名领导者和 10 名左右的团体成员，通常由专业教师带领，由几次或十几次团体活动组成一个完整的团体辅导专题。在团体辅导中，领导者通过团体内的人际互动，引导成员共同讨论大家关心的问题，彼此反馈启发，相互支持鼓励，加深成员之间的了解和接纳，增强成员对他人心理的认识和共情能力，促使成员调整和改善与他人的人际关系，学习新的良好行为方式，提高成员的社会适

---

① 广西心理微电影原创大赛评奖百部优秀作品（组图）. 广西教育新闻网，http://edu.gxnews.com.cn/staticpages/20141126/newgx54752ab0-11668800.shtml ［2014-11-26］

② 杨琴，杜建彬. 团体心理辅导提高大学生学习自我效能感的方案设计. 中国校医，2011（7）：491

应性，促进成员个人成长。①在这种团体辅导中的价值引导，应该在解决适应问题后的促进成长阶段中才有较多的介入，过早或过于明显的价值引导有时可能会对学生的问题发现有阻碍作用，会束缚学生的自我探讨，处理不当可能会造成伤害。

第二，成长性团体心理辅导。由专业教师，或经过培训的心理辅导员与班级心理委员带领，解决的是学生生活和学习中遇到的一些心理困扰和挫折打击，或者目标迷茫时的彷徨犹豫与心理冲突等。成长性团体心理辅导主要是创造一种激发学生主体性的教育情境，充分发挥学生的主动性和探索性，引导学生积极互动，畅所欲言，在轻松愉快的活动中获得一种全新体验和积极感受，从而化解不良情绪，激发积极情感，解决人生困惑，明确追求目标，和谐人际关系，最终达到促进人格完善与个体成长的目的。在成长性的团体活动中，可以有较多的价值观引导，应以积极、健康的主流价值观为导向，通过价值观的传导，让学生发展起与主流社会相一致的认知与情感，使学生更积极地面对社会，并以健康和谐的身心融入社会，促进社会的和谐与发展。

规范性的团体心理辅导需要比较专业的老师或受过专业训练的学生带领，通常是以学生自愿报名的方式进行团体成员招募。有实力的高校每年都会面向学生开展团体心理辅导，如武汉大学已经向学生举行了 7 期"光合作用"系列团体辅导活动。2015 年 5 月，"光合作用"系列团体辅导活动第七期共推出 5 个团体辅导，均由有经验的心理学研究生带领。这些团体辅导分别是"职业生涯探索团体辅导""人际交往团体辅导""自我成长与人际探索团体辅导""完成目标，成就梦想——目标管理团体辅导""做情绪的主人团体辅导"等，基本上都是学生普遍关心或存在困惑的主题。②也有一些高校以工作坊的形式进行团体心理辅导，如北京大学心理咨询中心在 2014~2015 春季学期开出了系列团体工作坊，包括"透过音乐与绘画探索和了解自己的心灵之旅"团体工作坊、时间管理工作坊、"她与他"亲密关系工作坊等，团体工作坊由心理中心专职老师及训练有素的学生志愿者开展，主要是针对学生关心的话题，用团体辅导的方式提升自我认识，改善生活状态。③各种形式的团体心理辅导，都承载着不同的价值理念，也可以进行不同的价值观引导。

（6）心理漫画展

心理漫画展也是心理健康教育活动的一种较好的形式。其作用是通过心理漫画的征集和展出，使学生得以发挥自己的特长，用漫画的形式来表达自己的内心感受，以及对现实社会中的各种现象的认识。这是一种学生喜闻乐见的活动形

---

① 杨琴，杜建彬. 团体心理辅导提高大学生学习自我效能感的方案设计. 中国校医，2011（7）：491
② 武汉大学大学生心理健康教育中心. 人际关系成长团体心理咨询招募. http：//xlzx.whu.edu.cn/show. php?w=3&i=1199［2015-03-09］
③ 北京大学学生健康心理咨询中心. 北京大学心理中心 14—15 春季学期系列团体工作坊. http：//counseling. pku.edu.cn/newsInfo.do?newsId=213［2015-08-10］

式。一方面，它发挥了心理咨询中的涂鸦功能，让学生通过画笔把自己内心深处的情感和对各种社会现象的心灵感悟表达出来，加深对自我的探索和对社会的认识；另一方面，它也给学生提供新的学习形式，让学生通过漫画这一诙谐幽默的审美形式，在轻松一笑中释放紧张情绪，在恍然大悟中明白深刻道理，在难以言传中得到心灵沟通，在大彻大悟中豁达心胸。这实际上也是一种寓教于乐的形式，使学生在轻松愉悦中得到心灵启迪和思想升华。

心理漫画还可以通过组织大赛的方式突破单一学校展出的封闭性，让更多的学生参与和受益。如广东省高校心理健康教育与咨询专业委员会从 2013 年开始每年都举行高校大学生原创心理漫画大赛，其中第一届的主题是"珍爱生命，友爱和谐"①，第二届的主题是"促进人际和谐，实现幸福人生"②，第三届的主题是"健康、和谐、幸福"，内容基本上都是包括大学生之间的各种人际关系、男女爱情、宿舍矛盾、大学生与家庭等人际关系等心理问题和生活百态，体现对幸福人生的追求。③比赛进一步提高了大学生参与心理健康教育的主动性和积极性，丰富了心理健康教育的内容，并创新了心理健康教育的形式。

心理漫画中的价值引导主要表现于心理漫画征集的主题设计与心理漫画展出的作品选择上。心理漫画通常以积极向上、健康乐观为主调，而又不失轻松、诙谐，甚至也可以有对一些负面现象的讥讽与批判等。在心理漫画中，主流价值导向是必要的和明显的，但价值引导却是隐蔽的和间接的，可以让学生有更自由的领会与感悟，以发挥心理漫画的对认知与情感的激发功能和拓展功能。

（7）户外拓展训练

随着素质拓展活动在心理辅导中的运用，高校也纷纷引入了户外拓展训练这一心理辅导形式。主要由心理健康教育中心的教师或经过培训的心理辅导员，根据学生的实际，针对学生成长中存在的共性问题，如自信心不足、缺乏信任与合作精神等选择训练主题，组织户外拓展训练。户外拓展训练着重训练学生善于体察合作者的情感反应，增强彼此间的信任，感受合作的魅力，分享参与活动的快乐。④然而，户外拓展训练有时会因受场地和设备的限制，不容易大力推广，但仍不失为一种深受学生喜爱的方式。特别是近几年来，由于各高校都开始重视心理健康教育的硬件建设，这使得心理健康教育的设施有了很大改善，许多学校都购置了素质拓展的设备与器具，从而使得户外素质拓展训练在一些高校蓬勃地开展起来。桂林电子科技大学是比较系统全面地开展学生素质拓展训练（也叫户外心

---

① 广东机电职业技术学院. 我校在广东省首届高校大学生原创心理漫画大赛中获奖. http://www.gdmec.cn/show.asp?id=3195［2013-10-11］

② 广东理工职业学院. 我院学生获广东高校大学生原创心理漫画大赛一等奖. http://www.gdcyl.org/Article/ShowArticle.asp?ArticleID=186195［2014-12-04］

③ 广东省教育厅. 广东农工商职业学生喜获广东省第三届高校大学生原创心理漫画大赛一等奖. http://www.gdhed.edu.cn/business/htmlfiles/gdjyt/gdjy/201510/492699.html［2015-10-16］

④ 谭春芳. 浅谈大学生心理健康教育活动. 辽宁师专学报（社会科学版），2007（5）：65

理行为训练）的高校，学校拥有 21 000 平方米的户外心理行为训练场，设有地面心理行为训练项目和高空心理行为训练项目。2014 年 9 月，学校心理健康教育中心主办了 2014 级本科新生心理行为训练活动，训练活动共持续 10 天，参与训练的新生近 5000 人，训练规模开创了高校新生心理行为训练之最。①

户外素质拓展训练从表面看更多的是身体的活动，但参与的学生都会有体验性的心理活动，以及与其他学生的心理互动，其价值承载也是不可忽视的。只是在训练活动中，不必为价值引导而强行向学生灌输某些观念，而是潜隐性地把价值引导融于活动之中，通过各种训练活动来激励学生的情志，培养学生的信任感、合作精神和协作能力，促进学生的心理成长和素质提高。从桂林电子科技大学学生参加心理行为训练活动的心得体会中，我们可以看到这样的效果。在此仅摘录几个片段：

首先我很庆幸参加这次心理行为训练活动，深深地感受到了集体的力量才是最强大的。当然自己也要提升自身的能力，才能为自己的团体作出更多的贡献，想出更多计策，创造进一步的辉煌。（商学院，罗书密）

通过这次心理行为训练，让我对未来四年的大学生活充满了希望与期待，自己也会以"心理行为训练"为契机，在大学中努力学习知识、积极参加活动，使自己更加成熟，成为自己所期望的样子，拥有无悔的大学生活。（商学院，徐虹）②

在这次心理行为训练过程中，每个人都心待相系，用心待自己，用心待同学，用心待生活，用心去学习。也许大学人生的路并不平坦，但我们可以自己去创造，活出精彩，执著于付出必能开出梦想之花。人生的思考并不止于此，真诚希望我的小组的同学都能走得更远。（信息与通信学院，陆天辰）

拓展只是一种训练，是体验下的感悟，希望能真正把拓展中的精神运用到平时的学习工作中去，大家才能再上一个台阶。学以致用，才是训练的精髓所在。（信息与通信学院，李波）③

拓展培训不是一种简单的训练，而是一种文化，一种精神，一种理念，一种思维，一种考验。通过体验式的培训，不仅使学员高度参与和互动，也磨炼了个人意志，是对我们体能上的锻炼与检验，更是对我们精神上的一种启发和洗涤。（艺术与设计学院，梁壮）④

---

① 桂林电子科技大学心理健康教育中心. 心理行为训练活动心得分享. http://exp.guet.cn/View/ShowType.aspx?typeid=40［2014-10-16］

② 桂林电子科技大学心理健康教育中心. 心理行为训练活动心得分享. http://exp.guet.cn/View/ShowNews.aspx?NewsID=908［2014-10-28］

③ 桂林电子科技大学心理健康教育中心. 心理行为训练活动心得分享. http://exp.guet.cn/View/ShowNews.aspx?NewsID=906［2013-10-30］

④ 桂林电子科技大学心理健康教育中心. 心理行为训练活动心得分享. http://exp.guet.cn/View/ShowNews.aspx?NewsID=909［2014-10-28］

在这里，学生收获的满满的正能量，正是我们希望在素质拓展训练活动中要达到的价值引导的良好效果。

3. 通过活动结果的评价，进行明确的价值引导

心理健康教育活动中的各种比赛与竞赛，都需要专家或专业教师的评审和评选，在这个过程中，无论是活动过程的打分与讲评，还是幕后的评选，都应该有明确的、积极的、主流的和核心的价值取向。首先，这种价值取向可以通过评分标准的制定，与心理健康活动的指导思想、整体方案设计的理念和具体方案设计的宗旨保持一致，使其体现对核心价值观的褒扬和对主流价值观的肯定；其次，要尽量避免教师个人价值观的负面影响。在专家评价中，不可避免地会带入教师个人的价值观，会对学生的活动与作品作出倾向于专家个人价值观的评价。针对这种情况，对专家的筛选是必要的，要保证专家能够给学生以积极的、健康的和符合主流价值观的引导，保证不会引起学生价值观的混乱与冲突，不对学生的身心造成困扰和伤害，同时，专业教师也要尽量避免自己的价值观的影响，特别是当自己对一些主流价值观不认同或与学生的价值观有冲突的情况下，更应以学生的身心健康为重，不以自己的价值观评判学生的价值观。对人生观、价值观和世界观还处于不稳定阶段的大学生，积极向上的、符合主流的价值观引导，更有利于他们的健康成长与良好发展。

心理健康教育活动的方式还有很多，在此不一一列举和讨论。总之，心理健康教育活动以生动活泼的各种形式，多维度地切入学生的心理问题，对维护学生的身心健康，提高学生的心理素质，涵养学生的健全人格，促进学生的成长发展，起到了重要作用。其中价值引导举足轻重，在活动中起到引领方向和提供支撑的作用。以社会主义核心价值观引领各种形式的心理健康教育活动，以积极而充满正能量的主流价值观激发学生的认知情感与动机兴趣，使学生能在活动中有新的体验和感悟，获得心理的成长和才能的发展，提高自己的心理健康水平和心理素质，是心理健康教育活动中的价值引导的主要特色。

四、其他心理健康教育中的价值引导

高校的心理健康教育远不止课程教学和课外活动这两种形式，校园网络、学校广播电视、校刊校报、图书资料、橱窗板报，以及同学之间的朋辈互助等，都是心理健康教育的好形式，它们主要是以自我教育的方式发挥着对学生进行心理健康教育的功能。在这众多的形式中，我们重点探讨网络心理健康教育和朋辈心理健康教育中的价值引导。

（一）网络心理健康教育中的价值引导

网络心理健康教育即以网络为载体和媒介所进行的心理健康教育。随着互联网的出现，特别是移动互联网的迅速发展与普及，网络成了大学生每天都离不开的信息源，是学生接触最多的信息渠道。因此，利用网络进行心理健康教育已经成为高校进行心理健康教育的新途径和好形式。我国的网络心理健康教育开始于21世纪初，最早是以网络心理咨询和心理辅导的形式进行，随着互联网的迅速普及，网络心理健康教育也迅速发展起来，形式也越来越丰富多样，它们以不同的方式发挥着作用。

1. 网络心理健康教育的形式与特点

（1）网络心理健康教育的形式

高校充分利用互联网的优势，克服传统心理健康教育受时空限制、服务对象有限、心灵开放程度较低等的局限性，开展内容丰富、形式多样的网络心理健康教育。目前，大学生网络心理健康教育的内容与途径主要包括：网络心理健康调查；建立网络心理测验系统；建立网络心理健康档案；开展网络心理咨询；开辟网络心理知识学习园地等。[①]更进一步，还可以开辟网站聊天室、电子邮件、新闻组的线上互动功能、具有专业性质的微信群和 QQ 群等，向学生介绍心理学知识，提供心理健康测评和心理咨询等有关服务。概括起来，目前高校向大学生进行的网络心理健康教育主要是两大类型：一是心理网站，又可细分为工作网站、专业性心理网站、课程网站等。工作网站主要是学校日常心理健康教育工作方面的信息通告和内容介绍，或向学生提供心理测验、建立心理档案等服务和有关心理知识的普及等，主要服从于学校心理健康教育工作的需要，同时为学生提供一定的心理健康服务；专业性心理网站主要是面向学生或者大众，通过生动活泼、种类多样、独辟蹊径的呈现方式，介绍丰富的心理健康知识，包括普及性的心理知识、喜闻乐见的心理故事、典型的心理案例、心理调适方法和技巧、优秀心理影片、热点关注问题等，是心理健康教育工作的深化；课程网站主要是一些高校以大学生心理健康教育课程为核心，展现课程的教学情况、教学内容、教学课件、教学录像及相关的心理学知识与视频资料、网络课程等。新发展起来的具有主题突出、短小精悍特征的微课形式也是向学生进行心理健康教育的好途径。这些都可以看作是对课堂教学的拓展，目的是进一步为学生提供更多、更宽广、更深入的心理健康教育的知识和资料。一般来说，在同一所学校里，这些相关网站会有相关链接，形成统一的平台，方便学生访问，最终都是为学生服务。二是网络心理咨询，包括即时性心理咨询和继时性心理咨询。即时性心理咨询是以实时

---

① 姜巧玲，胡凯. 我国网络心理健康教育研究概况及展望. 学术探索，2011（12）：136

联通的方式，心理咨询师与求助者在线进行直接网络对话，可以是一对一，也可以是一对多的方式，主要解决的是一些具有普遍性的、浅层的心理问题或生活、学习、工作、交往和情感中遇到的烦恼、困难、挫折等。继时性心理咨询则是求助者在网上留言，咨询师定时回答的一种咨询方式，由于缺乏直接的沟通，往往也只能作一般性的解答，同样也是解决一些具有共性的和浅层的心理问题及一般的心理困扰。网络心理咨询因其匿名性满足了部分学生不想暴露自己真实身份，又想获得心理帮助的需要，一定程度上，对学生的心理问题起到了缓解和疏通作用。但网络心理咨询因受时空限制和语言表达的制约而影响咨询的进程与深度，因此，如果发现咨询对象有比较严重的心理问题，咨询师一般会建议他到咨询室作进一步咨询，以使其获得更好的帮助。由于有了一定的沟通，这时大部分求助者通常能够接受咨询老师的建议。因此，网络心理咨询对直接的面对面的心理咨询又具有一定的中介作用。但由于网络心理咨询的诸多局限，因此，它在网络心理健康教育中的作用是有限的，网络心理健康教育的功能更多的是表现于心理网站的普及性教育方面。

（2）网络心理健康教育的特点

由于网络本身的开放性、虚拟性、匿名性，从而使网络心理健康教育具有如下特点。

第一，教育的共享性。网络心理健康教育具有资源共享性的特点。一方面，它能最大限度地为广大学生提供适合他们不同需要的心理健康教育的优质资源；另一方面，它能及时地为学生提供其所需的心理帮助。只要登录访问，任何学生都可以既方便又快捷地从网络中获得大量丰富而优质的心理健康教育资源，学生不仅可以访问校内心理网站，还可以访问校外心理网站，根据自己的具体需要来自主选择心理健康教育资料，最大限度地获得自己所需的知识内容，满足自己个性化的教育需求，从而得到及时和实用的心理健康教育。

第二，教育的隐蔽性。大学生心理的闭锁性导致他们总是担心别人窥视到自己的心理，由于网络的虚拟性和匿名性，网络心理健康教育可以满足学生的自主性和隐蔽性要求，无论访问网站，还是心理咨询，只要网络连接，就可以实现，完全不必担心暴露自己的意图与秘密，因而有了解心理健康知识的迫切要求；在网络咨询中也可以更直接、更真实地表达自己，有利于心理咨询的顺利进行。

第三，教育的被动性。由于网络教育资源向学生提供的是一种待选择的资源，它需要学生的自主搜寻和主动求助，如果没有学生的主体性和主动性，网络心理健康教育就没有办法发挥作用。在这个意义上，网络心理健康教育具有被动性的特点，要改变这种被动性，就需要加大宣传力度，激发学生主动寻找和接受教育的积极性和主动性；增强网络心理健康教育的吸引力，通过提高网络心理健康教育资源的新颖性、趣味性和创新性，吸引学生主动接受教育和进行自我教育。

第四，教育的限制性。网络心理健康教育是以网络为载体进行的，学生要接受心理健康教育，必须有网络资源提供。虽然说从技术手段上和学生的技能掌握上都不成问题，但网络资源却不是每个学生都拥有的。因此，当学生真正有需要时，可能由于缺乏上网工具或受制于上网费用（包括流量费和浏览信息费）而使学生失去自主接受网络心理健康教育的愿望，或降低其求助热情，从而在一定程度上限制了网络心理健康教育的作用。不过，随着移动互联网的发展，手机上网的功能越来越强大，且手机上网的费用则逐步降低，还有手机上网免费平台（如免费 WIFI）的普及，以及公益性网络资源的开发与应用等，从而使教育的限制性得到较大程度的弥补。

2. 网络心理健康教育中的价值引导

正是因为网络心理健康教育的共享性、被动性和隐蔽性等特点，使得网络心理健康教育的效用是建立在学生的主体能动性和自我教育的积极性之上的，而网络心理健康教育的价值引导只能是隐藏于教育资源之中，通过学生接受和内化所提供的教育资料的知识与观念来实现的。网络心理健康教育的价值引导可通过如下几个方面来体现。

（1）在网络心理健康教育资源中秉持心理健康教育的价值理念

在网络心理健康教育资源中，要秉持人本性、积极性、发展性、适应性、健康性等价值理念和价值导向。首先，教育资源要体现对生命的珍爱和对人的尊重，要维护人的生命尊严，尊重人的自由与权利。特别是对一些有关自杀的信息需谨慎对待，不要过于渲染，要作出正面的引导与预防性的干预；其次，教育资源要体现积极性和发展性的价值取向，要介绍一些有益于激发学生奋发向上，形成积极品质，获得积极情感体验，展现美好人性的知识和资料，从正面为学生的自我发展提供支持与鼓励；最后，教育资源要具有适应性和健康性的特点，要为大学生提供生活适应、学习适应、人际适应与生涯发展和有益于身心健康的心理学知识，提供一些识别心理问题的有效办法，以及比较安全和易于操作的心理调适方法。

（2）在网络心理健康教育资源中适宜性地融入核心与主流价值观

在各种心理网站中，提供知识性的心理教育资源是最主要的组成部分，由于缺乏直接的、面对面的沟通，教育者无法根据学生在接受这些知识和资料时的具体心理活动作出适当调整和有针对性的引导，这就需要保证提供的心理健康教育资源所隐含的价值观，是积极健康并符合国家核心价值观和社会主流价值观方向的。特别是在一些价值取向比较明显的内容上，更是要适宜性地融入核心价值观和主流价值观内容，使学生能够在获得心理健康知识的同时，也得到正确的价值观引导。当然，也不能因为过度强调核心与主流价值观的融入而使心理健康教育变成价值观教育，这不仅不能保证必要的价值观传递，还有可能导致学生对心理学知识科学性的怀疑。需要特别强调的是，要防止网络心理健康教育资源中因隐含不良价值观而对学生产生负面影响，危害学生的身心健康和阻碍学生的成长发展。

（3）在网络心理咨询中进行适当的价值干预

网络咨询不同于直接的面对面的咨询。在面对面的咨询中，咨询是可以连续进行和保持联系的，这就有时间进行循序渐进的价值干预，由开始的价值中立、价值澄清逐步到价值参与和价值引导，可以一步步地实施。但网络心理咨询是匿名和隐蔽的，并可能会随时失去咨询关系，这就要保证不能在价值观层面留下隐患。因此，心理咨询师的价值导向必须是明确的，即既要具有人本性、积极性、发展性和健康性的价值取向，又不能违背社会核心价值观和主流价值观。尽管不一定要对求助者的价值观进行评判，但至少不能对求助者明显错误或与主流相悖的价值观表达认同，否则就可能会导致对其错误价值观的纵容和误导，这是对求助者不负责任的态度。较好的处理办法是，当遇到求助者有价值观的混乱和冲突时，可以尝试进行价值观讨论，如果不能当场解决时，就要预约面对面咨询，以便在更深的层面帮助其进行价值澄清，并进一步作出积极的价值引导。

（二）朋辈心理健康教育中的价值引导

朋辈心理健康教育主要是由经过一定心理培训和督导的学生（即朋辈辅导员）为其他学生提供心理服务的方式，这是学生自我心理健康教育的一种途径。它起源于美国 20 世纪 60 年代的朋辈心理咨询。美国朋辈心理咨询开始是为了弥补当时学校心理咨询力量的不足，后因效果好而进一步拓展出朋辈健康教育、朋辈调解、朋辈伴读等多种形式，又称"朋辈心理互助"。朋辈心理互助主要有两种模式：一是朋辈支持模式，即通过朋辈辅导员向受助者提供倾诉、安慰和关怀等精神鼓励，帮助他们尽快弥合因挫折、疾病、灾难、暴力等不幸生活事件受到的心理伤害；二是朋辈领袖示范模式，即通过朋辈辅导员对其他学生进行积极的行为示范，以发挥榜样作用，使其不良行为得到矫正。为了进一步有效地推广和运用朋辈心理互助，美国于 1984 年成立了全美朋辈互助者协会，后更名为全美朋辈教育联合会，其中特别制定了朋辈心理咨询实施的统一标准，以保证和提高朋辈心理咨询的实施质量。[①]

---

① 石芳华. 美国学校朋辈心理咨询述评. 上海教育科研, 2007（8）：52

1. 我国朋辈心理健康教育的形式与特点

21 世纪初，我国高校开始出现朋辈心理健康教育，主要是源于大学生心理求助的特点和高校心理咨询发展的需要。据中国青少年研究中心的报告显示，当大学生有心理问题的时候，首先选择的是向朋友倾诉（79.8%），接下来的依次是向母亲（45.5%）、同学（38.6%）、恋人（30.9%）、父亲（22.5%）、同龄亲属（15.8%）倾诉，选择向心理咨询老师倾诉的仅占 3.2%。①由此可见，大学生在遇到心理困惑时，往往更喜欢向同龄朋友打开心扉，相互交谈，倾诉烦恼和化解心结。而我国高校的心理咨询由于起步晚、专业人员缺乏，也不能完全满足大学生心理咨询的需要，这就为高校进行朋辈心理健康教育提供了实践依据。

（1）高校朋辈心理健康教育的形式

近几年来，朋辈心理健康教育在我国得到较大发展，许多高校都建立了朋辈心理辅导制度，采取多种形式，开展了不同程度的朋辈心理健康教育。事实表明，朋辈心理辅导在新生适应、自我成长、生涯辅导、危机干预等许多方面都发挥了较大作用，并取得了良好效果。目前，高校朋辈心理健康教育形式主要有以下几种。

第一，班级心理委员。我国高校于 2004 年开始建立班级心理委员制度，最早设置班级心理委员的高校有天津大学、中国农业大学、北京大学等，主要是出于应对大学生心理危机的需要设置的。最初心理委员的任务主要定位在：定期反映班级学生的心理动态，特别是要及时汇报有心理危机学生的情况；协助做好班级学生心理建档和心理测验工作；组织开展班级的心理活动等。②为了进一步推进心理委员工作，2006 年 12 月，在天津大学召开了全国高校首届班级心理委员工作机制研讨会，来自全国 20 多所院校的心理工作者围绕班级心理委员的产生办法、遴选标准、培训方案、职责要求等内容进行广泛交流，大家充分肯定了在高校设置班级心理委员的重要性和必要性，一致认为班级心理委员的设置是校园危机干预体系的重要组成部分。③此后每年召开一次心理委员工作研讨会。2014 年，第九届高校班级心理委员工作机制研讨会在西安召开，主要探讨积极心理学视野下的心理委员的培养与发展、队伍建设与管理、工作实践与创新等。至此，心理委员的工作取得很大进展，工作定位由最初的"联络员"身份发展到可以成为学校朋辈心理互助的重要力量。其基本的情况是，经过选拔和培训的心理委员是学校心理危机预警机制三级网络"学校—学院—班级"（或四级网络"学校—学院—班级—宿舍"）的基层防线，他们生活在学生之中，联系密切，互动性大，容易走进学生内心，也容易取得他们的信任，最容易发现学生中的心理异常情况，可以帮

---

① 胡伟，胡峰. 朋辈心理辅导模式在高校中的运用. 2006（5）：66
② 詹启生 李义丹. 建立大学生心理危机干预新模式. 高等工程教育研究，2005（3）：47
③ 张金健，朱正中. 高校设置班级心理委员实践探析. 中国校医，2008（4）：460

助学校消除心理危机预防工作的盲点，也可以协助心理咨询老师对学生进行简单的心理辅导，或者成为学校团体辅导活动的好助手，一定程度上可以缓解学校心理老师不足的问题。另外，心理委员的朋辈心理辅导的有效发挥，还可以让学生在自助和助人的基础上学会互助，并在互助中共同成长。

但从目前的情况看，虽然心理委员制度普遍建立，但真正能发挥较大作用的不是很多。从学校角度而言，班级心理委员的培训力度还不够；从学生角度而言，参与的热情有限，心理委员的流失率较大。因此，专业知识缺乏和学生热情不高是制约心理委员发挥作用的瓶颈问题，由此心理委员工作有待进一步加强。

第二，学生心理社团。很多高校通过组建学生心理社团和心理协会来开展朋辈心理辅导活动。通常是在专业老师的指导下，由经过培训的社团组织者（也是志愿的朋辈辅导员），在心理社团内组织开展团体活动、互动游戏或者专题讲座等。心理社团的学生通常对心理学怀有浓厚兴趣，往往会积极参与各种心理活动，他们会在轻松自然的氛围中，感受到团体的力量，并逐步形成团体凝聚力，在团体互动中慢慢受到影响而发生改变，获得成长。

第三，朋辈成长小组。通常是由于成长中的某方面需要而汇聚在一起，来解决共同的成长问题。如北京大学就有"朋辈成长小组辅导项目"，通过系统的团体辅导技巧培训、督导和管理，建设"朋辈辅导志愿者队伍"，在校园内开展面向全校学生的朋辈辅导成长小组活动。每学期都会结合心理健康活动月的主题，开展多个发展性的成长小组，每个小组容纳 15 人左右，主题涉及高校学生常见的适合于朋辈辅导的成长内容，如人际交往、情绪管理、时间管理、自我探索、生涯发展、异性交往、学习适应等。①

第四，班级主题班会。一般以班级为活动单位开展，由经过专门培训的朋辈辅导员或心理委员组织，按标准化的操作方案实施，主题可涉及新生适应、班级人际关系、班集体成长等，主要是帮助大学新生适应大学生活，融洽班级人际关系，增进同学了解，加深同学情谊，促进班级成员和谐相处与共同发展。

第五，素质拓展小组。校园素质拓展训练可以由经过培训的朋辈辅导员带领，是解决各类学生个体发展性心理问题的有效途径。例如，自信心训练、领导力训练、信任感培育训练、团队合作训练等，主要目的是使学生在素质训练中培养顽强的意志、耐受力、坚持力、沟通能力、合作精神和勇敢精神，以获得心理素质的提高。校园素质拓展训练目前正成为高校心理辅导的一个热点，越来越多的高校已经开始在校园建立素质拓展训练基地，以使更多的学生通过素质拓展训练来培养意志力和团体精神，提高心理素质和心理健康水平。

第六，朋辈心理咨询。这是在朋辈心理健康教育中要求最高的一种形式。朋

---

① 资料来源. 北京大学学生心理健康教育与咨询中心. 单位简介. http://www.52psy.cn/Insti/info/10000005062_0.html [2016-05-25]

辈心理咨询虽然不属于专业的心理咨询，但至少也要具有"准专业水平"。因此，朋辈心理咨询员最好由具有心理学科知识，如心理学、教育学、社会工作等专业的学生经过一定的培训和实习后担任。当然，对没有这些专业的学校，也可由经过严格的专业培训后的心理委员担任。这样才能保证心理咨询的专业性和咨询质量，使朋辈心理咨询员成为学校心理咨询老师的好帮手，并提高学生对朋辈心理咨询的信任度，以利于帮助求助学生解决心理问题。

（2）高校朋辈心理健康教育的特点与优势

第一，相似性。朋辈含有"同辈朋友"的意思。由于是同龄人，并属于同一个社会群体，一般会有共同的价值观念、人生经验、生活方式、关注热点等相似性特点。有学者的研究结果发现，与专业心理咨询相比，55.6%的大学生认为朋辈辅导的最大优势是背景相近①，这会使他们在遇到问题时，首先就会想到向朋辈辅导员求助，以求得共感、理解与支持。因此，相似性特点就成为朋辈心理健康教育的最大优势，也是朋辈心理健康教育的基点。

第二，主动性。主动朋辈辅导是指朋辈辅导员发现有学生出现心理方面的问题，在取得当事人同意的情况下，主动提出为其提供朋辈心理帮助的做法。调查发现，有61.3%的大学生愿意接受主动朋辈辅导，而只有4.7%的大学生不接受主动朋辈辅导，但同时有21.1%的大学生不愿意主动向朋辈求助。②由此可见，大学生自己虽然拉不下面子主动向班级心理委员求助，但却比较能接受朋辈辅导员主动提出的心理辅导。正因为他们的这个特点，加大班级心理委员和朋辈辅导员的培训力度，提升他们的心理辅导素质和水平，是发挥朋辈心理健康教育作用的重要途径。

第三，互动性。朋辈心理健康教育不仅在个体的心理辅导中体现出平等互动，而且更多可以采取团体辅导的形式开展，而团体辅导最大的特点就是团员之间的互动性高。他们处于一个团队之中，对团体有很强的认同心理和归属感，在团体活动中，可以充分发挥团体动力的作用，使身处其中的人员得到同伴的鼓舞，获得共同的成长和进步。当然团体活动领导者的能力和素质也很重要，它决定着是否能调动团员的积极性，并带领团队实现团体辅导的目标。

总之，由于朋辈之间具有差别性小、防御性低、共通性大、互动性高等先天优势，从而使朋辈心理健康教育具有特殊的意义。目前，我国高校的朋辈心理健康教育还处于起步阶段，还缺少统一的标准、选拔规则和培训教程，对朋辈辅导员的工作也没有很好的规范，特别是像美国那样一对一的朋辈伴读和朋辈示范模式还没有发展起来。从学生的角度而言，大学生对朋辈心理辅导的认识也不足，不了解朋辈心理辅导，许多学生表示担心朋辈辅导员泄密和不专业等。这说明，

---

① 钟向阳，韩云金. 大学生对朋辈心理辅导的认知调查与分析，教育导刊，2011（8下）：35

② 钟向阳，韩云金. 大学生对朋辈心理辅导的认知调查与分析，教育导刊，2011（8下）：38

目前朋辈辅导员的作用也没能得到真正的发挥，朋辈心理健康教育要在学校广泛开展并发挥效用，还需要加大宣传力度，建立严谨的培训和督导制度，提高朋辈辅导员的素质和朋辈心理健康教育的质量。

2. 朋辈心理健康教育中的价值引导

朋辈心理健康教育的主体是学生，是学生之间的互助，但又不是一般意义上的学生互助，而是经过培训的学生对其他求助学生的主动帮助。因此，在朋辈心理健康教育中，价值引导是通过朋辈辅导员实施和完成的。由此，对朋辈辅导员的培训和选拔就非常关键和重要。

（1）引导朋辈辅导员了解心理健康教育的基本价值理念和导向

作为朋辈辅导员，必须要了解心理健康教育的价值理念，其中最重要的是人本性、积极性、发展性、健康性等基本价值理念。对朋辈辅导员来说，他们是以平等、互助的身份帮助自己的同学，怀着这样的理念，他们就会主动关心和接纳受助者，相信受助者蕴含着积极的因素和发展的潜能，而不是只看到对方的问题所在；相信他们是有责任感、有价值、有能力和积极向上的，是值得尊重和信任的。在这样的情形下，帮助的过程就是一种积极的人际互动过程，也是一种民主的助人自助的过程。大家在共同的爱好和文化背景下，以真诚之心，彼此沟通、理解和信任，并共同体验到快乐、友爱和希望等积极情感，从而使受助者得到鼓励和内在力量的激发，有勇气和力量面对自己的问题，并寻找到解决问题的办法，或者在互动中自觉转变自己，获得心灵的提升。也就是说，朋辈辅导员把自己的价值理念也传递给受助学生，使他们也积极起来，相信自己的力量，看到自己的美好，相信未来是有希望的。

（2）做好朋辈辅导员选拔工作以从源头上减少价值观的不良影响

由于朋辈辅导员并不具备专业心理咨询师的功力，因此，要求其完全分清自己与受助者价值观的界限并做到价值中立和恰当的价值干预是不容易的。因此，简单的办法就是在选拔朋辈辅导员的时候，要考虑到他们的价值观状况和所具备的心理品质。也就是说，要确立朋辈辅导员的选择标准，朋辈辅导员应具备一定的品质要求，如正确的自我概念、积极的人生观、和谐的价值观、良好的个性、健全的人格、乐于助人的爱心、认真负责的态度、真诚宽容的胸怀和灵活的谈话技巧等。这样不仅可以减少不良价值观对受助者的影响，保证不因朋辈辅导员的价值观问题造成对受助者的伤害，还可以发挥朋辈辅导员对受助者的示范作用。在美国，对朋辈辅导员的选拔也是很严格的，他们必须具备优秀的品质，能对其他学生起模范带头作用。

（3）做好朋辈辅导员的价值澄清和价值引导

对朋辈辅导员来说，就算是注意了选拔环节，也不能完全保证其本身的价值观一定是自明的、清晰的和正确的，这就有必要在培训与督导过程中帮助他们澄清自己的价值观，并保持自己的价值观与核心价值观和主流价值观达成一致。告诉他们在自己的价值观与受助者不一致的情况下，应如何对待自己的受助对象，并使他们明白，不能简单地以批评的方式对待自己的受助对象，就是在确信自己正确的前提下，也不可以要求对方一定要接受自己的价值观；在价值冲突的情况下，为了避免对自己和对受助者的伤害，应该及时地转介或求助于学校的心理咨询老师，以便使自己和受助者的价值观问题得到妥善处理。

为此，确定朋辈辅导员的工作任务是必要的，也就是说，朋辈辅导员的工作更多的是为经历相似的同龄人提供倾听和共情性的支持，让受助学生的不良情绪和情感得到倾诉和宣泄，在朋辈辅导员的真诚理解中感受到社会的支持力量，帮助他们顺利地度过情绪偏激阶段和情感的危机状态。价值观引导是进一步的心理成长所需要的，对朋辈辅导员来说可能有难度，最好由学校的心理咨询老师来帮助解决。对朋辈辅导员的任务限定，不仅是对受助学生的爱护，同时也是对朋辈辅导员的保护。

总之，心理健康教育的形式多种多样，心理健康教育中的价值承载也复杂难解。忽视价值引导和过多的价值引导，都不利于心理健康教育的发展，也不利于大学生心理健康的维护与促进，如何把握好价值承载的尺度，怎样进行合理的价值引导，还需要在心理健康教育的实践中不断探索和总结。

第八章

── 心理咨询中价值承载的处理方法 ──

心理咨询是心理健康教育的重要组成部分，也是最早讨论如何处理价值问题的领域。对于心理咨询的价值承载问题，中西方都有许多探讨，争论最多的就是心理咨询中是应该价值中立还是应该价值干预？其实这两者并非对立的关系。在我国，学者倾向于认为心理咨询应该有价值干预。我们认为，在心理咨询中，价值承载主要是以价值干预的方式存在的，而价值干预是一个系统过程，价值中立是价值干预过程中的一个环节、一种方法和一种态度。基于这样的理念，本章首先从心理咨询的源头开始，回溯不同心理学派在心理咨询中的价值承载的思想观点，再具体论述心理咨询中价值干预的基本过程和处理方法。

一、心理咨询中价值承载问题的提出

以美国为首的欧美国家，并没有像我国高校一样开出专门的大学生心理健康教育课程和进行系统性心理健康教育主题活动，但依然会有一些属于或利于心理健康教育的选修课或校园文化活动。由于奉行个人主义价值观，在他们的心理健康教育中，并没有明确提出要进行价值观引导，但这只能说明其价值引导表现得更具有隐蔽性和间接性，而不是没有价值承载。特别是在心理咨询中，由于强调价值中立，其价值承载更是不易觉察。其实西方心理咨询中的价值承载可以追溯到心理咨询理论与实践的产生。

（一）心理咨询中价值承载问题的缘由

回顾心理咨询发展的历史，可以发现，心理咨询活动中的价值承载问题的提出，究其缘由，主要有 3 个方面。

1. 科学主义思潮的影响

人文社会科学的发展历来就有价值承载的传统。但随着科学主义的盛行，价

值中立被提出来了。最早以孔德、斯宾塞为代表的实证主义思想家，主张社会研究中应仿效自然科学的研究原则，即不使用"应当如何"的价值判断，只采用"事实是什么"的逻辑判断。后来，韦伯把它系统化，提出"价值中立"的观点。他主张社会研究必须采取客观态度，排除个人偏好或价值取向。后经米尔斯、帕森斯等的极力推崇，价值中立逐步演变成为西方社会学方法论原则，并影响了整个人文和社会科学的研究。①

在科学主义盛行的年代，心理学作为一门刚刚从哲学母体中独立出来的年轻学科，不可避免地会受到主流的科学主义思潮和社会科学研究中的实证主义思潮的影响，自然地采取了自然科学的研究方法，主张研究的客观性和价值中立。这实际上也是顺应了当时科学研究的大趋势。这种学科定位与研究方法论观点也必然对心理学的应用学科——咨询心理学产生影响，导致了心理咨询领域中价值中立的提出与探讨。或者说，心理咨询中的价值中立态度最初是在自然科学研究方法的影响下产生的。

2. 价值澄清思潮的影响

20 世纪上半叶，美国的价值观教育基本上也是采取灌输的形式。到 20 世纪60～70 年代，美国出现了对学校价值观教育改革的强烈呼声，价值澄清学派应运而生并得到广泛应用。

1966 年，纽约大学教授路易斯·拉斯出版了《价值观与教学》一书，提出了价值澄清德育理论。价值澄清理论主张价值中立，认为在价值多元的时代背景下，一切道德规范和价值准则都是相对的。学校只能引导学生讨论自己的价值观而不能进行评判和导向。他主张，在道德教育中，教师要保持价值中立，不要向学生传授某种特定的价值观，不要把自己认为正确的价值观灌输给学生，而只能通过分析和评价的方法帮助学生减少价值观混乱，形成适合于其本人的价值观，社会应当尊重他们的选择而不应过多干涉。价值澄清理论的优点在于，它让人们获得极大的选择自由，每个人都可以选择适合自己的价值观体系。而它的致命弱点是瓦解价值共识，破坏社会的凝聚力和有序性，导致责任漠视和极端个人主义泛滥等。②因此，在美国，价值中立也不是得到一致赞扬的。如一些在教学一线的教师就明确地表达了对价值澄清理论的不认同。他们认为，"价值中立是不可想象的，一个好老师总是在授课中和不知不觉中贯穿价值观教育的"。"教师应在潜移默化中对孩子们进行待人诚恳、富有同情心、相互尊重和不侵犯他人利益的社会价值观的教育。"他们还认为，"不管有没有意识到，教师每时每刻都在进行价值

① 成元君. "价值中立（Value free）"接受史简析. 武汉理工大学学报（社会科学版），2001（5）：428
② 易莉. 从价值中立到核心价值观——美国品格教育的回归. 教育学术月刊，2011（5）：48

观教育"①。由此可见，即使价值澄清理论盛行，很多美国教师还是会注重价值观引导的。

20 世纪 80 年代末，美国的道德教育对主张价值中立的价值澄清理论等思想观点进行反思和批判，出现了新品格运动，各州、各学区、各学校、不同的学者与团体都提出了各自主张教授的核心价值观，并贯穿于学校的教育之中。②因此，追求以尊重与责任为主要内容的核心价值观的品格教育又重新回到美国道德教育的主流，实现了由价值中立到价值引导的回归。目前，美国的道德与价值观教育在其发展过程中逐渐形成了价值灌输、价值澄清、道德推理、价值分析 4 种主要方法，并呈现出可操作性与多元整合的特点，其中特别突出了道德实践能力的培养。③

从美国价值观教育的发展历程看，其早期阶段受到价值中立应用于社会科学领域及心理咨询领域的影响，但价值澄清理论在学校道德教育中的广泛应用反过来又对心理健康教育产生了影响，从而强化了心理咨询中的价值中立观点。随着新品格运动的开始，以及心理咨询研究中对价值承载问题的关注，心理咨询实践中的价值干预和价值引导问题不可避免地被提出来，并逐步成为新的热点问题。

3. 学科自身的发展结果

最早的心理咨询理论和实践产生于20世纪 30 年代，美国的威廉森创立了"指导性心理咨询"或"以咨询师为中心"的心理咨询模式，标志着真正的心理咨询的开始。这一模式的主要思想是，咨询师分析来访者的问题，并告诉他如何处理这些问题。可见，这是一种明确提倡价值干预的咨询模式。这一咨询模式最初是应用于大学生的职业指导，后推广到学生的其他问题的咨询。20 世纪 30～40 年代，这种咨询模式占据了美国心理咨询的主导地位。④

1942 年，针对威廉森"以咨询师为中心"的心理咨询模式，罗杰斯提出了"以来访者为中心"的心理咨询模式。罗杰斯明确反对威廉森所主张的心理咨询中的价值干预，提出了针锋相对的"不评判""不指导""不主动"的价值中立三原则。但一开始，罗杰斯的心理治疗理论与方法并不被社会所接受，直到 20 世纪 50 年代，罗杰斯的"以来访者为中心"疗法才逐步得到社会的认可和接纳。此后，在人本主义心理学的推动和价值澄清理论的影响下，来访者中心疗法的"价值中立原则"逐步成为整个心理咨询行业的主流，在美国心理学会的心理咨询师伦理守则中，也强调心理咨询师要对自己的价值观有足够的觉察和清醒的认识，不能以自己的价值观影响来访者。

---

① 季冰. 美国教师是如何进行价值观教育的. 世界教育信息，1995（7）：18-19
② 范树成. 美国核心价值观教育探析. 外国教育研究，2008（7）：24
③ 葛春. 美国公立学校价值观教育的特点及启示. 外国中小学教育，2009（2）：16
④ 杨宏飞. 心理咨询原理. 杭州：浙江大学出版社，2006：13

但心理咨询中到底应该价值干预还是应该价值中立的争议从来没有停止过。它不仅是心理咨询和治疗中的热点话题，同时也深深地困扰着心理咨询的从业者。2008 年，美国佛罗里达州大西洋大学咨询教育系的 Sperry 对美国的心理咨询和治疗的研究与实践领域中的价值承载问题的讨论进行了总结性的介绍和阐述。他指出，心理学家和咨询学家 40 多年来一直在讨论心理学和心理咨询的研究与实践中的价值观问题，却还是没有达成共识。早在 20 世纪 60 年代后期，一些咨询人员和研究者就致力于心理咨询与治疗的研究和实践中的价值承载（value-laden）问题的研究，但直到 1980 年 Bergin 撰文论述心理疗法和价值观的关系问题，临床医生和研究者才有勇气直面他们专业工作中所蕴含的假设和价值观。Bergin 是一位著名的心理疗法研究者，他认为“我们通过自己的专业工作实施我们自己的价值观体系，并且在尊重他人价值观体系的同时，对我们的信仰更加明确。承认这一点是诚实和道德的”。从很多方面来说，其文章是心理咨询学研究的一个转折点，1000 多位专业人员对其文章作出了回应，许多著名人士虽然并不一定认同其中的每一个特定的价值观，但是对文章的整个主题是赞同的。还有一些人坚持认为，咨询服务和心理治疗是价值中立（value-free）的，因为心理学在本质上是一门基础科学，与物理学、化学、生物一样。Sperry 认为，在过去的几十年里，咨询服务和心理治疗的研究和实践中关于价值承载问题的立场是摇摆不定的。20 世纪 80 年代后，出现了某种形式的改变，至少有一些研究者持价值承载的观点。但价值承载研究还是没有成为研究者的热点问题。然而，心理咨询的研究和实践领域已经有了从价值中立到价值承载的缓慢变化，这是一个值得进一步深入探讨的问题。他希望，这个特殊的论题在心理咨询的教育工作者、研究人员和从业人员正在进行的讨论中还仅仅只是开始而不是结束。[①]

实际上，20 世纪 80 年代后，随着新品格运动的兴起和跨文化研究的盛行，已经有越来越多的研究人员认为，心理咨询和治疗的研究与临床实践并不是价值中立的，而是反映研究人员和临床医学家的价值观的。一些学者更是认为，心理咨询和治疗过程都是有明显的价值观倾向和价值观的讨论的。因此，心理咨询中的价值问题的处理，也走过了一个从开始的价值引导，到主张价值中立，最后回归价值干预的历程。而心理咨询中价值承载问题处理方法的发展轨迹，还表现在不同心理学派在心理咨询和治疗中对价值承载的态度与处理方面。

（二）不同心理学派对价值承载的观点

从心理学界公认的几大学派来看，在不同心理学派关于心理咨询和治疗的思想观念和技术方法中，都在不同程度地进行着价值问题的处理，而且不同心理学

---

① Sperry L. The Place of values in counseling research: an introduction. Counseling and Values, October 2008, Volume 53: 3-7

派在心理咨询与治疗中会因理念与技术的不同而具有不同的对待价值问题的态度与观点。

1. 精神分析学派的观点

精神分析学派是西方重要的心理学流派，由奥地利精神病学家弗洛伊德创建。古典精神分析学派又称弗洛伊德主义，其主要特点是：认为研究的出发点和治疗的对象是心理不正常的人，如神经症、变态行为、人格失常等患者；研究的内容主要是潜意识、动机、性欲、人格等深层次的问题，故又称深层心理学；研究方法是临床观察法；所使用的心理治疗方法主要是自由联想法、释梦法和移情分析法等。精神分析学派在发展过程中出现了观点分歧，先后分化出阿德勒的个体心理学和荣格的分析心理学，并出现了对其基本观点进行补充与修正的新精神分析学派，包括自我心理学（其代表人物是安娜、哈特曼、埃里克森等）、客体关系学派（其代表人物是克莱因、费尔贝恩、温尼科特、比昂等）、社会文化学派（其代表人物是霍妮、沙利文等）及科胡特的自体心理学等。不同的精神分析学派的分支和不同的精神分析学家，由于其所持的观点不同，在心理咨询与治疗中对价值承载问题的处理也表现出一定的差异性，下面选择几个比较有代表性的人物来进行介绍与分析。

（1）弗洛伊德的价值中立态度

弗洛伊德没有直接论述过心理治疗中如何对待和处理价值观的问题，但从其治疗的目标、方法和过程看，他是持价值中立态度的。首先，由于弗洛伊德治疗的对象基本上都是神经症患者，其病症本身决定了不宜对其进行价值评判，否则，不仅无法帮助患者康复，甚至可能会造成新的伤害。其次，从弗洛伊德的治疗观和治疗方法看，他的治疗目的仅仅限于症状的缓解和消除，治疗过程关注对患者的潜意识的挖掘，主要是倾听和解释，既不作价值评判，也不作价值引导，基本上体现了价值中立的立场。但是，任何的心理咨询和治疗，都难以避免一定的价值取向。如在病因分析中会有咨询师价值观的投射，在对问题的解释中也会有咨询师的价值参与。因此，这种价值中立也难以贯彻到底。这在他的后继者中可以更明显地看到。

（2）荣格重在促进人格完善的价值导向

荣格在与弗洛伊德分裂后创立了自己的学说，即分析心理学。他认为，人格的整合完善、精神的和谐统一是一种自然倾向，是外界的胁迫干扰使趋向于人格整合完善的自然自发的个性化进程受到了阻抑，才会出现精神分裂或人格的片面发展。心理治疗的目标不是治疗症状，而是发展人格。心理治疗就是帮助个体克服和摆脱外界对个性化进程的阻抑，恢复精神人格原本的丰富性、整合性和完善性。因此，他采取了一种综合的心理建构的治疗原则，注重对来访者的精神世界进行重建和对梦及症状进行解释，强调探索人格中那些健康的方面和值得保留的东西，鼓励来访者发展自己的心理能力，特别是那些未得到充分发展的能力。[①]在荣格身上，已经可以看到他与弗洛伊德的明显不同，即他不再只关注症状的改变，而是注重人格的发展，更倾向于关注人的积极因素，体现了一种积极的价值导向性。

（3）阿德勒肯定和鼓励为主的价值干预

阿德勒与弗洛伊德决裂后也创立了自己的精神分析理论，即个体心理学。他把克服自卑、追求优越和社会兴趣作为个体心理健康的标准。他认为，适应良好的人有勇气面对问题，追求优越和完美，形成健康的生活风格和社会兴趣；适应不良的人则只追求个人的优越而缺乏社会兴趣，这是童年时期由于生活条件的影响采取了错误的方法和策略所造成的，往往会导致心理疾病的产生。心理治疗的实质是使来访者发展他的社会兴趣，修正他的生活风格。治疗的首要目的就是让来访者对自己的生活风格全貌有一个透彻的了解，使自己的生活风格与社会利益一致。他认为可以从出生顺序、最初记忆和梦的解释来揭示来访者的生活风格。在了解生活风格的基础上，为了使来访者能面对自己的自卑感，他主张采取鼓励和肯定的态度来帮助来访者增强克服困难的勇气。因此，在心理治疗中，他会在进行解释之外把更多的时间用于对来访者的劝告，在亲切的诱导下，启发出来访者的自卑感，帮助其树立自信心，鼓励其改变现状，选择和追求未来的目标，提高其社会兴趣，最终达到治疗的目的。[②]从阿德勒的治疗观和方法中，已经可以看到有明显的价值干预，而且他把这种价值干预看作是心理治疗的有效方式。

（4）费尔贝恩参与性治疗关系的价值引领

费尔贝恩是客体关系学派的重要代表人物与创立者之一。客体关系理论是在批判与继承弗洛伊德本能模式的基础上创建和发展起来的。从广义的角度（理论模式上）来看，克莱因的过渡性客体关系理论和费尔贝恩的纯粹客体关系理论是其创建初期的理论形式，以克恩伯格和米切尔为代表的整合关系模式则是客体关系理论的晚期发展。[③]虽然克莱因是客体关系理论的创立者，但她保留了弗洛伊德的本能驱力的观点，因此只是过渡性的客体关系理论。费尔贝恩则提出了一个纯粹性的客体关系模型，又称为纯粹的客体关系理论。他认为，人是被寻求客体所驱动的，人人都有与他人建立关系的基本倾向。他认为自我有自己的能量，是建立关系的内驱力，这就完全否认了弗洛伊德的本能驱力的假设。[④]在所有的客体关系理论家中，费尔贝恩的客体关系模式最为纯净和激进，因此也最有代表性。

在心理治疗中的价值干预方面，费尔贝恩有着旗帜鲜明的态度。他认为，心

① 郭本禹，郗浩丽，吕英军. 精神分析发展心理学. 福州：福建教育出版社，2009：145-146
② 郭本禹，郗浩丽，吕英军. 精神分析发展心理学. 福州：福建教育出版社，2009：165-167
③ 王国芳. 精神分析客体关系理论的进展路径. 南京师范大学学报（社会科学版）2012（01）：114
④ 王国芳，吕英军. 客体关系理论的创建与发展：克莱因和拜昂研究. 福州：福建教育出版社，2011：8

理治疗更近似于宗教而非科学。心理治疗的本质是"治疗"而不是"教育",心理治疗师不是科学家,不是进行科学教育。采纳心理治疗本身就包含了远离严格的科学态度(只是单纯解释,关注技术方法)。精神分析师必须要接受人类的价值,而非科学所教授的单一的解释性价值。他认为精神分析治疗的首要目标是通过减少原始自我的三元分裂,达到人格的整合。他对传统精神分析的治疗方法提出了质疑,认为它会在无意识中为了分析师的利益而牺牲患者的利益。他提出治疗过程不是患者必须要顺从治疗方法的要求,而是治疗方法必须要符合患者的实际需要,服务于治疗这一目的。他将心理治疗改变的中心定位于患者与治疗师的关系,把分析师与患者之间的实际关系当成治疗中的首要因素。即治疗过程中,患者总是不可避免地将分析师体验为一个旧有的坏的客体,过去建立并保存在内部世界的客体关系模式塑造了患者对分析师的体验,于是患者在与治疗师的交往中自然地呈现出旧有的客体关系模式(表现为移情方式),治疗实际上使患者通过改变这种移情方式进而改变其过去的客体关系模式,建立新的客体关系模式,最终使其人格发生的改变,从而达到治疗的目标。费尔贝恩对患者与治疗师关系的高度重视,使精神分析的治疗模式发生了质的转变。在费尔贝恩之前的精神分析治疗中,分析师将自己定位于一个不受情感影响的投射屏幕,尽力保持技术上的正确性和非参与性;从费尔贝恩开始,分析师参与到治疗关系中,像患者一样经受同样的发展过程和内部变化,分析师之所以能够帮助患者,不是因为他超脱并凌驾于这些过程之上,而是因为他将自己的经历作为其参与到患者成长和发展过程中的个人媒介。在这个过程中,治疗师不是道德和价值的评判者,而是起着价值澄清与价值引领的作用。正如费尔贝恩自己所说:"心理治疗师是驱魔人的真正继承者。他的工作不是宣告宽恕罪恶,而是驱除恶魔。"[①]

(5)霍妮激发积极力量的价值导向

霍妮是新精神分析之社会文化学派的代表人物,她对神经症的治疗进行了深入研究。霍妮对神经症提出的治疗策略是要患者接受自己的现实,在现实自我和理想自我之间建立起一种合理的、符合现实的关系,并在此基础上提出未来的、合理的目标。治疗的第一步是发现和认识真实的自我。即帮助者通过自我分析认识到自己的内心冲突、矛盾根源及存在的问题。第二步是深化与体验自我。让患者在情感中体验到自我成长的阻碍力量,以深化对真实自我的疏离、理想化自我与神经质自尊产生过程的认识。第三步是走上实现真实自我之路。在推翻错误的倾向后,给患者灌输积极观念,诱发其建设性力量,最终使其看到自己的优点,学会自我表扬。第四步是对故态复萌阶段的处理。即让患者了解故态复萌的必然性,明白它还是理想化自我的阻碍力量,使者逐步摆脱内心冲突的恶性循

---

① 方双虎,徐萍萍. 费尔贝恩人格客体关系理论的心理治疗观. 医学与哲学(人文社会医学版),2007(6):46-47,66

环并进入良性循环状态。霍妮也使用弗洛伊德的自由联想、梦的解析等方法与技术，但她不是为了挖掘与性有关的早期经验，而是分析患者的神经症需要和人格结构，帮助其克服冲突，实现其与他人及自己的和谐关系。霍妮的最大贡献是倡导自我分析，她认为，既然相信人生来具有建设性的力量，既然治疗效果很大程度上依赖于患者的配合和参与，那么就应该相信自我分析的可行性。[1]霍妮具有乐观主义精神，强调对患者灌输积极观念，以激发其建设性力量，实际上已经带有积极的价值导向和价值干预。

（6）沙利文重视人际和谐的价值引导

沙利文是精神分析的人际关系理论的创始人，是社会文化学派的代表人物。他认为，对个体心理和行为只有通过人际关系才能解释和理解，从而使传统精神分析的重心从个体转向个体间、个体与环境的交互作用。他注重人际的相互作用对人格的影响，并用人际关系的理念解释人格发展与心理异常。他认为精神疾病是源于人格障碍，而人格障碍则是由人际关系困境造成的。因此，他认为心理治疗对治疗者来说是教育的过程，对患者来说则是学习的过程。他用人际关系的观念来从事心理治疗，认为达到心理健康的途径是使患者失败的人际关系得到改善，但它必须由患者自己去实行，医生只能提供帮助，从而赋予患者更多的主动性和积极性。他的做法是：首先是在精神病院创造良好的人际环境，组成"平民交谈团体"，共同努力建立良好的人际关系，增强其面对现实环境的能力；其次，重视与患者建立良好的人际关系，通过良好的医患关系，协助他们改善自己生活中的人际关系。[2]在沙利文的心理治疗中，体现了积极的人文关怀与正向的价值引导。

（7）埃里克森关注积极品质的价值引导

埃里克森是安娜的学生，也是自我心理学的代表人物之一，他提出了人格发展的阶段性理论。他把人格发展划分为 8 个阶段，但认为每个阶段的发展并不都是顺利的，可能会出现矛盾和危机，并阻碍人的顺利发展和积极品质的形成。心理治疗的目的就是帮助那些不能顺利度过 8 个阶段中的某个（或几个）阶段的人提供有利的环境条件，帮助其解决这一阶段的矛盾或危机，发展出相应的优良品质。在治疗方法上，埃里克森认为，治疗过程的关键不是对潜意识的挖掘和对梦进行分析，而是增强来访者的自我，使其达到能处理生活问题的程度。因此，更强调对来访者的零乱人生进行规划和整合，帮助其建立自我的同一性。[3]埃里克森的治疗观和治疗方法主要是强调对人的不同心理发展阶段的积极品质的关注、鼓励和引导。

---

① 郭本禹，郗浩丽，吕英军. 精神分析发展心理学. 福州：福建教育出版社，2009：471-473
② 郭本禹，郗浩丽，吕英军. 精神分析发展心理学. 福州：福建教育出版社，2009：388-389
③ 郭本禹，郗浩丽，吕英军. 精神分析发展心理学. 福州：福建教育出版社，2009：320-321

从精神分析学派的治疗观和治疗方法看，他们基本上都在自觉或不自觉地触及价值问题的处理，除弗洛伊德外，其他的精神分析学家都有较为明显的价值导向和价值引导。可以说，精神分析学派在症状治疗上是坚持价值中立的，但在症状好转或消除后，涉及进一步的人格成长和完善时，就不可避免地进行了价值引导，目的是让患者在摆脱症状困扰后能够进一步获得人格的修复与成长，增强应对现实环境的能力，以抵御心理疾病的侵扰。这其实也体现了心理咨询中确立的长期心理咨询/治疗目标（即人格完善）的实现。这些做法在后来的精神分析学者身上表现得更为明显。因此，可以认为，精神分析学派主要是在心理治疗的前期坚持价值中立，到心理治疗的后期则会有主动的价值引导或者价值干预。这里的前期和后期的划分，并非时间上绝对的先后，而更主要的是前期表现为是对患者症状的治疗，后期则是促进患者的人格成长和完善。

2. 行为主义学派的观点

行为主义学派主要是以动物实验为切入点研究人的行为的心理科学。它产生于 20 世纪初的美国，在美国流行大半个世纪，至今仍影响巨大，其创始人是美国著名心理学家华生。他最突出的贡献是提出了刺激-反应模式，即 $R=f(S)$，并用刺激-反应和行为来解释一切心理现象，从而把对人的行为研究推到极致也走向了极端，因此也催生了新行为主义。[1]

斯金纳是新行为主义者，也是行为主义最具代表性的人物，他最主要的贡献是提出了操作行为主义理论体系。斯金纳认为，行为主义只研究单一的刺激-反应现象是不够的。他着重研究操作性行为或操作性条件作用的形成和发展规律，并形成了系统的理论体系。他发现，操作性条件作用的特点在于它所依赖的是事后的强化刺激，因此提出了第三变量（A）概念，把华生的公式改变为：$R=f(S \cdot A)$，并进而提出了他最具影响力的强化理论。他把强化看作是对行为的奖赏，当有机体的行为受到强化时，就能形成操作性行为。已经形成的操作性行为经过多次适当的强化就能巩固，以致保持终生。他把强化分为 4 种类型：正强化、惩罚、负强化和消退。[2]

行为治疗主要是对华生的经典性条件反射和斯金纳的操作条件反射的原理和程序的运用。行为治疗不是一种疗法而是一组疗法，具体方法和技术有：①系统脱敏法；②冲击疗法；③制想法；④厌恶疗法；⑤阳性强化法。其中，前4种方法主要是进行行为矫正，第五种则是激励良好行为的方法，主要是通过对良好行为给予奖励，包括钱物、赞扬、荣誉等，使其保持并延续其良好行为。强化虽然是因人而异的，但总的来说必须是在良好行为出现后及时给予强化，通常是行为建

---

① 黄希庭，马欣川. 现代心理学理论流派. 上海：华东师范大学出版社，2003：62-71
② 杨宏飞. 心理咨询原理. 杭州：浙江大学出版社，2006：193

立阶段需要连续的强化，巩固阶段可采取部分或间隔强化。代币法和契约法都属于正强化技术的主要形式。①

行为疗法是建立在科学实验的基础之上，强调客观性、可测性和可操作性，是一种疗程短、见效快、效果明显、适应面广的方法和技术。从行为疗法的具体技术、基本过程和共性特点看，它以特殊的行为为目标，强调的都是行为的改变。在行为治疗中，治疗者只关心当前问题和障碍行为，不挖掘生活史，不追寻心理和行为问题的深层原因，也不涉及自知力和领悟力等认知层面。因此，表面上看似乎不涉及对来访者的价值干预，但实际上行为主义的价值引导与干预也是存在的，甚至有时是明显的。斯金纳甚至还批评了弗洛伊德的精神分析学派对于价值问题的不关注，认为心理治疗没有价值导向和价值干预是不可思议的事情。因此，行为主义学派的价值问题处理与其治疗方法密切相关，具有如下特点。

（1）通过改变行为进行价值干预

行为主义治疗的关键是改变可观察的行为和环境。但由于行为主义者把内在的认知看作是内隐行为，并认为当可观察的行为和环境发生改变时，内在的行为、想法和体验也都会发生改变。因此，当行为主义进行行为治疗时，虽然没有进行直接的价值分析和干预，但却是通过对来访者行为的矫正，同时也改变其内在的想法与认识，从而达到价值干预的目的。

（2）通过积极强化进行价值引导

行为疗法中有许多方法是针对不良行为的，但它的阳性强化方法却是对积极的、好的行为进行正面的强化以使其得以保持，最终培养起来访者好的行为和思想，从而完成人的塑造任务。对此，斯金纳也进行了特别强调。作为强化理论的创立者，他最推崇的就是积极的、正面的强化，而对惩罚很少使用，他还对学校教育中使用惩罚手段对待学生的做法提出了许多批评，认为学校应该多给学生以鼓励、赞赏和肯定，让学生自己自觉培养起积极行为，以改变自我的面貌。

另外，行为主义还涉及对行为的好坏、正确与否、积极与否等的价值判断，也是带有一定的价值取向的。行为疗法最终走向了与其他心理疗法的结合，特别是与认知疗法相结合形成了认知行为疗法，也可以肯定，它们在价值引导与价值干预上是有共通之处的。

3. 认知主义学派的观点

认知心理学诞生于 20 世纪 50～60 年代，它的出现与人们对行为主义的观点不满密切相关。特别是皮亚杰的发生认识论传到美国并广受心理学家和教育家的欢迎，更是给行为主义带来了前所未有的危机，也为认知心理学的产生准备了土

---

① 杨宏飞. 心理咨询原理. 杭州：浙江大学出版社，2006：198-214

壤与条件。而更重要的是，由于计算机科学的发展，信息加工理论异军突起，成为认知心理学发生和发展的坚实基础和重要组成部分。信息加工理论把认知过程看成是信息加工的过程，信息加工途径不仅能考虑有机体内部的信息流，也能考察有机体与环境之间的信息流。这对心理学的发展具有重大影响，也使行为主义不再纯粹。如班杜拉的社会学习理论已经关注到了认知过程的作用，他的行为、人的因素和环境交互作用的观点，实际上是承认了行为主义、认知心理学和人本主义心理学三者在其体系中的平等地位。最后，认知心理学终于取代行为主义占据了主导地位。①

在心理咨询和治疗中，认知学派主要是以其对认知过程的重视而弥补了行为主义的缺陷，但它并不简单地否定行为主义的观点。②认知心理学家正是从认知改变的角度出发，在吸取行为主义的合理观点之上，提出了认知行为治疗的方法。这些方法主要有：①埃利斯的理性情绪疗法；②贝克的认知疗法；③梅肯鲍姆的认知行为疗法等。这些疗法实际上都是通过认知重组和行为矫正相结合最终达到治疗目的的一种短期性和教育性的心理咨询和治疗技术。它们的共同观点是：来访者与咨询师是合作关系；假设心理痛苦在很大程度上是认知过程发生机能障碍的结果；强调通过改变认知而产生情感和行为方面的改变；通常是针对具体的和结构性的目标等。③正是由于认知主义学派强调认知改变和教育性，因此，认知行为治疗方法是明确进行直接的价值干预的心理疗法。具体表现在以下方面。

（1）进行价值澄清

认知疗法首先是要找出来访者的不合理信念或者歪曲的认知与思维方式。这个过程的第一步，主要是通过提问和引导来访者进行自我审查的技术，让来访者体验和反省自己认知观念的不合理或思维过程的不合逻辑之处，从而认识到自己的错误所在。但这时往往会导致来访者的阻抗，他们总是找出各种理由为自己的行为和情感进行解释和辩护。因此，第二步就是通过建议、演示或角色扮演、模仿等技术，去检验这种解释和辩护所包含的表层错误观念，使其能领会到自己行为和情感背后的错误原因。这实际上就是一个价值澄清的过程，通过这种澄清，来访者就可以明白自己的情感和行为到底错在哪里。

（2）开展价值辩论

当来访者认识到自己的表层错误观念后，可能对自己深层的错误依然是不清楚的。这时，咨询师可以运用"灾变去除""重新归因""产婆术"等语义分析技术，对其核心错误信念进行检验，通过严密的逻辑分析和推理，与来访者进行辩论，使其进一步认识到自己的深层错误观念。这种辩论可以深化来访者对自己错

① 黄希庭，马欣川. 现代心理学理论流派. 上海：华东师范大学出版社，2003：297-299
② 余双好. 心理咨询与心理健康教育. 北京：中国人民大学出版社，2007：232
③ 中国就业培训技术指导中心和中国心理卫生协会组织编写. 心理咨询师（二级）. 北京：民族出版社，2005：86

误认知的认识，更可挖掘到其错误的内在根源。在认知疗法中，语义分析技术是一种重要的揭示并纠正深层错误观念的方法。

（3）引导价值重建

当来访者真正认识到自己的深层错误观念时，咨询师就要进一步帮助其进行"认知重建"。要改变自动化思维和已经习惯化的观念，重新建构新认知不是一件容易的事，因此，有时候也需要借助行为矫正技术来促使认知的改变和重建。其目的是使来访者通过行为的改变获得新的情感体验，影响其思想觉悟，进而改变错误认知，学会用全新的思维方式去看待事物和面对自我，从根本上纠正其错误的自我概念，树立起新的价值观念和新的自我形象，从而达到治疗目标，最终促进其心理的成长和人格的完善。

由以上可见，认知行为治疗的过程，就是价值干预的过程，正是有效的干预和引导，促使来访者的价值观发生转变，有了这种价值观的转变，才最终让来访者走出自己的心理困境，成为一个心理健康的新人。

4. 人本主义学派的观点

20 世纪 60 年代，几乎与认知心理学兴起的同一时期，以马斯洛为首的人本主义心理学以第三势力的姿态登上了心理学的历史舞台。人本主义心理学是对行为主义和精神分析学派反思和批判的结果，也是经历了第二次世界大战后对人的问题思考的产物。他们继承了自欧洲文艺复兴以来的人道主义传统，也受到存在主义哲学的影响，他们看重人的价值，尊重人的个性，维护人的尊严，主张个人有自由选择的权利等。他们倡导一种全新的理念，主张心理学理应研究健康的、富有生命力的人，并以整体的、发展的和人性的观点来研究人的心理活动。他们认为人有潜在的善性，主张人格的完善和自我充分而全面的发展。

人本主义心理学不是一个严格意义的学派，它是一些有着共同理念和观点的心理学家的自由组合，并把自己的理念和观点应用于心理咨询和心理治疗之中，从而形成了心理咨询领域的人本主义学派。人本主义学派公认的三个代表人物是马斯洛、罗杰斯和罗洛·梅。

马斯洛是人本主义心理学的创始人和心理学第三势力的领导人。他最早提出人本主义心理学的概念，并创办了人本主义心理学杂志。他的主要观点可以概括为：①需要层次论。他认为人有生理、安全、归属、尊重和自我实现等 5 种也是 5 个层次的需要，只有当低层次需要得到满足时，才会产生更高层次的需要。②自我实现论。自我实现是需要的最高层次，也是人本主义心理学的核心概念。马斯洛认为，自我实现是一个人力求变成他能变成的样子，一是指人类共同潜能即完满人性的实现；二是个人独特潜能的自我实现。他还认为潜能就是人的内在价值，潜能的实现就是价值实现。而健康的人都有追求潜能实现的内在倾向，并有以此为依据的自我评价能力。[①]

罗杰斯的人本主义思想主要体现于他的自我理论中。他认为，自我（self）是人格形成、发展和改变的基础，也是人格能否正常发展的重要标志。其主要观点有：①提出了自我概念。他把个人对自己及其与相关环境的关系的了解和看法称为自我概念（自我观念），认为自我概念不等于自我，自我是个体真实的本体，自我概念则是个体对自己的总看法和评价。人的自我概念是通过他与环境尤其是生活中的重要人物相互作用而形成的。[②]②把自我分为真实自我和理想自我。真实自我是指对现实中的自己的整体理解，即已经形成的自我概念。理想自我是希望成为的自我。当一个人的真实自我和理想自我差异很大时，就可能产生心理问题，心理咨询就是让来访者的真实自我与理想自我尽可能地接近，当二者的距离缩小时，心理问题也得到了解决。[③]③认为人类有趋向于实现的自然倾向。这种实现趋向是任何生物都天生具有、体现生命本质的东西。具体有两个方面：一是指一切生物共有的成长和成熟的趋势；二是人所独有的自我实现倾向，即人类的一种自我完善的动机或需要。正是这种实现趋向赋予人强大的生存动力，使人顽强地追求发展。此外，人还有两种习得的需要，即关怀需要和自尊需要，因此人需要被关注和尊重。[④]

罗洛·梅是具有存在主义倾向的人本主义心理学家，首先，他从人的生存状况出发阐述自己的存在理论。这种对人的存在状态的关注，来自于罗洛·梅对现实社会中人的生存状态的深刻理解。第二次世界大战结束后，罗洛·梅看到了战争的残酷和现实社会中存在的种种问题，以及这些问题给人类带来的生活压力、生存困境和对存在的困惑。他认为当个体不能面对自己的生存境况时，就找不到生活的意义与价值，变得非常脆弱焦虑和极度空虚无聊，甚至缺乏生活下去的勇气，而救赎人的力量就是对人的存在的关注。他以探讨人的经验和存在感为目标，重视人的自由选择、自我肯定和自我实现的能力，并将人的尊严和价值放在心理学研究的首位。其次，他从人的存在出发提出了以自我发展为核心的人格理论。罗洛·梅认为，每个人都要对自我的发展负责，因为每个人都有自我选择的权利和自由。他强调自由、创造性、勇气、个体力量等在人格发展中的作用。他把人格发展分为 4 个阶段：天真阶段、反抗阶段、自我意识发展阶段和自我创造阶段，并把人格发展看作是人积极、主动地不断完善自我的过程。[⑤]

总之，人本主义心理学的核心思想是从关注有心理问题和心理疾病的人，逐渐走向关注正常与健康的人，关注人的潜能与价值，重视人性的积极特征，尊重

① 黄希庭，马欣川. 现代心理学理论流派. 上海：华东师范大学出版社，2003：260-265
② 余双好. 心理咨询与心理健康教育. 北京：中国人民大学出版社，2007：222-223
③ 杨宏飞. 心理咨询原理. 杭州：浙江大学出版社，2006：222
④ 余双好. 心理咨询与心理健康教育. 北京：中国人民大学出版社，2007：224
⑤ 黄希庭，马欣川. 现代心理学理论流派. 上海：华东师范大学出版社，2003：273-274

人的独立性和尊严感，相信人有积极向善的本性，有自我发展、自我超越和自我实现的能力。人本主义学派在心理咨询与治疗方面主要体现为罗杰斯的来访者中心疗法、罗洛·梅的存在主义疗法和弗兰克尔的意义疗法等，他们在价值承载问题的处理上，也与具体的心理咨询与治疗的方法紧密联系，表现出了较大的差异性。

（1）来访者中心疗法提倡价值中立

罗杰斯在创立来访者中心疗法之初就提出了心理咨询过程的"不判断""不指导""不主动"原则，明确表示其价值中立的态度。但这并不等于他没有任何的价值干预，只是他的价值干预更为巧妙和隐蔽而已。因此，在价值中立的态度下，依然有其价值承载。主要体现在以下方面。

1）充分尊重的价值理念。罗杰斯十分注重良好咨询关系的建立，他的"真诚""共情"和"无条件积极关注"等原则和态度，强调的就是对来访者的充分尊重与呵护，即用一种真诚平等、宽容理解、深度共情的态度对来访者给予无条件的积极关注，这本身就隐含着一定的价值理念，它体现为对来访者无限包容的关心爱护和感同身受的深切理解，体现了对来访者自我力量的肯定、鼓励和尊重。

2）小心谨慎的价值影响。"不判断""不指导""不主动"原则就是尽量减少咨询师对来访者的价值观影响，哪怕是暗示性的，也要尽量避免。所以，罗杰斯通常会用"嗯""啊"的方式回应来访者，以使来访者能够充分地开放自我和觉察自我，用自己的心灵敲开自己的心灵，让自我的潜能和内在力量自然地呈现出来。但这并不等于没有任何的价值影响，因为咨询师也是人，难免会有自己价值观的流露，来访者完全可以通过观察咨询师对其谈话的应答、面部表情或肢体语言等体会到咨询师的态度与价值取向。因此，罗杰斯自己也不得不承认，咨询师做不到对来访者没有任何影响，而只能做到把价值影响降到最低。

3）悄然发生的价值引导。如果细心地体会来访者中心的咨询过程，就会发现，咨询师在价值中立的态度下，让来访者充分地发现和体验自我的真实情感，进行充分的自我开放，深入到自己的内心深处，找到自己问题的症结后，就会转向引导来访者改变自己，用一种新的观念和态度接纳自己和重新评价自己，鼓励来访者发掘出自身的力量和积极品质，让自己强大起来，去面对现实中的问题、他人与自我，重新确立新的自我概念和对世界的看法。这样，在不知不觉中，咨询师已经进行并成功地实现了价值引导。

4）积极向上的价值导向。罗杰斯从人性本善的观点出发，相信每个人都有追求善性和向上成长的需要和力量，只是这些需要和力量暂时被现实的种种阻碍和困难所遮蔽，心理咨询的目的就是为了促进来访者拨开云雾，把这种力量释放或激发出来，使个人获得成长和发展。从这个意义上说，来访者中心疗法是具有积极的、向上追求的价值导向的。只是它不是主动告诉来访者该怎么做，而是协助和等待来访者自己觉悟，由来访者自己发现真实的自我，追求自我的实现和完善。

总之，来访者中心疗法虽然不主动谈及价值承载问题，并在心理咨询和治疗中尽量避免价值观的影响，保持中立态度，但事实上，却不可避免地有积极的价值导向，在建立咨询关系中体现了对来访者最大的尊重与维护，在咨询的过程中不仅有积极的有利于来访者的价值引导，也不可避免地会烙上自己的文化价值观的印记，即咨询师因其生活阅历的局限，使他无法完全地去理解一个与他的生活背景差异很大的人，他只能用自己的方式和价值观去理解和解读来访者，因而也就不可避免地把自己的价值观带进心理咨询和治疗之中。总之，就其本质而言，在来访者中心疗法的价值中立的背后，隐藏着的是最大的价值观，那就是对人的充分尊重和理解，是对人性的最大包容与信任。

（2）存在主义疗法主张价值干预

罗洛·梅的存在主义心理疗法对人类如何超越生存困境给出了建设性的解决问题的方法，那就是对人的存在的关注。他从原始生命力的两重性出发，反对罗杰斯的人性本善论，认为人性有善的一面，也有恶的一面。他重视人的建设性一面，但也注意到人的破坏性一面。因此，在强调人有选择自由的同时，也强调人对自由选择的责任。他的治疗目的就是唤起人面对现实的勇气和对自己选择的责任感。因此，他在心理咨询与治疗中是有明显的价值干预的。

1）旗帜鲜明的价值导向。罗洛·梅以探讨人的经验和存在感为目标，将人的存在的尊严和价值放在首位，重视人的自由选择、自我肯定和自我实现的能力，激励人们勇于承担责任，追求自我实现，以达到自我的整合和成熟。这是一种主动积极的价值导向。

2）着力于改变的价值引导。从罗洛·梅提出的咨询目标看，他强调两点：一是咨询师要提供适当途径，帮助来访者提高觉知水平，增进其对自身存在境况的把握和对生活的理解；二是帮助来访者提高自由选择能力并承担责任，使其能够充分认识到自己的潜能并主动作出改变，回归自身的存在。这是主动的价值引导。

3）重在行动的价值转变。罗洛·梅提出了心理咨询和治疗的 4 个原则，即理解性原则、体验性原则、在场性原则和行动原则，实际上是强调咨询师在深入地理解来访者内心世界的同时，促进他对自己存在的体验，并使他在自我选择的基础上，积极投身于现实行动，使来访者发生真正的改变，重塑自己的未来。

（3）意义疗法推崇价值引导

意义疗法的创始人弗兰克尔认为，心理治疗的目的不是告诉来访者人生的意义是什么，而是帮助来访者自己发现他的生命意义和人生的价值。他认为有 3 种方式可以赋予生活意义：一是创造的价值或意义；二是体验的价值或意义；三是态度的价值或意义。即一个人可以通过各种方式发现生命的意义，如创造一件物品，做一件具体事；体验真善美，感受自然和文化，爱他人等；即使这一切都被剥夺，人还可以选择对待环境的态度而超越所处的困境。由此可见，意义疗法的价值干预特点表现为几个方面。

1) 鲜明的价值导向。弗兰克尔指出，生命是有意义的，这种意义来自人类与责任相连的自由中运用有意识和无意识的精神力量。人有寻找意义的动机、意志与自由，可以通过意义的寻找和发现而获得完整的自我，即心灵、肉体和精神的统一。这种对生命意义及人类对生命意义追求的肯定，为人类找到了存在的依据，也为缺乏意义感与价值感的人找到了活着的理由，正是在寻找和赋予意义中，人可以获得生命的力量和生活的勇气。这实际上是从终极的意义上给人以明确的价值导向，使人们相信，每个个体都有活着的理由与使命，当一个人迷失了存在的意义时，那只是真正的自我被遮蔽，只要我们拨开云雾，回归真正的自我，就可以发现生命的意义与活着的价值。

2) 间接的价值引导。弗兰克尔强调，生命的意义既不能模仿也不能引进，它只能由每个人在各自不同的存在环境中寻找和发现。他认为人类的目标不是寻求心理或灵魂的安宁，而是在从现实到理想的健康奋斗中体验生命的意义。[①]也就是说，弗兰克尔的意义疗法并非简单地由咨询师直接告诉来访者生命意义和活着的使命是什么，什么样的人生才是有价值的。这种由外植入的价值观并不能彻底地帮助来访者解决问题，但咨询师却可以通过 3 种意义治疗技术，即矛盾意向法、取消反应法和态度改变法帮助来访者领悟到自己活着的意义和生命的价值，从而体现了一种明确但间接的价值引导。

由以上可见，尽管来访者中心疗法十分强调价值中立，小心翼翼地避免价值判断与价值引导，但仍然避免不了对来访者产生价值观的影响；而罗洛·梅的存在主义疗法和弗兰克尔的意义疗法，都有鲜明的价值导向和直接或间接的价值引导，这说明价值干预在人本主义的心理咨询与治疗中也是不可避免的。

5. 积极心理学派

积极心理学产生于 20 世纪末 21 世纪初。时任美国心理学会主席的塞里格曼于 1998 年 1 月在墨西哥的爱库马尔会议上，正式提出了积极心理学。2000 年，塞里格曼等发表了《积极心理学导论》一文，标志着积极心理学正式为世人所知，并从此得到迅速发展与壮大。积极心理学实际上是承接了历史上的哲学、心理学思想中关于人的健康、快乐、幸福等积极因素研究的理念，尤其是吸取了人本主义心理学的研究成果而创立的。积极心理学强调心理学不能只致力于病理性

---

① 威廉·布莱尔·古尔德著，常晓玲等译. 弗兰克尔：意义与人生. 北京：中国轻工业出版社，2000：5

的研究，并批评了只关心人的心理问题的病理式研究的传统心理学，如精神分析和行为主义心理学等，认为它们过于关注人的消极面，只看到人具有的心理问题，强调心理的矫治功能，其结果更易引起人们的紧张不安和缺乏安全感。[①]

积极心理学的核心观点可归纳为以下两点。

首先，关注人的积极力量。积极心理学提倡积极的人性论，认为研究人类普遍存在的积极力量与积极品质，以及如何培育这些品质和获得幸福生活是人类生活的意义和本质所在。积极力量是一种正向的、具有建设性的力量与潜力，它包括静态的人格特质，也包括动态的对环境，以及积极应对的自我调节能力。积极心理学提出了对积极力量研究的 3 个层面：一是主观层面的积极情感体验；二是个体层面的积极人格；三是集体层面的积极社会组织系统。

其次，提倡对问题作出积极解释。积极心理学提倡对个体或社会问题都应作出积极解释，以使个体或社会从中获得积极的意义。积极心理学家发现，通过增强人的积极力量或积极品质来解决心理问题是有效的干预途径，从长远来说，用积极方式对人的心理障碍等问题作出解释是切合实际的，因为对问题作出积极的理解会更有助于问题本身的解决。[②]

比较系统的积极心理治疗方法是由德国的精神科医生和心理治疗专家诺斯拉特·佩塞施基安创立于 20 世纪 60～70 年代。虽然它比积极心理学的产生更早一些，但其治疗的理念与方法却与积极心理学不谋而合，都集中于关注人的积极力量和积极品质，可以作为积极心理学心理治疗方法的代表。积极心理学在价值承载方面的态度与观点如下。

（1）以积极性作为价值导向

积极取向是积极心理疗法的立足点、出发点和归宿点，也是其价值导向的根本体现。具体表现在：一是认为人人都具备两种基本能力。诺斯拉特·佩塞施基安认为，人无论是有病还是无病，都具备认知能力和爱的能力。这两种能力是人的本质的表现，也是其他各种能力得以衍生的源泉。二是对心理问题进行积极阐释。诺斯拉特·佩塞施基安认为，所有心理疾病都可以进行积极阐释，任何一种心理疾病都可以从积极方面进行解读，这是成功治疗的出发点。三是对来访者持积极的态度。诺斯拉特·佩塞施基安认为，对所有来访者都要看到其发展的趋势和再生能力，相信其可以依靠自己的力量来解决存在的问题。塞里格曼也认为人有潜在的自我完善的能力机制，即具有求发展和自我实现的本性和能力。可见，他们都重视开发来访者的潜能，激发其自助的动机和信心。四是通过激发积极力量解决心理问题。塞里格曼把培养积极力量原则看作是最主要的原则，并把心理治疗重点放在帮助来访者培养积极力量上，认为只有通过培养个体的积极力量才

---

① 任俊. 积极心理学. 上海：上海教育出版社，2006：22-30
② 任俊. 积极心理学. 上海：上海教育出版社，2006：33-40

能真正阻止个体心理问题的产生，他把培养人的积极力量或积极品质看作是心理治疗最好的深层战略。

（2）尊重差异的价值引导

倡导积极并不等于把自己的价值观强加于来访者，相反，诺斯拉特·佩塞施基安非常强调跨文化视角，跨文化心理疗法后来成了诺斯拉特·佩塞施基安积极心理疗法的核心。他认为，不同文化背景下的人对事物的理解是不同的，这就造成了文化差异，这种差异又是导致人与人之间冲突和个人内心冲突的原因。而每种文化背景对行为模式的理解不同和赋予的意义不同，并不代表谁是谁非、孰优孰劣，而仅仅反映出它是由不同历史背景和生活环境所造成的。跨文化心理疗法就是尊重这种文化的独特性和差异性，不强求统一，并在心理治疗中从文化背景的视角去寻找冲突的根源，重新建构对冲突事件的观念，化解矛盾，达到和谐。因此，跨文化视角实际上就代表了对价值多元的尊重，对文化差异的理解和对文化独特性的维护。

从以上探讨可以看出，各心理学流派不仅心理咨询和治疗方法与技术纷呈，而且在对价值承载问题的对待和处理上也各有不同。他们的共同点在于，都以一定的人性观为基础，都倡导积极向上的价值理念，都强调对来访者的尊重和积极引导等。心理咨询发展到今天，单纯运用一种理论和方法的情况已经越来越少，各学派理论观点的融合补充和方法技术的整合运用已经成为趋势，因此，各学派在心理咨询中对价值问题的处理方法也在走向综合，虽然在形式与程度上有区别，但总体上表现出积极引导的趋势。

在心理咨询中，价值承载主要表现为价值干预，而心理咨询中的价值干预可以从两个维度进行探讨：一是横向维度，表现为不同类型的价值干预方法；二是纵向维度，表现为价值干预的基本过程。下面将分别进行论述。

二、心理咨询中价值干预的基本方法

综合各心理学流派在心理咨询中价值干预的不同方法，结合我国现实的心理咨询价值干预的具体需要和实际情况，我们从价值干预的由浅入深、由简到繁，提出 3 种不同类型的价值干预的基本方法，依次为支持性价值干预方法、教育性价值干预方法和分析性价值干预方法。需要指出的是，价值干预的方法虽然不免要与一定的心理咨询方法相联系，但又并不总是与某种方法处于对应的关系中。比如，源于精神分析学派的分析性心理咨询方法，是指通过对来访者生活史及人格结构进行深度分析，帮助来访者重建人格以达到治疗目的的咨询方法。[①]但分析

---

① 佘双好. 心理咨询与心理健康教育. 北京：中国人民大学出版社，2007：262

性价值干预并不局限于在分析性心理咨询方法中使用。

（一）支持性价值干预方法

支持性价值干预与支持性心理咨询方法密切相关。支持性心理咨询方法，是指为来访者提供心理支持，提供解释和说明相关的基本原理，对心理问题进行疏导和引导等的心理咨询方法，具体包括支持性心理咨询、说理性心理咨询和疏导性心理咨询。主要是处理个体在成长和发展过程中遇到的暂时性心理纠结、矛盾、迷茫和困惑，一般不探讨深层心理问题和不涉及人格结构的改变。[①]支持性心理咨询方法所提供的支持是多方面的，如认知、情感、意志方面；主观与客观方面；物质与精神方面等，但其核心是提供心理支持。支持性价值干预属于支持性心理咨询方法认知方面的心理支持。在各心理学流派中，行为主义的阳性强化法、人本主义心理治疗方法、积极心理疗法，以及后现代的叙事疗法、焦点解决短期疗法等，都有较多的支持性价值干预。行为主义的阳性强化法主要是通过对良好行为的强化，支持和鼓励其背后的价值观的确立。来访者中心疗法强调对来访者的真诚、尊重、共情、温暖和无条件积极关注，在心理咨询过程中要求贴着来访者走，实际上就是时刻关注着来访者的情绪情感和内心世界的变化，关注来访者身上的优点和自我实现倾向，并及时给予支持和鼓励，以激发来访者自身的力量，使其内心强大起来，自己解决自己的问题。存在主义疗法强调帮助来访者提高觉知水平和自由选择能力，鼓励其承担责任和积极行动，以达到自我发展与自我实现。意义疗法则强调支持与鼓励来访者尝试把新的价值观应用于生活之中，寻找到新的人生意义与价值，以提升来访者的人生境界，建立起新的人生支柱。积极心理疗法主要表现为对来访者的向善性和积极因素的发掘、内在力量和心理潜能的激发、积极情感和积极品质的肯定等，实际上包含了对来访者的积极有为的价值观的激励与支持。叙事疗法、焦点解决短期疗法都有一个基本的理念，即相信来访者是解决自己问题的专家，他们身上潜藏着解决自己心理问题的内在力量。叙事疗法主要是在咨询过程中，通过外化、解构和重新建构的方法解决问题，首先是把来访者与他的问题分开，然后检视来访者主线故事中的错误价值观，进而引导来访者对这些价值观进行解构，重建新的价值观，并在支线故事中重新看到自己的内在力量和具有的应对能力，重建自信心和尊严感，最终不仅解决了心理问题，同时获得了心灵成长。焦点解决短期疗法则聚焦于问题的解决，通过积极赋能和赞美鼓励等一系列的技术方法，帮助来访者探索解决问题的路径、方法与成功经验，在努力解决问题的过程中，重获自信，不断成长。

具体而言，支持性价值干预更多地运用于发展性和成长性的心理咨询中。当

---

① 佘双好. 心理咨询与心理健康教育. 北京：中国人民大学出版社，2007：189-190

面对来访者在价值观方面的犹豫、彷徨、矛盾、冲突时，对来访者正确、积极、健康的价值观给予支持、鼓励和赞赏，使其获得信心与力量，坚定自己的信念和选择。比如，一位临近毕业的女研究生很想考博，希望自己在事业上取得更大的发展，但又考虑到自己年纪较大，需要成家立业，因此，心理十分矛盾和纠结，不知如何取舍。这时，她可能就需要一种支持性的价值干预，帮助她澄清自己的价值取向，明确自己的选择。支持性价值干预具有如下特征。

1. 价值尊重

支持是建立在尊重的基础之上的。支持性价值干预要有价值多元的理念，始终尊重来访者的价值观和价值选择。

首先，尊重来访者所持的价值观。每个来访者都有不同的生活经历和文化背景，会形成自己不同于他人的人生经验和价值观念，不管来访者的价值观是否与自己相一致，都应该首先表示尊重和理解，不轻易作道德评价或是非判断。

其次，尊重来访者的价值选择。在心理咨询过程中，来访者可能会有面对价值观冲突时进行抉择的犹豫不决，这时可以与来访者一起对其价值观进行分析和辨别，时机成熟时还可以作价值引导，但当来访者对其价值观作出选择后，只要是对来访者有利，无损于他人，也无明显违反社会规范，我们就要尊重。甚至就是他的价值观有违社会道德，但他认为对自己是有意义的，也要对他的价值选择表示最大程度的理解和包容。当然对咨询师来说，要做到这一点是有困难的，但对咨询本身来说，它又是必要和必需的。

2. 价值指导

价值指导是咨询师针对来访者对自己的价值观认识模糊不清，或者由于信息的缺乏、阅历的不足而导致无法更好地作出价值选择的情况，为其提供知识性和经验上的建议。指导是带有教育性质的价值干预，它的有效性需要具备两个前提。

首先，来访者有主动接受价值指导的愿望。通常是来访者有内在的价值冲突和纠结，也有进行价值选择的意向与动机，或者现实需要他作出选择，但他却不知道如何选择更好，希望得到指导。这时就需要咨询师运用自己的知识与经验，帮助其进行价值观的分析与辨别，以利于其进行选择。比如，前面那位为考博而纠结的女研究生，她面临的实际上就是继续追求事业发展还是成家生子的矛盾，并迫切想得到咨询师的指导性建议。应该说这两者并非截然对立，但对于她来说目前确实是要作出选择的。在这种情况下，简单的就事论事并不是解决问题的最好办法，咨询师要上升到价值观的层面，根据她的情况，分析不同价值观指导下的选择对她人生道路的影响，把各种可能的情况和利弊都呈现出来，让她在清晰明确的前提下作出适合于自己的价值选择。

其次，在指导过程中，来访者始终处于主动地位。一是由来访者主动发出指导的请求或表示有主动接受指导的意愿；二是来访者始终具有决定指导中断还是继续的权利。如果来访者没有表示需要指导或已经表示不接受咨询师的指导，就要及时停止指导性价值干预。如对那位女研究生面临的心理困扰及其所表现出来的明确求助意愿，我们就可以从自己的知识和经验出发，给出恰当的分析与建议，而她可以选择接受也可以选择不接受。需要注意的是，咨询师的指导应该始终是在尊重来访者的前提下进行，要以积极、健康的价值观为导向，把来访者的利益放在首位，并给来访者宽广的底线和选择的权利，不能强求其一定要接受咨询师自己的价值观，也就是说，价值指导应该是在咨询师与来访者的共同磋商下完成的。

3. 价值鼓励

支持鼓励作为一种社会支持力量，对来访者来说具有重要意义。在支持性的价值干预中，只有在来访者的价值观清晰而又积极健康的情况下，才能给予支持和鼓励。通常情况下，支持性价值干预的步骤是先进行价值辨析，后给予支持鼓励。尊重和指导都存在于价值辨别的环节，只有通过价值辨析，确定来访者的价值观本身没有深层心理原因与人格冲突，以及没有明显与社会主流价值观不一致的情况下，才能进入支持鼓励环节。也就是说，来访者主要是由于现实问题导致价值冲突而前来寻求支持力量的情况下，才能进行支持性的价值干预。具体来说，就是当来访者进行价值辨析后作出了价值选择，在确定这种价值选择是积极、健康的、有益个体、无害社会的前提下，才对其价值选择表示支持和给予鼓励。有时候，价值观的冲突并不属于是非、对错问题，而仅仅是不可兼顾而已，这时价值观的选择更强调要尊重来访者的意愿。如那位女研究生面临的价值观的冲突就不是价值观的是与非、对与错的问题，而是鱼与熊掌之间的选择问题，无论她作出怎样的选择，只要源自她内在的需求，是她愿意选择的、乐于接纳的，就是可以的，无所谓对错，也没有优劣，关键在于怎样的选择才是她真正想要的，或者更有利于她的身心健康和个人幸福。

（二）教育性价值干预方法

教育性价值干预与教育性心理咨询方法的关系密切。教育性心理咨询方法是指对来访者的自我认识能力进行重建和教育的咨询方法的总称，其主要的咨询目的是帮助来访者正确认识自我、发展自我和促进人格的完善，但一般不深入到人格的深层结构和潜意识层面，主要有语言教育与行为技术等方式。[①]教育性价值干

---

① 余双好. 心理咨询与心理健康教育. 北京：中国人民大学出版社，2007：220-221

预广泛地体现于人本主义心理疗法、积极心理疗法、认知疗法和行为疗法等之中。人本主义心理学的存在主义疗法强调咨询师要帮助来访者提高觉知水平，使来访者澄清其问题并重建对生活的理解，在提高自由选择能力并敢于承担责任的基础上积极采取行动，改变自己；意义疗法强调对生命意义与价值的发现与领悟，强调从现实到理想的健康奋斗中体验生命的价值与意义，其中都蕴含有教育性的价值干预。积极心理疗法是建立在人性本善和人先天具有认知与爱的能力的基础之上的，通过对来访者问题的积极阐释，给来访者带来希望和转机，并拓展其内在的认知与爱的能力，重建其对自我、对世界的认识从而解决自身问题，这个过程本身就可以看作是一种教育性的价值干预。认知行为疗法主要是通过对来访者的不合理信念和认知歪曲进行转变，以及促进来访者进行认知重建，以改善其情绪与行为，获得心理成长与人格完善，因此也蕴含有教育性的价值干预。行为疗法则主要是通过对不良行为的矫正和良好行为的强化达到教育的目的，它对价值干预的意义，更在于通过阳性强化的激励方法，使好的行为得以形成、巩固与发展，最后促进其价值观的巩固和发展。

需要指出的是，"教育"不能简单地理解为只是对错误的纠正，甚至它主要的不是为了纠正错误，而是对人的正确、积极、健康、向上等良好的品质进行导引、激发、支持、鼓励等。因此，教育性价值干预的特征有以下几个方面。

1. 价值导向

教育性的价值干预应该有明确的价值导向，要为来访者提供一个追求的目标与方向。

首先，为价值观层次不高的来访者提供一个价值观提升的导向。比如，对一些浑浑噩噩、不思上进，生活懒散、得过且过，空虚无聊、缺乏进取的动力而又深感痛苦的来访者，或者那些奉行"事不关己，高高挂起"，只关注自己也不妨碍别人的所谓洁身自爱的来访者，就可以告诉他们，他们可以有更高的价值追求，虽然做什么样的人是他的自由，但不同的人的价值与人生意义是不一样的，要想使自己的一生更有意义，就不能没有目标，也不能只盯着自己，而应该有更高的理想和抱负，有更长远的目光与追求，从此出发引导他们去追求更有意义和价值的人生，走出自我的樊篱。

其次，为有错误价值取向的来访者提供修正自己价值观的方向。针对有明显价值观偏差或错误的来访者，在经过价值澄清与辨析后，让他了解自己的问题所在和错误根源，然后提出积极健康、符合主流价值观的价值导向，告诉来访者这些价值观的好处，能够给他带来什么样的变化，对其成长和将来的发展有多大的作用等，从而为来访者修正自己的价值观提供示范性的导向。归根结底，价值导向的主要目的是为来访者提供一个成长的目标和发展的方向，使来访者追求真善美，建立起积极健康、乐观向上、符合社会主流价值观的价值体系，提升自己的价值观境界。

2. 价值引导

价值引导主要是通过说理性与疏导性心理咨询，促使来访者转变错误的观念，习得积极健康和谐的价值观，它有两个层面。

一是转变错误的价值观。比如，对一个因自我中心而导致人际关系紧张的学生，就可以和他讨论自己的价值观，让他明白，他的价值观是有问题的，他可能对自己的评价过高或认为自己比别人优越和重要，认为别人都应该迁就他和听从他；他所谓的都是别人嫉妒他而故意与他作对的看法，是一种怀有偏激情绪的看法或者是对别人的偏见，他认为"这个社会谁都不可相信"的看法也是片面的，等等。经过深入分析，积极的疏导，使他了解到自己的问题所在，明白问题的主要根源在于自己而不是别人之后，主动放弃原来的价值观，从而使价值观发生转变。

二是习得新的价值观。在放弃旧的不合理或错误的价值观之后，再进一步引导他学会如何与人相处，怎样才能得到别人的信赖和接纳，让他明白人与人是彼此平等和相互尊重的，人不仅仅要为自己着想，也要关心他人和帮助他人等，使他逐步接纳新的价值观念，并在现实生活中去实施，以使新的价值观得到巩固。当然在进行价值引导时，也要有充分的尊重与平等的磋商，价值引导的过程是双方共同讨论的过程，而不是咨询师单方面的灌输。心理咨询中的价值引导与平时思想政治教育下的价值引导是不同的，这里会有更多心理层面的观照，有方法与技术的参与，有时还需要时间的积累，等待来访者的逐步领悟、逐渐改变与慢慢成长。

3. 价值提升

教育的目的是为了促进来访者的心理成长和人格发展，因此，教育性价值干预的价值导向与价值引导，最终要走向价值提升。即使来访者经过教育性价值干预后，对价值观的认识得到增强，对价值观的作用有所体会，对自身的价值体系有更多的觉察与整合，进而实现认知重建和人格统整。也就是说，他的价值体系变得更和谐和更有积极意义，他也变得更具有宽广的胸怀与更豁达的性格，他的整个身心都和谐起来，也更具有生命的活力与积极向上的理想和追求，有更为明确而高远的目标，能深深地感受到生命的价值与活着的意义。这时，他的价值观的境界就得到了提升，他的整个生活也变得圆通和鲜活起来。

（三）分析性价值干预方法

"分析性"是源于精神分析学派的概念。分析性心理咨询方法是指通过对来访者生活史及人格结构进行深度分析，帮助来访者重建人格以达到治疗目的的咨询方法的总称。分析性心理咨询方法主要是建立在精神分析理论基础上的咨询方法，可以深入到个体的无意识层面，目的是帮助来访者全面深入地了解自我，重建人格结构，获得情绪情感的成熟。①分析性价值干预与分析性心理咨询方法相联系，但又不限于与分析性心理咨询方法的连接。分析性价值干预也可以适用于其他的心理咨询方法之中，如认知疗法中也有比较深入的分析，去发现核心信念层面的问题。分析性价值干预主要是针对存在比较深层的内在价值混乱、价值冲突而来访者又不自知的情况下，咨询老师要以分析性技术帮助来访者认识到，正是他自己的价值混乱或价值冲突造成了他目前的问题，并帮助他分析其具体存在有什么样的价值混乱与价值冲突，以帮助其获得领悟。分析性价值干预主要表现在以下方面。

1. 价值中立

价值中立是分析性价值干预的前提。价值中立主要有两层意思：一是咨询师对来访者的问题不作价值评判，对来访者的价值观不作道德评价，不为来访者作价值选择；二是不因自己的价值观影响心理咨询过程，不以自己的价值观和情感影响来访者，更不把自己的价值观强加给来访者。价值中立在任何咨询的开始阶段都是必要的，但它更是分析性价值干预的前提条件，是为进一步的价值澄清作铺垫。首先，坚持价值中立态度，是为了获得来访者的信任，没有来访者对咨询师的信任，就不可能有良好的咨询关系，也就不可能有进一步的心理咨询；其次，坚持价值中立态度，是为了深化咨询关系，让咨询师更好地接纳来访者，甚至融入来访者的内心世界，咨询师如果不能接纳来访者，咨询同样没有办法进行下去，并会产生许多价值评判与情感抗拒；最后，坚持价值中立态度，可以让来访者放松心情，在一种亲切友好的关系中深度开放自己，让咨询师进入他的内心世界，帮助他探寻自己问题的内在原因，发现问题的根源，并进而做价值澄清。

2. 价值澄清

分析性价值干预的第二步是价值澄清。价值澄清主要是通过对来访者问题背后的原因进行分析，特别是对有深度价值冲突的来访者，更是要找出其所存在的价值混乱与价值冲突的深层原因。价值澄清在认知学派的心理咨询方法中有较多的表现。如在埃利斯的合理情绪疗法中，咨询师帮助来访者分析和区分什么是理性与非理性的信念，发现和认清他自身存在的不合理信念，就是一个价值澄清的过程。在这个过程中，就是让来访者明白和接纳自己存在不合理的信念，并且是

---

① 佘双好. 心理咨询与心理健康教育. 北京：中国人民大学出版社，2007：262-263

这些不合理的信念导致了他的情绪与行为问题的产生等。只有在价值澄清的基础上，才会有进一步的不合理信念的转变。在贝克的认知疗法中，价值观属于最内层的核心信念层面，它最终决定着人们对事物的评价，成为支配人们行为的准则。由于核心信念处于潜意识状态，不容易为人所觉察和发现，更难以辨别。但核心信念又常常会以图式方式表现于自动思维之中。因此，价值澄清可以从识别自动思维入手，去发现其认识歪曲，最后寻找其背后的价值观的原因与冲突。在精神分析中，价值澄清更是直接通过自由联想、催眠、释梦等方法深入到来访者的潜意识层面，发现其深层的价值冲突，并将其意识化，以解决症状问题。如一位患洗澡强迫症的女士，她不知道为什么自己上班前和下班后的第一件事就是要洗澡，开始只是洗半小时，后来发展到 1 小时、2 小时，依然觉得不够干净，因此精神上感到苦不堪言，也严重影响了家庭生活。经过深度分析与发掘，原来是她曾经为了升职而不得已与上司发生了性关系，但最终上司还是没有让她获得升职机会。她知道这个消息之后的第一个反应就是觉得自己肮脏，回家的第一件事情就是洗澡，后来慢慢出现上述症状。进一步的分析就是，她的问题主要出于其内在的道德价值观冲突，她为自己被上司利诱而深感屈辱，并对自己的行为感到羞耻无比，但又无处诉说，结果压抑到潜意识之中，最后以症状的方式表现出来，以缓解价值冲突带来的道德性焦虑。认识到这一点，这位女士开始在现实生活中直面自己的问题，症状也就慢慢消失了。

3. 价值觉悟

进行价值澄清后，对有些来访者来说，也许就已经可以结束咨询，在他明白自己面对什么问题与冲突后，他就能够作出自己的行为选择，化解内心的郁结，改变反应与症状表现。当来访者明白自己怎么做的时候，咨询师的话就是多余的了，这时最好的做法就是尊重与祝福。但对更多的来访者而言，可能还没有结束，还需要进一步启发其价值觉悟，使他对价值观问题有更深刻的理解和体悟，即让来访者领悟到自己的价值观存在的问题会对自己的生活造成怎样的影响，当他明白了这种影响后，无论他作出什么选择，都应该对其所作的选择负责。比如，前面提及的心理情景剧《阿亮的困惑》的最后三种处理方法：甲是在两个女友中游刃有余地应付着，一副得意的样子；乙是经过深思熟虑后选择了其中性格相近的 A 女友，对 B 女友说："对不起……"；丙是还在徘徊和犹豫，苦恼着不知道如何选择。这种对价值问题的处理就只是到达价值澄清层面。在心理咨询中，如果来访者还纠结于无从选择，那么，就要作进一步的启发，引导其价值觉悟。即要让来访者明白，不同的价值选择会有不同的后果，在这些后果中，哪种是他想要的，哪种是他不想要的，哪种选择结果是他需要承受的，要承受什么，等等。这样，他就明白自己应该怎样选择了。否则，对一些不成熟的来访者来说，还可能沉浸于自己沾沾自喜的得意之中，做着独享两份爱情的白日梦。价值觉悟可以看作是价值澄清后的价值提升，只是由于价值中立的背景，这种提升不像教育性价值干预的价值提升那么直接，干预的程度也没有那么明显，甚至这种干预是通过长期的信任性咨询关系，由咨询师人格魅力潜移默化的影响带来的。

总而言之，心理咨询无论怎么强调价值中立，都避免不了有价值影响的存在，这种影响就是心理咨询的价值承载，它体现为不同层次与不同程度的价值干预。3 种不同的价值干预方法，由支持性、教育性到分析性价值干预，从解决问题的难度看，是越来越难；从价值分析的角度看，是不断深入；从价值干预的深度看，也是越来越深。但价值干预的介入程度，却不一定是越来越大。从 3 种价值干预方法看，教育性的价值干预最大，会直接给予来访者明确的价值引导；支持性的价值干预次之，突出的是对来访者正确价值观的支持和鼓励；到分析性的价值干预，由于涉及来访者深层的核心价值观问题，反而更强调理解与尊重，强调来访者自己的领悟与自我改变。在心理咨询中，划分出 3 种不同的价值干预方法是出于叙述的需要，而且 3 种价值干预方法虽然相对独立，但并不孤立存在或单独发生作用。在心理咨询过程中，也不会有严格的区分，更没有顺序上的编排。当面对一个来访者时，是否要进行价值干预，会使用何种价值干预方法，完全是根据来访者的实际需要和咨询进程确定的。来访者的问题，可能用一种价值干预方法就可以解决，也可能需要综合性地使用所有的价值干预方法。

三、心理咨询中价值干预的基本过程

在心理咨询中，虽然不同的心理咨询理论与方法下的价值干预具有不同的特点，但就心理咨询本身而言，其价值干预也有其独特的过程。价值干预通常表现于心理咨询的各个阶段，呈现为一个系统连续的过程。这一过程可表述为：价值中立→价值澄清和价值引导→价值评估，并基本上与心理咨询的 3 个阶段相对应，即从价值中立开始，到价值澄清与价值引导，再到价值评估，最终使来访者获得心理康复与生命成长。

（一）关系建立阶段的价值中立

这一阶段最重要的就是把握好价值中立的尺度。心理咨询最为重要的环节是良好咨询关系的建立，它决定着心理咨询的进展与成效。如果咨询师无法与来访者建立友好信任的咨访关系，咨询也将无法有效地进行下去。因此，在关系建立的阶段，把握好价值中立（value neutrality）的尺度是关键。经验与研究均告诉我们，在心理咨询过程中，纯粹的价值中立（value free，即价值无涉）是不可能的，就是最为主张价值中立的罗杰斯也承认，价值中立不是完全的价值无涉，而

只能把价值干预降低到最低限度。因此，价值中立可以看作是价值干预的一种形式，也是价值干预的第一个环节。在这一阶段，价值中立的特征就是对来访者个人及其陈述的事实保持中立态度，既不作评判，更不作具体干预，但又为价值干预做准备。在这一阶段，最重要的是在心理咨询过程中对价值中立的灵活把握。因此，在关系建立的阶段，在价值承载的处理上，应该做好如下几点。

1. 明确心理咨询初期价值中立的必要性

在心理咨询的初期，价值中立是非常必要和必需的。这时价值中立更主要的是一种态度而不是一种技术，或者说是一种态度层面的技术而不是方法上的技术。价值中立是建立良好咨询关系和获得来访者信任的前提，也是心理咨询能够进行下去并取得满意效果的保证。这时，需要咨询师对来访者表现出真诚相助和无条件积极关注的态度，以宽容接纳的开放心态，耐心倾听来访者的诉说，以温暖的心与来访者进行深度共情，融入性地深入到来访者的内心世界，体验性地理解来访者的现实处境和心理痛苦，以获得来访者的信任，激发他的自我力量及自我解决问题的愿望和动力等。

2. 不对来访者的价值观进行道德评判

前来咨询的来访者，都或多或少会存在这样或那样的价值观方面的问题。在中国目前的文化背景下，他们往往是鼓足勇气来接受心理咨询的，最担心和害怕咨询师对他们评头品足、说三道四。因此，无论我们面对什么样的来访者，也无论我们认为他们的价值观是多么的糟糕，都应该持宽容与理解的态度，不要轻易对其进行价值判断和道德评价。这种不评价、不评判不等于没有是非观念和道德标准，更不是认同来访者的不良行为，而只是体现对来访者的尊重、包容与爱护，它是在告诉来访者，无论他存在怎样的问题，在这里都是平等的、安全的，是可以被接纳和被保护的。即使最后真的要作出评价，也要通过启发来访者自我探索，提高来访者的认知水平或面对问题的勇气，最后由他自己来作出评判。

3. 避免咨询师的价值观对来访者的伤害

在关系建立阶段，作为咨询师，对自己与来访者的价值观都应该有清醒的认识并保持界限。首先，咨询师对自己的价值观要有敏锐的觉察力和高度的警觉性，在心理咨询活动中，要清醒地认识到自己的价值观与来访者的价值观的异同，分清自己的价值观与来访者价值观的界限。其次，不要有意或无意地使用任何明白或隐晦的、直接或间接的、语言或非语言的方式，以自己的价值观影响来访者，更不能把自己的价值观强加于来访者，尤其是当咨询师与来访者的价值观存在不一致或冲突时，过早的价值干预可能会让来访者更为混乱与纠结，或可能导致咨询关系的中断，甚至还会对来访者造成新的伤害，导致更严重的心理问题。最后，即使是社会普遍认同的一些主流价值观念，如尊重人的生命、公平正义、尊重隐私、关心人的成长和发展、维护人的尊严、平等和自由等，也不要急着传递给来访者，原因如下：一是咨询师并不能保证自己的价值观在任何情况下都具有普遍的适用性；二是来访者沉浸于自己的情景中可能还没做好接纳的准备；三是来访者可能出于某种原因或个人经验不愿接纳这些价值观等。咨询师一定要记住，不是你认为好的，别人也一定会认为是好的；也不一定良好的价值观就一定会产生好的影响。此时，分清自己与来访者的价值观界限，坚持中立态度，是非常必要的。

4. 充分尊重来访者的价值取向

在心理咨询中，对来访者不想改变的价值观念，咨询师应该充分地尊重。全球化的发展，促进了地域文化和世界文化的交流，也带来了价值观的碰撞和交融，使社会显现出从未有过的多样性。我们实际上是生活于一个文化交融和价值多元的时代，因此，作为咨询师，应该承认不同价值观的合理性，充分尊重不同文化背景下来访者个人的价值观，要意识到他的价值观可能会对其有特别的意义。不以自己或社会的标准对来访者进行简单的价值判断，不对其价值观进行道德评价，不把自己的价值观强加于来访者，体现的都是对来访者的一种尊重，但更高的尊重是包容和接纳。咨询师并不是永不犯错的万能救世主，只是普普通通的凡人，也会有自己的弱点与不足，自己的价值观也可能会存在某些问题；而来访者也不是糟糕透顶、不可救药之人，他只是暂时在某些方面存在一些困扰或障碍而需要帮助的正常人。因此，本着共同成长的理念，咨询师应该尝试着理解和接纳来访者的价值观，也许在这种包容与接纳中，自己也能拓宽思维，开阔眼界。甚至尊重和接纳来访者那些积极健康而又充满时代气息和富有创新色彩的价值观，也是咨询师自我成长的助动力。而尊重来访者不想改变的价值观，在心理咨询的全过程都应该做到，只是在关系建立阶段，具有特别重要的意义。

（二）咨询实施阶段的价值澄清与引导

心理咨询实施阶段可以看作是心理咨询的第二阶段或中间阶段，这是价值干预的主要阶段，在心理咨询中进行价值干预是不可避免的，它不仅必要而且必然。但何时干预，如何干预，应该根据心理咨询的目标、心理咨询的特点、所使用的咨询方法及来访者的具体情况等来确定。特别是应针对不同来访者的不同问题和需要，进行不同的价值干预，并根据来访者的领悟程度来把握价值干预的进程。在咨询实施阶段，价值干预最重要的是作价值澄清和价值引导，这是两个紧密相连又有所不同的价值干预策略与方法，因此，这一阶段的价值干预又可分两个小阶段。

1. 帮助来访者进行价值澄清

在价值澄清阶段，价值中立依然是必要的。当良好的咨询关系建立后，面对来访者价值观的混乱、纠结、矛盾、冲突时，咨询师要做的工作就是在保持价值中立的前提下帮助来访者进行价值澄清。价值澄清主要是帮助来访者分析他自身与心理问题相关的价值观，使他们获得对自己价值观的清楚认识，为下一步的价值引导做准备，最终帮助他们获得适合于他们生活环境和理想追求的价值观。在心理咨询中，价值澄清的方法和步骤如下。

（1）唤醒来访者的价值意识

来访者通常会因为具体问题引发心理困扰或深受痛苦折磨的心理障碍而前来咨询，这时的来访者往往是内心纠结而充满矛盾的。咨询师首先要做的，就是以真诚、温暖、共情的无条件积极关注倾听来访者诉说，鼓励来访者以开放的心态呈现自己的困扰问题、内在情感与内心世界。在倾听的过程中，要细心捕捉来访者所呈现的问题背后的原因，发现其价值观的根源。如一位女大学生，在一次聚会中认识了一位男生，交谈中心生好感，后来，男生也时常找她玩，在孤独寂寞中，她和男生发生了性关系。一个月后，男生消失了。这时她才发现，她对男生的了解仅仅只是知道他是某学院的大三学生，其他竟一无所知，也没有这位男生的任何联系方式。她发疯似地在男生可能出现的地方转悠，终于有一天，她见到了那位男生。可还没等她诉说自己的相思之苦，男生无情地告诉她，他接近她只是为了性，现在对她已经没有兴趣了。他还告诉她，他同时还和其他几位女同学有性关系，希望她不要纠缠他。女生精神崩溃了，她没想到自己遇到的是这样一个人。可是，她来咨询时，在痛哭流涕地诉说上述的故事后，对咨询老师说，她还是爱着他，她希望他回到自己身边，否则她觉得不能接受自己，因为她再也不是一个纯洁可爱的女孩了，她甚至觉得无法面对宠爱自己的爸爸、妈妈和奶奶。现在，她吃不香，睡不着，学不下，整天胡思乱想，非常懊悔自己的行为，总觉得自己要发疯了，心里非常痛苦。面对这样的女生，很显然，她的心理问题是有价值观的根源的。我们在共情倾听之后要做的，就是让她明白，她的痛苦是和她的内在价值观有关的。

（2）帮助来访者进行价值辨析

在让来访者明白自己存在价值观冲突的问题后，面对来访者存在的深层价值观混乱、矛盾和冲突的状况，我们可以借助认知行为疗法的技术或精神分析技术，帮助其进行价值澄清，通过与来访者平等讨论、启发其深入思考、发现自己内心深处的价值观念是什么，它有什么不合理之处，以帮助来访者认清其价值观的实质，了解其心理冲突的根源，让来访者判断自己的价值观念的是非曲直，并达到自我领悟。以上述女生为例，女生的痛苦并不是如她所说的是失去男生的爱，因为男生从来就没爱过她。在这里，存在两个误区：一是她把性与爱混同了；二是她错误地以为自己是因失恋而痛苦。但实质上她是为失去"自己"而痛苦，因为她再也不是从前的她了。寻找男生，不过是为自己的"失去"找到一个根据和理由，因此即使后来她知道男生不爱她，她也希望男生回到自己身边，不要离开她。所以，我们下一步要做的，就是帮她分析导致她痛苦的真正原因，可以看出她的价值观中有旧传统观念影响的痕迹。她的痛苦主要来自她对性所持的观念，对自己轻率行为的苛责，以及对亲人的愧疚等。在此，特别需要注意的是，不是要去批判她的价值观，而只是让她明白，她的痛苦的根源所在。同时，要让她明白，她所谓的"爱男生"只是表象，不是根本，也不是她的真实想法。另外，也要引导她领悟到，父母的爱是最具包容性的，不会因为孩子犯了错就抛弃孩子，回报父母和亲人的最好方式，就是让自己坚强起来，勇敢地去面对自己的问题，为自己的轻率承担责任，包括承受痛苦。而最重要的是要从这一事件中吸取教训和获得成长，而不是一错再错。

（3）激起来访者的价值深思

价值沉思就是指对价值观及其背后的原因的深度思考与探究，并在思考和探究中对自己的价值观进行拷问和作出抉择。咨询师在帮助来访者分析其价值观存在的问题后，就要引导他对自己的价值观的何去何从作进一步的深层思考，比如，来访者价值观形成的原因和影响源是什么？如果来访者的价值观与社会主流价值观或他人普遍认同的价值观不一致，是什么原因造成了这种不一致？如果来访者的价值观不改变，会带来什么样的后果？对自己的生活和整个人生有什么影响？同时呈现新的价值观，阐明新的价值观将会给他带来什么新的变化，能否化解他的矛盾与困惑等。这时，来访者会面临新旧价值观或者自己原有的价值观与社会主流价值观的直接矛盾与冲突，在这种价值观的较量中，及时激发来访者主动实现价值转变的动机和需求，就会使其深入地思考自己是否放弃或调整原来的价值观，是否应该修正或重建自己的价值体系。

仍以上述女生为例，咨询老师在让她明白了自己的价值观后，进一步引导她领悟自己价值观形成和建立的过程所受到影响的因素，如环境和家庭影响及传统道德观念的影响等。在这里特别需要注意的是，不是要否定她以前的价值观，而是让她明白传统的性道德价值观具有两面性，它有禁锢人的一面，但也有合理的地方，让她明白，盲目地因为失去性而否定自己是不可取的，但女孩子要自重自爱也是必需和值得鼓励的。对所犯错误的态度不是自暴自弃、一错再错，而是及时悬崖勒马，停止犯错，以对自己负责的精神，勇敢地面对和接受这一事实，在用时间去修复这一创伤的同时，重整自己的道德价值观，不要因成长过程中一时的过错而为自己刻上耻辱的"红字"，一辈子背上沉重的"十字架"。任何人都无法保证自己永远不犯错，重要的是知道犯错后进行反思与改正，特别是要让自己有改过的机会。正是这种对价值观的深层思考与重整，可以帮助她最终越过这个坎，重塑一个新的自我。走到这一步，其实已经开始具有价值引导的意义了。

在价值澄清阶段，还需要注意的问题是，咨询师要特别清楚自己的价值观取向，并分清自己与来访者的价值观界限。必要时（比如，让来访者觉察到了自己与他的价值观不一致），要明确告诉来访者，自己的价值观与他是不一样的，但他可以持有自己的价值观，而不必要迎合咨询师的价值观。特别是当自己的价值观与来访者不一致甚至冲突时，更应尽量不以自己的价值观影响来访者，要允许并尊重来访者有自己的价值选择和价值评价标准。特别是不能因自己的价值观的带入而造成对来访者的伤害，如果无意中造成了伤害，则要及时道歉，并努力想办法修复，重新取得来访者的信任与尊重。而这么做的目的，实际上是为下一阶段的价值引导奠定基础。

2. 根据来访者的需要进行价值引导

价值引导是咨询实施阶段的价值干预的第二个小阶段。当进行价值澄清后，是否需要进一步的价值引导，要视来访者的不同情况而决定。如果来访者具有较强的独立意识、领悟能力和自我决策能力，只是在价值观方面存在一时的矛盾冲突，那么咨询人员只需要采取价值澄清的方式就能帮助来访者解决问题。这时，咨询人员的主要任务就是从心理上给来访者支持，让他自己去发现并改变自己的价值体系；如果来访者本身不具备上述能力，而且在价值观方面存在严重的冲突或者缺乏价值抉择能力，那么咨询人员就有必要在价值澄清的基础上，进一步对来访者实施价值引导。在此，要注意价值引导的两个前提：一是来访者对自己的价值观问题有觉察。这种觉察可以是来访者自主产生的，也可以是在咨询师的启发下，来访者通过自我探索而产生的。二是来访者本人有接受价值观改变的意愿。[1]需要明确的是，对中国人来说，受长期形成的权威崇拜心理和社会认同心理的影响，来访者对在心理咨询中的价值引导并不难接受，不仅愿意倾听，甚至希望给予明确指导，因此如果引导得当，对来访者是有积极作用的。价值引导主要有如下几个步骤或要点。

（1）协助来访者价值选择

当来访者明白自己存在价值观冲突，看清自己问题的实质后，并不就是让来访者放弃原来的价值观那么简单。价值观本身是错综复杂的，有的价值观本身是既有好的一面也有不好的一面。全盘抛弃，就等于倒洗澡水时把里面的孩子也倒

---

① 潘柳燕. 心理健康教育中的价值问题探究. 学校党建与思想教育，2011（10）：19

掉了。因此，这时就需要帮助他们提高价值判断与选择的能力。就以女生的性道德观念来看，有传统文化中的贞操观的痕迹，但不等同于就是旧传统意义的贞操观。而且这种对性比较看重的价值观念也并非都是不好的，某种意义上，它是处理两性关系的一道防线，可以保护女生不受伤害。需要注意的是，引导来访者作价值选择，绝不是由咨询师直接代替来访者去进行价值选择。它需要咨询师对价值观有深刻的理解，在此基础上让来访者明白，价值观是源头，但完全抛弃造成痛苦的价值观也不是最明智的选择，况且，价值观也不是说放弃就能够放弃的。价值选择的过程，也可以是价值重建的过程，但这里的重建不是摧毁重来，而是可以在原来的基础上增加一些内容，或者改变自己对待这种价值观的方式。以女生的性观念为例，不是简单地让她放弃自己的性观念，而是引导她重审自己的价值观，让她明白，自己对性慎重是必要的，但太过于执著，会伤害到自己，甚至会导致破罐子破摔而一错再错。既然事情已经发生，再怎么自责都改变不了事实。因此，需要接受这个现实，但没有必要太过于苛责自己。原谅自己的过错，是为了今后不再重犯。如此，女生既原谅了自己，又保持了自己价值观中好的一面，在今后的人生中就不会重犯类似的过错了。

（2）引导来访者价值认同

来访者的价值选择，既可以是对原有价值观的去粗取精、去伪存真，也可以是对新价值观的接纳。在来访者面对价值观冲突时，会产生改变还是不改变的内心矛盾，这时他对新的价值观还是不信任或迟疑不决的，他不知道新的价值观对自己来说意味着什么，也没有感受到新价值观对自己生活的明显影响，他可能表面上表示愿意接受新的价值观，但内心却没有真正接纳，更没有决心把新的价值观内化到自己的认知结构中。特别是当面对阻力和要作出新的努力，或者需要放弃一些实际利益时，就有可能产生退缩，不自觉地回到原来的轨道上。这时对他重新选择价值观的鼓励就很重要。可以通过榜样的力量、逻辑的分析和对未来生活的预测，从情感与认知等方面激发来访者的内在动机和需求，让其产生对新价值观的追求与向往，引导他们对积极的、主流价值观的认同，并给予及时强化，使他们坚定自己的价值认同。

（3）促进来访者价值内化

对于来访者的价值认同，咨询师要积极支持和及时鼓励，目的是促进其价值观的内化，使价值观发生实质性的转变。这时，来访者内在力量的强弱是转化与否的关键，要采取各种激励措施，让来访者把外在的推力转化为其内在的意志力量，增强其对自己认同的价值观的信任与信心，使其坚定自己的价值选择。当来访者自觉地把新的价值观念纳入自己的认知结构和价值体系时，价值内化才真正实现。而且，价值观的内化还需要在实践中进一步巩固，才能最终完成价值观的转化和新的价值体系的建构。

（4）鼓励来访者付诸行动

前面的3个步骤，基本上都属于认知的层面，有时也会涉及情感层面。但要使来访者真正能改变自己，还必须付诸行动。当新的价值观建构起来时，可以让来访者在生活中尝试着去实施它。只有当来访者在现实中感受到新价值观的好处时，他才会进一步坚定自己的信念，价值干预才会获得最理想的效果。这时，来访者不仅获得了价值观的提升，也得到了心灵的成长。如一个以自我为中心的来访者遇到了人际关系的紧张与冲突，当他在心理咨询中明白了自己应该学会换位思考，学会去理解别人，学会为别人着想时，并不就意味着解决了问题，只有当他在现实生活中用这些观念去处理自己的人际关系，当他真正地去关心他人，为他人做一些有益的事情，并得到大家的认可和接纳时，才会坚定这些新的价值观念，才会发生真正的改变，从而把新的价值观内化到自己的认知结构中去。因此，行动是巩固思想观念不可缺少的环节。而认知与行为疗法的结合，恰恰就是利用了这一点，从而获得理想效果。到这一步，价值干预才算最终完成了。

总之，价值引导的目的是价值重建。价值重建并非推倒重来，重建即是完善，是扩充，是去伪存真，是去旧纳新。亦即是让来访者通过对自己价值观的剖析和审视，发现不足，纠正偏差，提升境界，使自己的价值观体系更为顺畅和圆融，更具有社会适应性和自我创生性，更有利于自我的发展和人格的完善。

（三）咨询结束阶段的价值评估

咨询的结束意味着咨询目标的实现，也标志着来访者已经获得了成长的动力与能力，他可以独立地依靠自己的力量建设性地成长。咨询的结束过程也是心理咨询的最后检核和终结的过程。在价值观问题上，主要是对价值干预效果的评估和对未完成的价值干预的处理。

1. 对价值干预效果的评估

对价值干预效果的评估通常是咨询师和来访者共同完成的，评估的结果要得到来访者的认可，这种评估在一定程度上也是一种新的价值干预，因为评估的结果会对来访者产生新的影响，如果来访者对评估感到满意，会获得激励的力量，对其今后的人生会产生正面鼓励作用；如果对评估结果不是很满意，则需要根据具体情况决定是否要对来访者作进一步的跟进。有时候，再扶一把，推一下，也许就能使来访者迈向一个新的高度。此时，评估既是结束，同时也是新的开始。评估的指标主要有以下两个。

（1）来访者的价值观体系更加和谐

由于认知的转变和新的元素的增加，使来访者原来的价值观的矛盾与冲突消除了，价值观体系变得顺畅、圆融和富有弹性。首先，来访者对自己有了更好的接纳，形成了更和谐的自我概念，真实自我与理想自我获得同一，自我成长能力增强，能妥善处理自己的认知、情感和生活、学习等诸方面的问题，对人生中的挫折与不幸遭遇也能坦然接受且有能力去应对。其次，心理更具弹性和开放性，对社会有更好的适应能力，能与别人和谐相处，能融入周围的环境，对社会的认识也更加辩证和灵活，对他人的行为也有更多的包容与理解。总之，感到身心和谐，心情愉悦，精神饱满，充满生命活力。

（2）来访者的价值观境界得到提升

来访者除了获得内在的价值观和谐外，还获得了新的领悟和心灵的成长。也许生活并未有太大改变，但走出了小我的来访者的心灵却发生了巨大变化，从而使生活也染上新的色彩，过去的阴霾一扫而光，看到的是一个新天地，对生活充满了希望与憧憬。价值观境界的提升，也使来访者感受到一个全新自我的出现，他的眼光更开阔，心胸更博大，理想更高远，目标更明确，不仅有对自我实现的追求，也有对社会的责任和对人类命运的关注。

2. 对未完成的价值干预的处理

当咨询师进行价值引导时，如果来访者不能接受或暂时不愿意接受，就不可强行干预，否则就变成了价值干涉。也许在某种压力下，价值干涉会暂时取得效果，但却不能让来访者心悦诚服，甚至会适得其反，使来访者反感和拒绝任何的意见与建议。因此，在咨询结束后，还有另一种情况就是对那些未完成的价值干预的处理。此时，尊重来访者的意愿和等待来访者的成长也是必要的。首先，要认识到，并非所的价值干预都会收到预期效果，有些价值观的干预会因为各种原因而被迫中止或无效。这时，主要的工作是让来访者明白咨询师的价值观与他的价值观是不同的，如果他要坚持自己的价值观也是可以的，但他要了解自己的价值观可能会带来什么样的后果，并且他需要承担这种后果。在这种情况下，要尽量减少对来访者的负面影响，不要让来访者有沉重的心理负担，更不能给来访者留下心理阴影。其次，还要明白，来访者暂时不能接受价值引导并不等于干预失败，至少他开始了对价值观问题的思考。如果来访者觉得咨询师是真正为他着想，是从他的角度分析问题和考虑未来，或者咨询师讲的确实是有道理的，但由于种种原因让他暂时无法认同，那么，相信总有一天他会醒悟和接纳。有时候，心灵的觉悟还需要某种机缘和一定的阅历。因此，尊重来访者的意愿和等待来访者的成长，便是此时最大的价值取向。

总之，不同心理咨询阶段的价值干预具有不同的特点，但也不是截然分开和绝对割裂的。有时各个阶段的价值干预可能会存在一定程度的相互渗透，如当价值澄清和价值引导效果不明显时，回归价值中立是必要的；在价值评估时，有适当的价值引导也在情理之中；而各阶段之间的相互承接也说明它们的界限不必那么分明，甚至可以有跳跃性的价值干预。梳理不同阶段价值干预的特点，是为了细化和加深对心理咨询中价值干预的认识和理解，但绝不是为了形成相互隔绝的樊篱。心理咨询中的价值干预应该是灵活而不是强制的，是"随风潜入夜，润物细无声"的，是永远把来访者的身心健康放在首位的。而价值干预，不仅可以解决来访者由于认知偏差或价值观冲突而导致的心理问题，同时也可以促进来访者的人格发展与个人成长；不仅能实现心理咨询的短期目标，而且能实现心理咨询的长远目标。

参考文献

Judith S Beck. 认知疗法：基础与应用. 张怡，孙凌，王辰怡等译. 北京：中国轻工业出版社，1-353

L. A. 珀文. 人格科学. 周榕，陈红，杨炳钧等译. 上海：华东师范大学出版社，2007（2008 年印）：1-443

Nancy McWilliams. 精神分析案例解析. 钟慧等译. 北京：中国轻工业出版社，2004：1-201

Raymond G Miltenberger. 行为矫正——原理与方法. 石林等译. 北京：中国轻工业出版社，2004：1-353

安姝. 加强思想政治理论课载体作用：引导大学生实现社会价值认同. 经济与社会发展，2008（2）：196-198

常素梅. 社会主义核心价值体系价值本质的三维向度分析. 广西社会科学，2010（4）：10-12

车文博. 西方心理学史. 杭州：浙江教育出版社，1998（2011 年印）：1-724

陈成文，孙树文. 论构建社会主义核心价值体系中思想政治工作的载体建设. 思想教育研究，2010（6）：15-19

陈春萍. 国内关于心理健康标准的研究. 宁波大学学报（教育科学版），2008（5）：53-56

陈华. 心理咨询中价值干预的有关问题. 内蒙古师范大学学报（哲学社会科学版），2000（2）：108-111

陈良，张大均. 大学生心理健康素质的发展特点. 西南大学学报（社会科学版），2007（4）：129-132

陈时兴. 价值的本质与具体形成机制研究. 中共浙江省委党校学报，2004（1）：55-59

陈小川. 创造——人价值的本质特征. 山西高等学校社会科学学报，1999（1）：45-46

成元君. "价值中立（Value free）"接受史简析. 武汉理工大学学报（社会科学版），2001（5）：428-432

程广丽，余达淮. 对思想政治教育本质的再认识. 河海大学学报（哲学社会科学版），2011

（3）：24-28

程建家. 网络的价值承载与伦理关涉——消解网络社会伦理恐慌的理性思考. 自然辩证法研究，2010（8）：69-72

程晓玲，鲁丽娟. 大学生心理健康状况分析与研究. 天津师范大学学报（社会科学版），2011（1）：76-80

褚凤英，孔超. 论思想政治教育的人本价值. 学校党建与思想教育，2010（7）：8-11

戴维·迈尔斯. 社会心理学. 侯玉波，乐国安，张智勇等译. 北京：人民邮电出版社，2006：1-504

戴维斯·霍瑟萨尔，郭本禹. 心理学史. 郭本禹，魏宏波，朱兴国等译. 北京：人民邮电出版社，2011：1-558

邓如陵. 论高校心理健康教育的专业化发展. 教育探索，2005（3）：85-86

邓先奇. 从马克思的人性论出发解读个人幸福和社会幸福. 信阳师范学院学报（哲学社会科学版），2010（5）：14-17

邓晓芒. 对"价值"本质的一种现象学思考. 学术月刊，2006（7）：45-52

丁新宇. 跨文化交际中的中美价值观比较——小议集体主义与个人主义. 通化师范学院学报，2010（7）：76-78

董奇. 心理与教育研究方法. 北京：北京师范大学出版社，2004（2007年印）：1-427

樊富珉. 我国高校心理咨询活动的回顾与展望. 青年研究，1993（4）：29-34

樊富珉，李伟. 大学生心理压力及应对方式——在清华大学的调查. 青年研究，2000（6）：40-44

樊富珉，王宏宇. 论心理辅导的哲学基础. 清华大学学报（哲学社会科学版），2000（5）：86-90

范蔚. 自我价值感培育——大学生心理健康教育的有效策略. 陕西师范大学学报（哲学社会科学版），2000（2）：172-176

方双虎，姚本先. 英美国家学校心理健康教育的发展现状及趋势. 外国教育研究，2009（8）：17-23

冯增振. 传统思想政治教育载体的价值延伸与创新. 滁州职业技术学院学报，2010（1）：58-60

傅广宛，张经伦. 行政问责制的源初、内涵及价值承载. 行政论坛，2010（17）：39-41

高华，彭新波. 心理咨询中的价值干预与德育中的价值干预之异同. 教育评论，2004（5）：46-49

龚成，曾兵. 价值观多元化条件下的大学生心理健康教育. 中国健康教育，2005（9）：690-692

郝文武. 多视角人性论对教育促进人发展的意义和要求. 教育理论与实践，2010（3）：3-6

何光耀. 论心理咨询中价值中立原则的非普遍适用性. 改革与战略，2007（3）：143-146

胡春红. 高校心理健康教育价值实现过程中的障碍因素分析及对策. 长春理工大学学报（社会科学版），2005（3）：459-460

黄洪华. 董仲舒与柏拉图的人性论思想之比较及其启示. 牡丹江大学学报，2010（12）：26-28

黄济. 对教育本质问题的再认识. 北京师范大学学报（社会科学版），1998（3）：5-11

黄立勋. 试论哲学意义的价值本质——从"价值"概念的起源谈起. 西南民族学院学报（哲学社

会科学版)，2001（9）：187-189

黄细嘉. 井冈山精神的物质载体及其教育价值与功能. 江西社会科学，2008（6）：153-158

姜海燕. 科学构筑高校心理健康教育体系的现实价值与着力点. 现代预防医学，2010（2）：296-301

卡伦·霍妮. 自我分析. 孙菊霞等译. 贵阳：贵州人民出版社，2004：1-214

孔燕，程金福. 试析大学生心理咨询中的价值干预. 高等理科教育，2005（6）：126-128

乐国安. 咨询心理学. 天津：南开大学出版社，2002（2005年印）：1-485

李炳煌. 教育本质研究的论争及其反思. 求索，2005（10）：152-153

李大宏. 论我国高校心理健康教育的发展策略. 教育与职业，2008（6）：122-123

李德芝，邱瑞婵. 试论可持续发展的道德价值载体. 山西高等学校社会科学学报，2005（4）：
17-19

李鸿烈. 成熟时期马克思的科学人性论和人本哲学——马克思哲学新论之一. 福建论坛（人文社
会科学版），2010（3）：75-77

李辉. 思想政治教育本质认识分歧探源. 思想教育研究，2011（7）：11-16

李慧. 浅析大学生价值观教育中的心理阻抗问题. 内蒙古工业大学学报（社会科学版），1999
（2）：41-42

李娟娟. 心理咨询中的价值中立原则. 北京教育学院学报（自然科学版），2008（1）：13-17

李润洲. 教育本质研究的反思与重构. 教育研究，2010（5）：11-15

李晓凤. 心理咨询与社会工作. 武汉：武汉大学出版社，2005：1-279

李晓凤，余双好. 质性研究方法. 武汉：武汉大学出版社，2006：1-403

李秀，柳海. 大学生心理咨询中价值干预的处理原则. 医学与哲学，2005（7）：70-71

李雪平. 心理咨询中的价值干预. 宜宾学院学报，2005（8）：125-127

李媛. 论大学生心理健康教育中的发展标准. 教育理论与实践，2004（7）：43-44

廉永杰，周家荣. 论社会主义核心价值体系价值的本质、特征与实现. 陕西师范大学学报（哲学
社会科学版），2008（4）：107-110

梁红. 人生价值观：大学生素质形成的"心理过滤器". 高等教育研究，2002（3）：90-92

林崇德. 关于思维发展的研究方法. 北京师范大学学报（社会科学版），1991（1）：8-16

林崇德，辛自强. 发展心理学的现实转向. 心理发展与教育，2010（1）：1-7

蔺桂瑞. 学校心理咨询中的价值观教育. 教育研究，2001（12）：34-37

刘复兴. 论教育价值的本质. 教育理论与实践，1998（3）：8-12

刘济良. 生命教育论. 北京：中国社会科学出版社，2004：1-311

刘佳. 大学生价值观结构与其心理距离间的关系. 山西经济管理干部学院学报，2008（2）：79-81

刘小新. 谈当代大学生主导价值观研究中的几个问题. 北京联合大学学报（人文社会科学版），
2005（4）：11-16

刘晓明. 回避"价值干预"：人本主义心理咨询理论的价值立场剖析. 江苏教育学院学报（社会
科学版），2008（3）：44-46

刘晓明. 心理健康·道德健康：论心理教育目标的价值地位. 江苏教育学院学报（社会科学版），2006（4）：28-30

刘兴邦. 中国传统价值哲学与中国文化. 江西社会科学，1990（5）：51-55

鲁延红. 试论规定价值本质的基本原则. 求是学刊，1992（6）：13-17

吕丽艳. 多元价值背景下道德教育的地位与使命. 教育研究与实验，2008（3）：40-44

吕庆广. 略论美国社会价值观及其变迁. 江南学院学报，2000（1）：62-69

罗燕明. 中国主流价值观研究：一种理论探讨. 当代世界社会主义问题，2006（1）：3-22

骆郁廷. 论精神动力的社会价值. 科学社会主义，2003（2）：57-60

骆郁廷. 论思想政治教育的发展价值. 思想教育研究，2006（5）：16-20

骆郁廷. 人的发展研究新视域：人的虚拟发展——评《虚拟社会人的发展研究》. 思想教育研究，2010（3）：109-110

骆郁廷，王若飞. 也谈思想政治教育要以人为本. 武汉大学学报（人文科学版），2004（6）：645-650

马建青. 思想教育工作者从事心理咨询的利弊. 上海高教研究，1995（4）：59-61

马建青，王东莉. 大学生心理健康普查和建档工作的理性思考. 应用心理学，2009（1）：78-83

马建青，朱美燕. 论大学生心理危机预警系统的构建. 思想教育研究，2007（9）：46-48

孟洁，张河川. 物质主义与"传统价值观"对大学生心理健康的影响. 经济研究导刊，2010（5）：214-216

孟万金. 积极心理健康教育奏响幸福主旋律——先让学校幸福起来. 中国特殊教育，2011（9）：5-7

彭晓玲，周仲瑜，柏伟，等. 大学生价值观与心理健康相关性调查分析. 重庆科技学院学报（社会科学版），2005（2）：62-66

齐经民，景楠. 多维人性论. 延边党校学报，2011（4）：23-25

钱铭怡. 心理咨询与心理治疗. 北京：北京大学出版社，1994（2007年印）：1-298

任向阳，李斯. 教育本质辨析. 教育评论，2009（4）：3-5

余双好. 思想政治教育工作者如何从事心理咨询. 学校党建与思想教育，2006（6）：17-20

余双好. 思想政治教育人员从事心理咨询应注意的问题. 学校党建与思想教育，2006（11）：13-16

余双好. 把心理健康教育纳入思想政治工作. 思想政治工作研究，2007（5）：32-34

余双好. 从说理教育到心理疏导——思想政治教育方法的发展. 思想理论教育导刊，2011（7）：89-96

余双好. 大学生人生社会问题的心理咨询模式. 当代青年研究，2007（10）：12-17

余双好. 科学认识心理疏导与思想政治工作的关系. 政工研究动态，2007（5）：22-24

余双好. 青少年思想道德现状及健全措施研究. 北京：中国社会科学出版社，2010：1-327

余双好. 思想政治教育工作者何以能够从事心理咨询. 学校党建与思想教育，2004（10）：11-14

余双好，张春枝，陈君. 湖北省青少年身心健康与价值观念现状分析. 学校党建与思想教育，

2011（14）：4-9

余正荣. 自然的自身价值及其对人类价值的承载. 自然辩证法研究，1996（3）：17-23

申荷永. 荣格与分析心理学. 北京：中国人民大学出版社，2011：1-196

沈壮海. 论高校德育的人本追求. 思想理论教育导刊，2009（11）：85-90

沈壮海，李岩. 注重人文关怀和心理疏导：创新思想政治工作的新要求. 思想政治工作研究，
　　2008（2）：20-22

施春华. 大学生价值取向与心理健康的相关性研究. 中国心理卫生杂志，1997（5）：291

孙蕾. "目标人"的人性假设与成就激励. 商业研究，2001（4）：42-43

唐华山. 受益一生的哈佛情商课. 北京：人民邮电出版社，2010：1-245

唐文红. 大学生思想政治教育活动载体设计的价值与要素探析. 思想教育研究，2010（4）：85-87

陶富源. 关于价值、人的价值的几个问题. 安徽大学学报（哲学社会科学版），2003（6）：52-57

田娟. 对近十多年来教育本质新说法的回顾与反思. 教育探索，2009（7）：7-8

田娟. 我国 30 年教育本质研究回顾与反思. 河北师范大学学报（教育科学版），2010（3）：120-
　　124

童辉杰，杨雅婕，梁世钟. 传统价值观接受程度及其对心理健康的影响. 中国健康心理学杂志，
　　2010（1）：105-109

王爱芬. 理解教育本质的不同道路及意义. 教育理论与实践，2005（9）：5-8

王登峰. 临床心理学. 北京：人民教育出版社，1999（2008 年印）：1-347

王芳. 教育本质新探. 江西教育科研，1995（5）：13-14

王贵林，马林芳. 论高校心理咨询中价值干预的基本原则. 广西社会科学，2006（12）：185-188

王辉. 论析大学生心理健康教育与和谐社会构建的互动关系. 湖北经济学院学报（人文社会科学
　　版），2010（8）：169-170

王健. 论思想政治教育的本质. 思想教育研究，2007（7）：34-36

王晶晶. 学生发展性心理健康教育模式研究. 教学与管理，2010（12）：59-60

王俊萍，肖新发. 思想政治教育价值的本质规定与实现途径. 湖北第二师范学院学报，2010
　　（9）：80-83

王珺. 社会主义核心价值的结构体系. 求实，2011（1）：93-94

王丽荣，刘晓明. 心理-道德教育：心理教育与道德教育的有机结合——价值问题的分析视角.
　　教育科学研究，2010（1）：13-17

王玲，刘学兰. 心理咨询. 广州：暨南大学出版社，2005：1-295

王威孚，朱磊. 思想政治教育价值研究综述. 重庆广播电视大学学报，2006（2）：21-24

王小桃. 转型期大学生生命价值观与心理健康相互影响机制的研究. 宜春学院学报，2010（8）：
　　73-75

王新波，孟万金. 学校积极心理健康教育家专业标准制定. 中国特殊教育，2011（1）：75-79

王新营. 文化产品的价值承载问题研究. 北京印刷学院学报，2009（3）：39-41

王岩. 从"美国精神"到实用主义——兼论当代美国人的价值观. 南京大学学报（哲学·人文·社会科学），1998（2）：34-39

王聿泼. 高校心理健康教育及其发展中的问题探析. 江苏高教，2007（6）：128-130

王振亚. 解读社会主义核心价值体系及其价值本质. 理论界，2009（10）：74-76

翁湘洁. 美国高校核心价值观教育的有益经验及启示. 工会论坛，2010（3）：110-111

吴青海. 从马克思主义人性论视角论交往德育中的人性关怀. 广西青年干部学院学报，2010（6）：45-47

吴先良. 心理健康在构建和谐社会中的价值. 法制与社会，2008（12）：228-229

吴倬，韦正翔. 当代美国主流人生价值观. 清华大学学报（哲学社会科学版），2002（5）：30-34

夏文斌. 马克思主义真理观与价值观的统一. 北京大学学报（哲学社会科学版），2003（1）：6-7

向英. 生命价值观教育的本质与内涵论析. 求索，2010（12）：103-105

项久雨. 思想道德教育社会价值的结构及其内核. 社会主义研究，2002（3）：45-48

项久雨. 思想政治教育价值与人的价值. 教学与研究，2002（12）：55-90

项久雨. 需要：思想政治教育价值生成的人性基础. 西安石油学院学报（社会科学版），2003（2）：50-53

项久雨. 论思想道德教育价值的表现形态. 江汉论坛，2003（2）：58-61

项久雨. 论思想道德教育价值的实现途径. 教育研究，2003（10）：46-51

项久雨. 论思想政治教育价值的实现及其规律. 江汉论坛，2006（11）：110-114

谢宏忠. 价值导引：现代思想政治教育的本质. 吉林师范大学学报（人文社会科学版），2010（2）：100-102

熊捍宏，张忠红. 论高校发展性心理健康教育. 中国高教研究，2004（8）：89-90

熊建生. 人文学科的教育价值. 学习月刊，2001（11）：17-19

解小娟. "人性论"视角下的人格教育模式. 首都经济贸易大学学报，2010（2）：116-119

许燕. 人格心理学. 北京：北京师范大学出版社，2009（2010年印）：1-553

闫艳，王秀阁. 论交往性思想政治教育的本质属性. 思想教育研究，2010（2）：18-21

严远东. 大学生需要价值目标教育. 广西医科大学学报，2002（19）：188-189

杨丽峰. 孟子人性论视阈中的自我完善模式. 重庆理工大学学报（社会科学），2010（4）：87-90

杨萍. 如何推进我国高校心理健康教育的发展. 云南社会科学，2003（1）：264-266

杨卫华. 思想政治教育价值目标研究——基于马克思主义人性理论. 宜春学院学报，2011（5）：20-22

叶浩生，杨莉萍. 心理学史. 上海：华东师范大学出版社，2009（2014年印）：1-405

余芳，祝子萍. 中国心理咨询不需要价值中立吗？——对中国心理咨询界否定罗杰斯价值中立意义的质疑. 上饶师范学院学报，2006（4）：12-15

喻问琼. 加强大学生心理健康教育对构建和谐社会的价值刍议. 经济研究导刊，2010（9）：217-218

翟庆振. 人的全面发展理论的现代开拓及其意义. 北京航空航天大学学报（社会科学版），2002
　（3）：12-16

翟学伟. 中国人的价值取向：类型、转型及其问题. 南京大学学报（哲学·人文·社会科学），
　1999（4）：118-125

张高产. 积极心理品质培养：心理教育的重要价值取向. 江苏教育学院学报（社会科学版），
　2006（2）：36-38

张晖. 复杂视野下的教育本质研究. 宁夏大学学报（人文社会科学版），2011（4）：182-184

张佳亮，张桦楠. 关于价值本质的哲学思考. 德育园地，2010（5）：70-71

张锦魁. 价值分类和人的价值. 理论探讨，1998（3）：102-104

张涛，许志晶. 关于教育本质的思考. 吉林省教育学院学报，2011（9）：141-142

张正翔. 试论价值的本质. 南京广播电视大学学报，2009（4）：99-102

张正翔. 基于价值本质论的能力价值论. 前沿，2010（7）：104-106

张忠，陈家麟. 论道德健康与心理健康——兼议心理健康教育功能、价值、目标的拓展. 教育理
　论与实践，2007（6）：53-56

赵冰. 思想政治课教育载体的价值维度. 教育与教学研究，2011（6）：39-40

赵冰洁. 对来访者中心疗法的“价值中立”的思考. 西南师范大学学报（人文社会科学版），
　2003（4）：49-52

赵荷花. 人性论的新视角及其教育意义. 教育学报，2010（6）：11-20

钟贞山，詹世友. 社会生态人：人性内涵的新维度——基于马克思主义人与自然关系理论的考
　察. 江西社会科学，2010（10）：48-52

朱萌. 社会主义核心价值体系寓于大学生思想政治教育的载体研究. 齐齐哈尔职业学院学报，
　2010（3）：62-66

朱艳丽. 高校心理咨询中的价值干预. 河南教育学院学报（哲学社会科学版），2008（2）：111-112

朱燕. 大学生价值目标与心理健康关系研究. 黑龙江教育学院学报，2008（5）：81-82

左亚文. 和谐文化的内核：和谐思维方式. 学习与实践，2007（1）：128-133

左亚文. 论中华和合思想的时代价值. 江汉论坛，2007（2）：17-21

左亚文. “和”之三论. 铜仁学院学报，2009（5）：1-5

左亚文. “和”之源与“和同之辨”. 长沙理工大学学报（社会科学版），2009（3）：84-89

Beit-Hallahmi, Benjamin. Salvation and its vicissitudes: clinical psychology and political values.
　American Psychologist, 1974, 29（2）：124-129

Fergusson D M, Boden J M, Horwood L J. Classification of behavior disorders in adolescence:
　scaling methods, predictive validity, and gender differences. Journal of Abnormal Psychology,
　2010, 119（4）：699-712

Günter K. Systematic self-monitoring and reflection of health behavior in widely differing preventive
　settings. Swiss Journal of Psychology, 2008, 67（4）：205-218

Hewitt J. Redressing the balance in mental health nursing education: arguments for a values-based approach. International Journal of Mental Health Nursing, 2009, 18: 368-379

Holahan C J. Consultation in environmental psychology: a case study of a new counseling role. Journal of Counseling Psychology, 1977, 24 (3): 251-254

Hollandsworth J G, Jr. Wall K E. Sex differences in assertive behavior: an empirical investigation. Journal of Counseling Psychology, 1977, 24 (3): 217-222

Jr Kelly E W. Counselor values: a national survey. Journal of Counseling&Development, 1995, 73: 648-652

Kidd M, Rawlin M. Mental health education resources for Australia's general practitioners. Mental Health in Family Medicine, 2008, 5: 61-63

Kim B S K, Hill C E, Gelso C J, et al. Counselor self-disclosure, East Asian American Client adherence to Asian cultural values and counseling process. Journal of Counseling Psychology, 2003, 50 (3): 324-332

Kim B S K, Li L C, Liang C T H. Effects of Asian American Client adherence to Asian cultural values, session goal, and counselor emphasis of client expression on career counseling process. Journal of Counseling Psychology, 2002, 49 (3): 342-354

Mahoney J S, Carlson E, Engebretson J C. A framework for cultural competence in advanced practice psychiatric and mental health education. Perspectives in Psychiatric Care, 2006, 42 (4): 227-234

Pecora P J, Jensen P S. Mental Health Services for Children Placed in Foster Care: an overview of current challenges. Child Welfare, 88 (1): 6-21

Ricks J. The shift to community mental health as an organizational phenomenon. The Canadian Psychologist, 1973, 14 (3): 241-247

Rudes J, Guterman J T. The value of social constructionism for the counseling profession: a reply to Hansen. Journal of Counseling & Development, 2007, 85: 387-390

Thompson D G, Hudson G R. Values clarification and behavioral group counseling with ninth-grade boys in a residential school. Journal of Counseling Psychology, 1982, 29 (4): 394-399

Ugland J H. Health as a value: implications for practice. Professional Psychology: Research and Practice, 1989, 20 (6): 415-416

Wang S, Kim B S K. Therapist multicultural competence, Asian American participants' cultural values, and counseling process. Journal of Counseling Psychology, 2010, 57 (4): 394-401

Waxer P, White R. Introducing psychological consultation to a university community. The Canadian Psychologist, 1973, 14 (3): 256-264

Winship G. Research in brief. Journal of Psychiatric and Mental Health Nursing, 2009, 16: 581-588

附　　录

附录一　高校大学生心理健康教育价值承载①问卷表

尊敬的老师：

　　您好！为了深入了解我国高校心理健康教育工作者在大学生心理健康教育的教学和工作中是如何对待和处理价值导向和价值观引导（或价值引导）的问题，现向您进行问卷调查，请给予支持和帮助！本调查中的心理健康教育主要指高校大学生心理健康教育的课程教学、心理健康教育的活动和心理咨询（含团体和个体心理咨询）3个方面。

　　本问卷调查采取无记名方式，答案也没有正确与错误、好与坏之分，请您务必按自己真实的观点回答。本调查采取邮件形式进行，请填写您的基本情况，并认真阅读调查内容，在您同意的选项前面的字母上打钩；如果选择"其他"一项，则请具体列出您想选择的内容。

　　真诚地感谢您抽出时间回答本问卷，感谢您对我们研究的支持与帮助！

一、基本情况

性别		年龄		学历/学位		/	职称/职务		/
所学专业		本科 阶段		硕士 阶段			博士 阶段		
所在学校			从事心理健康 教育年限			从事心理咨询 年限			

---

①　价值承载，可以理解为在某一事物或载体中所蕴含和携带的价值属性，包括其内在的本体价值和外在的工具价值。心理健康教育的价值承载，既指心理健康教育的内在价值，也指心理健康教育的工具价值，具体体现为心理健康教育中的价值导向和价值观引导（或价值引导）两大方面。价值导向比较宏观和具有指向性，反映人与社会的发展性和先进性方向；价值引导则是指对某种具体的价值观和思想观念的引导。

二、调查内容

1. 您认为心理健康教育中是否应该有价值导向？
   1）心理健康教育课程教学中的价值导向：　　　A. 有　B. 无　C. 不清楚
   2）心理健康教育活动中的价值导向：　　　　　A. 有　B. 无　C. 不清楚
   3）心理咨询中的价值导向：　　　　　　　　　A. 有　B. 无　C. 不清楚

2. 您认为心理健康教育中是否应该有价值观引导？
   1）心理健康教育课程教学中的价值观引导：　　A. 有　B. 无　C. 不清楚
   2）心理健康教育活动中的价值观引导：　　　　A. 有　B. 无　C. 不清楚
   3）心理咨询中的价值观引导：　　　　　　　　A. 有　B. 无　C. 不清楚

3. 您认为心理健康教育课程教学中应该有怎样的价值导向？（可多选）
   A. 坚持社会主义核心价值观[①]导向
   B. 坚持社会主流价值观[②]导向
   C. 坚持积极健康的价值观导向
   D. 树立多元价值观理念，尊重不同的价值选择
   E. 批判不合理价值观，引导正确合理的价值观
   F. 不作直接的价值观引导，但在内容中隐含有积极的价值取向
   G. 坚持价值中立，不作价值观引导与评价
   H. 其他（请列出）＿＿＿＿＿＿

4. 您在心理健康教育课程教学中是如何对待和处理价值观问题的？（可多选）
   A. 引导学生坚持社会主义核心价值观
   B. 引导学生坚持社会主流价值观
   C. 引导学生树立积极健康的价值观
   D. 引导学生树立多元价值观理念
   E. 坚持价值中立，只作价值澄清
   F. 没有明显的价值观引导，但在教学中坚持积极向上的价值理念
   G. 从来没有价值观引导意识，也未作价值观引导
   H. 其他（请列出）＿＿＿＿＿＿

5. 您认为心理健康教育活动中应该有怎样的价值导向？（可多选）
   A. 坚持社会主义核心价值观导向
   B. 坚持社会主流价值观导向

---

① 社会主义核心价值观，是社会主义核心价值体系，即"马克思主义指导思想，中国特色社会主义共同理想，以爱国主义为核心的民族精神和以改革创新为核心的时代精神，社会主义荣辱观"的具体凝练。
② 社会主流价值观，是一定历史时期内由社会大众自觉建构，执政党和政府提倡，并被社会不同阶层的大多数成员接受与认同的，符合社会发展潮流并对社会发展起着积极影响的各种社会价值观。主流价值观可以包括核心价值观。

C. 坚持积极健康的价值观导向

D. 树立多元价值观理念，尊重不同的价值选择

E. 批判不合理价值观念，引导合理正确的价值观

F. 不作直接的价值观引导，但在活动设计中有积极的价值取向

G. 坚持价值中立，不作价值引导与评价

H. 其他（请列出）＿＿＿＿＿＿

6. 您在组织或参与心理健康教育活动中是如何对待和处理价值观问题的？（可多选）

A. 引导学生坚持社会主义核心价值观

B. 引导学生坚持社会主流价值观

C. 引导学生树立积极健康的价值观

D. 引导学生树立多元价值观理念

E. 坚持价值中立，只作价值澄清

F. 没有明显的价值引导，但活动中坚持积极向上的价值理念

G. 从来没有价值观引导的想法，也不作价值观引导

H. 其他（请列出）＿＿＿＿＿＿

7. 您认为心理咨询中应该有怎样的价值导向？（可多选）

A. 坚持社会主义核心价值观导向

B. 坚持社会主流价值观导向

C. 坚持积极健康的价值观导向

D. 树立多元价值观理念，尊重来访者的价值选择

E. 帮助来访者澄清不合理的价值观念，并引导其选择合理的价值观念

F. 不作直接的价值观引导，但会鼓励来访者选择积极向上的价值观

G. 咨询前期坚持价值中立，后期进行适度价值引导，全程不对来访者进行价值评判

H. 坚持价值中立，不作任何的价值引导与评价

I. 其他（请列出）＿＿＿＿＿＿

8. 您在心理咨询中是如何对待和处理价值观问题的？（可多选）

A. 引导学生坚持社会主义核心价值观

B. 引导学生坚持社会主流价值观

C. 引导学生树立积极健康的价值观

D. 引导学生树立多元价值观理念

E. 坚持价值中立，只作价值澄清

F. 没有明显的价值引导，但坚持积极向上的价值理念

G. 从来没有价值观引导的想法，也不作价值观引导

H. 其他（请列出）＿＿＿＿＿＿

9. 您是如何理解心理咨询中的价值中立的？（可多选）

    A. 价值中立就是不对来访者进行道德评价

    B. 价值中立就是不把自己的价值观强加给来访者

    C. 价值中立就是尊重来访者的价值观和价值选择

    D. 价值中立就是只作价值澄清，不作价值干预

    E. 价值中立就是完全不作价值引导，始终保持中立态度

    F. 价值中立不否定价值引导，但不作直接的价值观说教

    G. 其他（请列出）＿＿＿＿＿＿

10. 您认为心理健康教育中的价值观引导应该包括哪些方面？（可多选）

    A. 社会主义核心价值观

    B. 社会主流价值观

    C. 积极健康的价值观

    D. 多元价值理念，尊重不同的价值选择

    E. 其他（请列出）＿＿＿＿＿＿

11. 您认为心理健康教育在价值观引导上存在的主要问题是什么？（可多选）

    A. 教师缺乏价值观引导的意识

    B. 缺乏明确的社会主义核心价值观引导

    C. 缺乏明确的社会主流价值观引导

    D. 把心理健康教育等同于价值观教育，说教严重

    E. 否认心理健康教育的价值引导功能

    F. 心理咨询中过于强调价值中立，忽视价值干预

    G. 心理咨询中有过多的价值干预

    H. 其他（请列出）＿＿＿＿＿＿

12. 您认为心理健康教育在价值观引导方面需要注意什么？（可多选）

    A. 教师应具有明确价值观引导意识

    B. 要有明确的社会主义核心价值观引导

    C. 要有明确的社会主流价值观引导

    D. 心理健康教育的价值引导应该是隐性而不是显性的

    E. 把握好价值引导的度，切忌把心理健康教育等同于价值观教育

    F. 心理健康教育的价值引导应该坚持一元价值与多元价值相统一

    G. 心理咨询中要处理好价值中立与价值干预的关系

    H. 其他（请列出）＿＿＿＿＿＿

最后，再次感谢您的支持和参与，谢谢！

附录二　心理健康教育价值承载的访谈资料

一、心理健康教育价值承载的访谈提纲

第一部分：心理健康教育课程教学中的价值承载问题

1）您对心理健康教育课程教学中的价值问题如何理解？

2）您对心理健康教育课程教学中的价值承载持怎样的观点？或者您认为心理健康教育课程教学中是否有价值导向和价值观引导，为什么？

3）您在心理健康教育课程教学中是如何对待和处理价值与价值观问题的？

4）您在心理健康教育课程教学中对价值与价值观的处理有何成功的做法？能举例说明吗？

5）在这一问题上您还有什么想法和观点吗？

第二部分：心理健康教育活动中的价值承载问题

1）您对心理健康教育活动的价值问题如何理解？

2）您对心理健康教育课程教学活动中的价值承载持怎样的观点？或者您认为心理健康教育活动中是否有价值导向和价值观引导，为什么？

3）您在组织或参与心理健康教育活动中是如何对待和处理价值与价值观问题的？有何成功的做法？能举例说明吗？

4）在这一问题上您还有什么想法和观点？

第三部分：心理咨询中的价值承载问题

1）您对心理咨询的价值问题如何理解？

2）您对心理咨询的价值中立怎么看？

3）您认为心理咨询中是否应该有价值干预？

4）您在进行心理咨询时是如何对待和处理价值与价值观问题的？

5）能举出您在心理咨询中1～2个成功的或失败的价值干预的案例吗？

6）能举出您在心理咨询中1～2个成功的或失败的价值中立的案例吗？

7）在这一问题上您还有什么想法和观点？

第四部分：综合性问题

1）您认为心理健康教育中的价值导向和价值观引导应该包括哪些内容？

2）您认为心理健康教育在价值导向和价值观引导方面存在的最大问题是什么？

3）您认为心理健康教育在价值导向和价值观引导方面需要注意什么？

二、访谈对象的基本情况

本次访谈对象共 11 人，其中教授 4 人，副教授 6 人，副处长 1 人；博士 4 人，硕士 6 人，本科 1 人；60 岁以上 2 人，40～59 岁 7 人，40 岁以下 2 人；男性 3 人，女性 8 人；有过思想政治教育背景的 4 人，心理学专业背景的 6 人，其他 1 人。结构均衡合理，较有代表性。

附表　访谈对象情况表

编号	姓名	性别	年龄/岁	职称/职务	工作年限/年	学科背景	单位
N1	戴先生	男	48	副教授/副所长	24	思想政治教育	武汉大学
N2	梁女士	女	39	副教授/主任	15	心理学	武汉理工大学
N3	赵女士	女	49	教授/主任	21	心理学	华侨大学
N4	刘女士	女	65	教授/原所长	21	心理学	广西大学
N5	杨先生	男	41	副教授/所长	10	心理学	广西大学
N6	李女士	女	42	副处长	5	新闻学	广西教育厅
N7	古先生	男	46	副教授	20	思想政治教育	中山大学
N8	吴女士	女	33	副教授/主任	5	心理学	海南大学
N9	蔺女士	女	66	教授/原主任	20	心理学	首都师范大学
N10	杨女士	女	50	教授/主任	20	思想政治教育	首都师范大学
N11	金女士	女	45	副教授/主任	10	思想政治教育	黑龙江大学

注：名字为化名，工作年限为从事心理健康教育或心理咨询的年限，职称、职务、年龄为访谈时的年龄、职称、职务

后　记

本书是教育部人文社会科学一般项目"心理健康教育的价值承载研究"（项目批准号：12YJA710052）的最终成果，也是我这几年学术研究的结晶。

当书稿最后完成之日，恰逢一个特别的日子——3 月 5 日，这是毛泽东提出"向雷锋同志学习"的 53 周年纪念日。1963 年 3 月 5 日，《人民日报》发表了毛泽东同志的题词："向雷锋同志学习。"此后，每年都会开展全国性的"学雷锋"活动。"雷锋精神"陪伴了几代人的成长，也给了我们一种终生不变的精神信念。时光荏苒，如今的人们对雷锋已经没有了当年的那份敬仰之情，但对从那个时代走过来的许多人来说，"无私奉献"和"充满大爱"的"雷锋精神"是一种融入灵魂的价值观，也是好几代人难以忘怀的共同记忆。我甚至在想，今天选择价值观问题作为研究论题，是否也是那时种下的一颗种子？

心理健康教育中的价值观问题，是我的博士论文的选题方向。记得当年在导师佘双好教授的指导下，初步确定以心理健康教育中的价值观问题作为研究方向时，恰逢课题申报时间，便把自己的研究设想与思路形成课题申报教育部人文社会科学项目并顺利获得立项。今天看来，这个选题仍然是非常有意义的。在现实的社会生活中，随时都会遇到价值观的问题，一个人或是一个团体或组织，其言行都反映着一定的价值观。作为心理健康教育活动，也自然避免不了要对价值观问题作出回答。关于心理健康教育中的价值问题的研究，先是以博士论文写作的形式进行，并顺利通过答辩获得博士学位。之后根据课题研究的需要，进一步开展了更为详细深入的访谈与更广泛的问卷调查，同时进行理论层面的思考。但由于工作繁忙，直到 2015 年暑假，才有充足的时间进行系统思考，并在博士论文的基础上开始了对本书的重新构思与写作。写作过程中无疑有许多困难和疑虑，甚至也有被卡住不知如何下笔的纠结。整整两个月的暑假时间，晚上入眠的时间常常超过午夜 2 点。但当书稿完成之时，又觉得一切都变得云淡风轻，不值一提。

尤其值得庆幸的是，本书的写作一直得到导师佘双好教授的悉心关照和多次指导。佘老师不仅公务繁忙，而且还有很重的科研任务，但还是在百忙中多次抽空为本书的写作提出许多宝贵意见。回顾过去，往事历历在目，内心中的那份深深的感激难以言表。2016 年 2 月，根据佘老师的意见对本书作最后一次全面修改和系统梳理，至 3 月 5 日正式收官完稿，心头的那份沉甸甸的感觉也终于如释重负。

本书虽然是在博士论文的基础上修改完成的，但全书的整体结构已经有了很大的改变，内容也作了许多补充、修改与完善。由于受时间所限，博士论文对一些问题未能考虑得很清楚，在本书中会有更深入的思考，一些章节作了调整与梳理，细节的地方也有不少变化，从而使全书有更顺畅的逻辑结构，也更符合人们的阅读习惯。

掩卷沉思，觉得虽然自己的思想观点已经得到了比较好的表达，但由于本人的学术修为浅薄粗陋，即使尽了最大努力，还是有诸多的不满意，对研究结果也心存不少遗憾。可以说，心理健康教育的价值承载是一个难以言尽的话题，不指望通过本书就把这样一个重大问题讨论清楚和表达完善，我也深知书中会有不少纰漏之处，但苛责自己于事无补，未竟事宜还是留给后人探索吧，在此仅仅起到抛砖引玉的作用就已经很欣慰了。

在本书即将付梓之际，心中依然是满满的感激之情。感谢恩师佘双好教授，他不仅把我领进了心理健康教育的学术殿堂，而且一直关注和支持我的学术研究，特别是对本书写作提出的建设性意见对我帮助极大；感谢博士学位答辩的各位评委老师的善意而又中肯的意见，让我可以从不同视角审视自己的研究；感谢接受我访谈的专家老师，他们毫无保留地为本书贡献了宝贵的思想观点，使本书更显分量；感谢课题组的每一个成员给予我个人的信任与支持；感谢我的学生陈露露和梅洋，他们在数据统计和书稿校对上倾注了不少心血；感谢我的家人，他们不仅包容我因写作而废寝忘食时疏于对家庭的照顾，而且时时有嘘寒问暖的温馨提醒；还要感谢一位不愿具名的朋友，他对本书写作给予的全力支持与无私帮助让我终生难忘。最后，感谢所有为本书提供帮助的领导、老师、学生和亲朋好友们！也感谢为本书出版付出辛勤劳动的编辑老师们！

潘柳燕

2016 年 4 月 17 日于广西大学西校园